백년허리

백년 동안 간직할 허리 사용설명서 개정증보판

백년허리

정선근

2

언탱글링

영미, 범준, 수은, 기량에게

'허리 사용설명서'를 내면서…

『백년허리』 개정증보판 머리말

『백년허리』 초판이 출판된 지 벌써 5년이 훌쩍 지났다. 원고를 받아주는 출판사가 없어 탈고 후 3년 가까이 묵혔던 보잘것없는 책에 보내주신 독자들의 과도한 사랑에 몸 둘 바를 모르겠다. 진심으로 감사 드린다.

아직도 많은 분이 찾는 책인데 2020년 말에 절판하고 개정증보판을 준비한 이유는 초판에 몇 가지 중요한 내용이 빠져 있고, 좀 더 구체적으로 설명해야 할 부분이 많았기 때문이다. 초판이 2015년 12월 말에 발간되었지만 원고는 그보다 일찍이 2013년 초에 완성되었던 터라 엄밀하게 말하면 8년 전 원고인 셈이다. 초판에 있던 내용은 대부분 그대로 유지하였으나 꼭 필요한 부분만 개정하고 증보하였다. 그럼에도 불구하고 원고의 분량은 두 배 가까이 늘어 두 권의 책이 되었다. 초판 발행 후 추가하고 싶은 내용이 그만큼 많았다는 것을 뜻한다.

초판이 발행된 직후부터 꼭 추가하고 싶었던 내용은 **척추관협착증, 허리 통증의 유전적 영향, 손상된 디스크의 자연치유** 등이다. 이번에 크게 보충한 내용이다.

『백년허리』 초판을 출판한 동기 중 하나가 허리 아픈 분들이 굳이 병원에 가지 않고도 스스로 해결할 방법을 도와드리려는 것이었는데 모순되게도 필자를 찾는 환자들은 더 많아졌다. 초판 출간 후 참으로 다양한 요통의 일생을 겪는 환자들을 만나면서 요통의 이해도가 조금씩 더 깊어졌다. 개정판을 내면 꼭 추가해야겠다고 다짐하며 메모해 두었던 내용은 아래와 같다.

- 허리 통증이 우리를 괴롭히기 위함이 아니라 디스크를 낫게 하고 디스크에 나쁜 행동을 멈추게 하는 대단히 중요한 방어기전이라는 사실
- 디스크성 요통과 방사통(좌골신경통)을 어떻게 구별하는지
- 안전한 허리 운동이란 무엇인지
- 요통을 해결하는 가장 좋은 방법은 척추위생이라는 점
- 일상생활 그리고 인생의 중요한 시기에 만나는 요통을 해결하기 위해 척추위생을 지키는 구체적인 방법들

많은 환자를 진료실에서 만나면서 내가 하고 있는 일을 자세히 보니, 환자들의 아픈 양상을 해석하고 거기에 맞춰 대책을 알려주는 것임을 알게 되었다.

"아, 그건 디스크 탈출로 생겼던 신경뿌리 염증이 많이 줄었지만 좀 남아 있어서 그렇습니다. 염증이 줄어들기를 기다리면서 다시 탈출되지 않도록 척추위생 관리를 열심히 하세요."
"디스크성 요통이 점점 더 심해지는 것을 보니 이제 곧 디스크 탈출증이 올 것 같네요. 매일 하는 운동 중에서 허리에 나쁜 것이 있는지 하나씩 따져 봅시다."

뭐 이런 식이다. 그래서 이번 **개정증보판의 1권 1장부터 7장까지는 허리 통증을 어떻게 해석해야 할지**에 관한 내용이고 **2권 8장부터 12장까지는 요통에서 벗어나 허리 아프지 않게 살아가기 위한 대책**에 관한 내용이다.

1~7장을 포함하는 '1권 진단편: 내 허리 통증 해석하기'의 구체적인 내용을 보면 아래와 같다.

1장은 급성 요통과 관련한 내용으로 이 책을 읽고 이해하기 위해 반드시 알아야 하는 해부학적 기초 지식, 급성 요통과 디스크 손상의 관계, 급성 요통으로 시작한 허리 통증이 깊어지는 과정을 다룬다. 초판 1장을 소폭 개정하였다.

2장은 디스크 탈출증의 자연 경과, 신전동작, 요추전만 자세와 관련한 내용이다. 초판 2장을 소폭 개정하였다.

3장은 디스크 탈출증으로 생기는 방사통(좌골신경통)의 양상, 좌골신경통이 생기는 이유와 자연 경과, 신경뿌리 염증을 요통 치료를 위해 어떻게 해석해야 하는지, 신경뿌리 염증 치료가 필요한 경우와 치료 방법 등을 다룬다. 초판 3장을 중폭 개정한 부분이다.

4장은 디스크성 요통의 양상, 생기는 이유, 후방관절증간 관계, 심한 디스크성 요통을 해결하는 가장 현명한 방법에 관한 내용이다. 초판 4장을 중폭 개정하였다.

5장은 척추관협착증에 관한 내용이다. 척추관협착증의 진단에 관한 오해들, 척추관협착증의 전형적인 증상이 나오는 이유, 협착증이 아픈 것은 협착 자체 때문이 아니라는 사실, 협착증 치료는 디스크 치료와 반대라는 오해 등을 설명한다.

새로 추가된 부분이다.

6장은 일생을 괴롭히는 허리 통증의 큰 그림을 보기 위한 내용이다. 나이가 들면서 허리 통증이 어떻게 변하는지를 알면 현재의 요통이 어떻게 변할 것인지 예측할 수 있다. 여기에 자신의 유전적 소인을 알면 족집게 점쟁이처럼 예측할 수 있다. 정확한 예측은 몸에 꼭 맞는 처방이 가능하다. 아무리 검사를 해도 이상 소견이 발견되지 않아 남들이 몰라주는 심한 허리 통증으로 우울증에 이르는 이유도 설명된다. 새로 추가된 부분이다.

7장은 진료실에서 흔히 보는 다양한 허리 통증을 어떻게 해석하고 어떻게 조치를 취하는지에 관한 내용이다. 지면의 한계로 구체적인 영상과 병력을 다 보여주지 못하는 것이 못내 아쉬운 부분이다. 나중에 실제 사례를 모아 구체적으로 소개할 방법을 찾아 보겠다. 초판 '백년허리 상담실'의 대폭 개정이다.

8장에서 12장까지의 **'2권 치료편: 내 허리 사용설명서'**의 내용은 다음과 같다.

8장은 나쁜 허리 운동이 허리를 더 망친다는 사실, 허리의 상태에 따라 달라져야 하는 운동 처방, 정확한 운동 처방을 위해 통증의 해석이 가장 중요하다는 사실, 초판에서 강조했던 운동 중 조심해야 할 동작에 관한 설명 등이 포함되었다. 초판 5장의 증폭 개정이다.

9장에는 요추전만을 병이라고 생각하는 전문가와 비전문가의 깊고 깊은 오해, 전방전위증, 척추관협착증과 요추전만의 관계, 일상생활과 요추전만의 관계에 관한 내용이 자세히 설명된다. 초판 6장의 중폭 개정이다.

　10장은 찢어진 디스크가 다시 붙는다는 사실, 디스크가 아무는 것과 염증 반응의 관계, 디스크 상처가 아물어 가는 과정을 알아낼 수 있는 현상, 아무는 데 걸리는 시간, 방해 요소, 방해 요소를 제거하기 위한 구체적인 방법 등이 기술된다. 새로 추가된 부분이다.

　11장은 손상된 디스크를 다시 아물게 하는 유일한 방법인 척추위생에 관한 내용이다. 척추위생의 큰 원칙, 척추위생을 관리할 때 통증이 생기면 어떻게 해석하고 해결해 나갈지, 인생의 무게로 어쩔 수 없이 허리에 나쁜 자세와 동작을 해야만 할 때의 대책인 '안적천-신'의 원칙 등이 포함된다. 새로 추가된 부분이다.

　12장은 깨알 같은 척추위생이다. 일상생활, 직업 관련, 운동 관련, 취미 생활 관련 등 다양한 활동 중에서 생길 수 있는 허리 손상을 막기 위해 구체적으로 어떻게 척추위생을 지킬 것인지를 안내하는 레시피북, 매뉴얼(사용설명서)이다. 새로 추가된 부분이다.

　진료실에서 만난 허리가 아픈 수많은 환자와 필자 또한 6년 동안 심한 요통으로 고생하다 4년 만에 벗어나는 과정에서 운 좋게 만난 세계적인 석학들, 모래 속에 숨겨진 진주와 같은 연구 보고서 덕분에 흩어져 있던 구슬이 많이 꿰어졌다는 느낌이다.

　부디 이 책으로 우리나라가 세계에서 허리가 가장 튼튼한 국민의 나라가 되는 데 조금이라도 도움이 되면 좋겠다.

왜 '백년허리'인가?

『백년허리』 초판 머리말

전 인구의 80퍼센트는 일생에 한 번 이상 요통을 경험한다. 어떤 시점 요통을 겪고 있는 사람은 전체 인구의 30퍼센트 정도이며 직장인이 병가를 내는 가장 흔한 이유이다.

많은 사람이 요통이란 잠시 아프다가 낫는다고 생각하지만 실제로는 평생 진행되는 통증이다. 20대나 30대에는 짧게 하루 이틀 정도 아프지만 40대나 50대에는 수개월 혹은 수년간 고생하는 통증으로 바뀌며 60이 넘어서는 늘 허리 통증을 달고 다니는 분을 많이 본다.

일생을 따라다니는 문제인 만큼 초기에 어떻게 관리하느냐가 평생 허리 건강을 좌우한다. 필자가 경험한 초기 관리에 실패한 경우를 살펴본다.

사례 1 일어서서 걸으려고 하면 오른쪽 허벅지가 땡겨서 병원을 찾아온 41세 남성. 본격적으로 허리가 아픈 지는 2년 남짓 되었는데 자세히 물어 보니 2년 전에 4-5번 요추 추간판을 제거하고 인공 디스크를 삽입하는 수술을 받았다고 한다. 수술을 하고 나니 통증의 양상이 약간 바뀌었지 만 2년이 지나도 여전히 아프다고 한다. 자, 무엇이 문제일까?

수술 전 상황이 어떠했는지는 알 길이 없으나 2년 전이면 허리 아픈 지 몇 달밖에 안 된 상황이었고 나이도 젊어 39세였는데, 꼭 자신의 디스크를 제거하고 인공 디스크를 넣었어야 했을까? 허리에 좋은 운동을 하면서 손상된 디스크가 잘 아물기를 기다려 보았다면 어땠을까? 앞으로 저 허리를 40~50년을 더 사용해야 하는데 아쉬움이 많이 남는다.

사례 2 비행기 승무원으로 근무하면서 허리에 무리가 많았던 27세 여성. 내원 3개월 전 앉아 있다 일어서면서 처음 허리 통증을 느꼈고 3주 전에 허리 디스크 속에 전극을 넣어 고주파 열치료 시술을 받았다. 진료실에서 "처음에는 이 정도로 아프진 않았는데 시술받고 나니 지금은 가만히 앉아만 있어도 허리가 짓눌리는 통증이 있다."

27세의 젊은 나이에는 조금만 신경 써서 좋은 자세와 운동을 해 주면 요통이 빠른 속도로 회복되는데 뭐가 그리 급했는지…. 디스크라는 오묘한 충격 흡수 장치는 바늘구멍만 한 상처만 생겨도 10년이 지나면 디스크 퇴행과 탈출 증상이 생긴다는 임상 결과가 있다. 20대 후반에 디스크 속을 휘저어 놓았으니 40이 넘어갈 때쯤이면 허리 통증으로 고생할 것은 명약관화한 상황. 이제라도 정신 바짝 차려야 할 텐데.

사례 3 무역업을 하는 52세 남성. 허리가 아프고 다리가 땡기는 좌골신경통을 앓은 지 5년이 지났는데 나을 기미가 보이지 않는다고 병원을 찾았다. 52세라면 허리 디스크 손상이 조금씩 누적되어 디스크 탈출이 생길 만한 나이다. 그렇지만 디스크 탈출로 좌골신경통은 1년 정도 지나면 저절로 호전되는데 5년 동안 지속된다는 것은 무슨 특별한 연유가 있을 터였다. 병력을 들어보니 5년 전 골프를 시작하여 연습을 열광적으로 하면서 디스크 탈출증 진단을 받았다고 한다. 탈출된 디스크를 줄어들게 한다는 한약, 침, 뜸 치료를 받고 허리를 튼튼하게 하는 운동을 배워 매일 하고 있는데 낫지 않으니 어찌할 바를 모르겠다는 푸념이다.

"탈출된 허리 디스크를 줄이는 한약과 침, 뜸이라고요? 디스크 탈출은 허리에 나쁜 짓만 하지 않고 가만히 두면 저절로 줄어드는 것입니다. 과도에 손가락을 베었을 때 밴드만 붙여두면 살이 저절로 붙는 것처럼 디스크도 저절로 아무는 것인데 고가의 치료가 무슨 의미가 있겠습니까? 그러고 매일 하는 허리 운동을 한 번 보여 주세요. 1년 만에 좋아져야 할 좌골신경통이 5년을 가는 이유를 찾아봅시다."

검사 테이블에 누워 보여 주는 허리 운동은 모두 허리 디스크에 심한 압박을 가하거나 디스크를 앞뒤로 찢는 동작이었다.

"맙소사, 지금 하고 있는 운동을 석 달간 완전히 중단하세요. 믿기지 않겠지만 속는 셈 치고 그렇게 해 보세요. 치료비는 무료이니까. 두 달만 지나도 터널의 끝이 보일 것입니다."

가슴 아픈 현실이다.

사례 4 웨이트트레이닝 경력 20여 년, 재활의학 전문의 경력 15년인 40대 초반 남자. 바쁜 일과로 체육관은 주 2회 정도밖에 갈 수 없어 상체운동은 사무실에 설치한 턱걸이와 푸시업으로 해결한다. 체육관 갈 때마다 스쿼트만 5년째 하고 있다. 120 kg 역기를 메고 대둔근을 포함한 하체의 모든 근육을 강력하게 자극하기 위해 엉덩이를 최대한 내리는 딥스쿼트

(deep squat) 동작을 10회씩 5세트 정도 한다. 그런데 최근 딥스쿼트 동작 후 역기를 내려놓으면 양쪽 엉덩이로부터 허벅지 뒤로 쫙 내려가는 뻐근한 통증이 온다. 한 10~20초면 사라지는 이 통증을 느끼며 '이제야 하체 운동이 제대로 먹는구나!' 하면서 더 신나게 역기를 짊어진다. 40대 아저씨의 강한 하체를 신기한 듯 쳐다보는 동네 총각들의 선망의 눈초리를 느끼면서.

그런데 1주일 전부터 회의 끝나고 일어나서 걸으려니 종아리가 땅겨서 다리를 쭉 펴지 못하고 절뚝거린다. 뭔가 이상하다 싶어 허리 MRI를 찍어 본다. 4번 요추와 5번 요추 사이 디스크와 5번 요추와 1번 천추 사이 디스크가 찌그러지면서 수핵이 탈출되고 디스크 주변의 뼈가 허옇게 멍이 들어 있다. '아뿔싸, 하체 운동이 팍팍 먹히는 줄 알았던 그 통증이 디스크 찌그러지는 통증이었던가?'

15년 차 재활의학전문의는 그제야 하체운동 후 느낀 그 통증이 매일 진료실에서 듣는 '요통'과 비슷함을 깨닫고 소스라치게 놀란다. 더 통탄할 일은 그로부터 3년간 허리 강화를 위해 체육관을 갈 때마다 갖은 허리 강화 운동을 하면서 하루도 허리 아프지 않은 날이 없이 산다. 물론 진료실에서 만나는 요통 환자들한테도 허리 강화 운동을 강력히 권하면서.

필자의 10년 전 모습이다. 허리 운동에 대한 오해로 빚어지는 참극이 15년 차 재활 의학 전문의한테도 예외가 아니었다는 것이 참으로 창피스럽다. 그렇지만 "요통에 대한 오해가 이렇게도 뿌리 깊다."라는 것을 널리 알리기 위해 창피함을 무릅쓰고 밝힌다.

감기에 걸렸다가 1~2주 지나면 저절로 낫는 것처럼 허리 디스크도 손상을 받았다가 저절로 호전된다는 것이 과학적으로 밝혀져 있다. 물론 감기보다는 낫는 데 훨씬 오랜 시간이 걸리고 그동안 잘 관리하는 것이 무엇보다 중요하다. 무엇이 허리에 나쁘고 무엇이 좋은 것인지 정확히 알고 갓난아기 다루듯 아픈 허리를 정성껏 관리하면 누구나 허리 보증 기간을 100년 이상으로 늘릴 수 있다. 이 책에서는 그 과학적 원리와 세세한 방법을 실제 사례를 통해 알아볼 것이다.

이 책은 크게 두 파트로 구성되어 있다. 허리 디스크와 요통과 관련 오해를 해소하는 6개의 「허리오해」 꼭지와 100년 가는 백년허리를 만들 수 있는 좋은 자세, 좋은 동작, 좋은 운동을 소개하는 3개의 「백년허리 해법」 꼭지로 이루어져 있다.

누구나 한 번쯤 겪는 고통이지만 의외로 연구되지 않은 분야가 요통과 허리 디스크이다. 이들에 대한 본격적인 연구는 의학 역사에서도 그리 오래되지 않았고, 최근 눈부시게 발전하고 있다. 그 결과 어떤 것이 허리에 좋은 치료법이고 어떤 것이 나쁜 치료법인지 알게 되었다. 이 책은 이런 성과와 논쟁을 바탕으로 한 것이다.

백년허리 프로젝트에 동참하기 위하여 이 책을 집어든 독자 여러분을 환영한다.

차례

263 『백년허리』개정증보판 머리말: '허리 사용설명서'를 내면서…
269 『백년허리』초판 머리말: 왜 '백년허리'인가?

2권 내 허리 사용설명서

8장 아픈 허리에는 윗몸일으키기가 제일이야?

282 멋진 초콜릿 복근을 가진 아재들의 요통
285 교수님, 우리 교수님
288 허리 운동과 디스크 손상의 관계
291 그럼, 학교 체육시간에 윗몸일으키기를 해야 하는 우리 아이는 어떻게 하지요?
294 무슨 소리! 나는 윗몸일으키기 해서 허리 아픈 게 나았어! — 허리 운동을 하기 전에 알아야 할 두 가지 진실
296 전문가들도 허리 아플 때 윗몸일으키기 하라고 하던데?
298 그럼, 허리는 어떻게 튼튼하게 하라는 말인가? — 허리와 운동의 상대성원리
300 상처와 흉터를 구분하지 못하는 MRI
301 내 아픔 모르는 허리 MRI
305 너무나도 소중한 내 허리 통증
306 척추 통증시스템의 에러 메시지 — 운동 중(中) 허리 통증의 해석
308 척추 통증시스템의 에러 메시지 — 운동 후(後) 허리 통증의 해석
309 우리 몸속에 들어 있은 두 겹의 자연 복대
314 허리 보호의 수호천사, 몸속 자연 복대 사용법
315 강한 허리는 강한 엉덩이로부터
317 내 허리에 꼭 맞는 운동 선택하기
319 아픈 허리 백년운동 할 때 반드시 알아야 할 사항
321 그럼 맥길의 빅3 운동은?
324 운동과 허리 디스크의 상대성원리
326 허리가 운동을 만날 때
329 요점 정리

9장 요추전만은 병(病)인가?

332 누가 우리 장군님의 허리를 망가뜨렸나?
335 디스크 통증의 시간차 전달
337 허리 구부리는 스트레칭의 4가지 치명적인 유혹
341 허리 구부리는 스트레칭 권하는 사회
344 요추전만은 병이다?
346 요통은 직립보행의 저주, 네발짐승 허리 아픈 거 봤나?
350 척추관협착증은 디스크병과 반대야! 요추전만을 없애야 해!
353 전방전위증에는 요추전만이 해롭다?
355 천골경사와 요추전만 그리고 전방전위증
359 굿바이 닥터 윌리엄스 — 허리 굴곡 스트레칭 창시자!
363 나는 윌리엄스 운동으로 허리 나았어!
366 과전만(過前彎)은 해롭지 않나요?
368 나도 몰래 요추전만이 무너질 때
371 고스톱은 반드시 4명 이상 모였을 때
376 작업할 때 무너지는 요추전만
378 차에서 내릴 때 눈앞이 캄캄해질 정도로 허리가 아파요
381 요점 정리

10장 디스크 상처 다시 붙이기

384 찢어진 디스크가 다시 붙는다고? 말도 안 돼!
384 한국에서 우연히 만난 애덤스 박사
386 애덤스 박사 코멘트의 팩트 체크
388 허리 디스크의 상처가 없어진 것 본 적 있나요?
390 그럼, 내 허리 디스크의 상처가 힐링되는 것은 어떻게 아나요?
391 그날이 언제일까?
393 무슨 소리, 나는 1년이 지났는데도 조금도 낫지 않아!
394 디스크 찢는 범인을 찾기 어려운 이유
395 디스크 상처 다시 찢는 '소매치기' 찾아내기
399 교수님, 혹시 외계인이세요?
401 디스크에 새 생명을 주는 '참회의 시간'
402 왜 재발하는지 아는 60대 여성

404 척추위생 한 달 만에 좋아진, 험상 궂은 척추관협착증
406 신이 내린 척추 반창고, 척추위생!
408 요점 정리

11장 허리치료의 왕도 — 척추위생

410 척추위생? 그게 뭔데?
410 척추위생 어떻게 하라는 건가?
412 척추위생 — 요추전만을 최대화하라
414 나는 요추전만 하면 안 되는데!
415 맥켄지 신전동작보다 천배, 만배 중요한 척추위생
416 척추위생의 첫 번째 관문 — 나도 모르게 자꾸 허리가 구부러져!
418 척추위생의 두 번째 관문 — 아픈데 어떻게 허리를 펴?
420 홀로 서기보다는 기대는 것이 유리한 척추위생
421 허리 디스크 안전하게 보관하는 법: '안적천'을 기억하라
423 안적천 경진대회 최우수작
425 안적천을 지켰는데도 아파요!
426 안적천을 못 지키면 신전동작!
428 허리가 인생(人生)을 만날 때
431 허리가 인생(人生)의 변곡점(變曲點)을 만날 때
432 깨알 같은 척추위생으로 일년 365일, 하루 24시간 요추전만을 유지하라
434 요점 정리

12장 깨알 같은 척추위생

438 깨알 같은 척추위생, 왜 필요한가?
439 신전동작
440 서서 하는 신전동작
441 앉아서 하는 신전동작
442 엎드려 하는 신전동작
444 척추위생으로 서 있는 자세 — 당당한 가슴법과 오리궁둥이법
446 척추위생에 좋은 기립 자세 — 당당한 가슴법으로
447 척추위생으로 걷는 자세 — 당당하고 우아하게
448 의자에 앉아 있는 자세 — 무릎과 골반 그리고 등받이

451 바닥에 앉아 있는 자세 — 무릎과 골반 그리고 방석
454 척추위생으로 허리 구부리기 — 엉덩이 빼는 스쿼트와 짝다리 스쿼트
456 세수, 머리 감기
458 발톱 깎기
459 용변기 사용
461 기침, 재채기
462 양말 신기
463 바지 입기
464 신발 신기
465 식사 하기
466 요리와 설거지
468 청소
470 수면(**睡眠**)
472 바닥과 침대
473 잠자는 자세
474 허리 베개와 종아리 베개
476 TV 시청
478 책 읽기
480 큰 물건 들어 올리기
480 작은 물건 줍기
483 임신, 출산, 육아
485 종교 활동
486 운전
488 대중교통
488 반려 동물 돌보기
489 성생활
490 사무 환경, 의자와 책상 최적화하기
494 회의
495 나쁜 자세로 앉기
496 아래 위치의 작업
498 직업상 허리를 구부리거나 오래 서 있어야 할 때
499 취미 생활

502 백년허리 운동 '3마라'와 '3하라'
504 마라 1. 허리 구부리는 스트레칭 절대로 하지 마라!
514 마라 2. 허리 주변 근육 강화 운동 절대로 하지 마라!
533 마라 3. 허리 운동 진도 앞서 나가지 마라!
540 하라 1. 매일 가능한 범위에서 걷기 운동을 하라!
543 하라 2. 2차 자연복대 근육을 강화하라!
548 하라 3. 운동후 충분히 쉬도록 하라!
550 요점 정리

552 뒷이야기 — 세 가지 행운과 자가활동질환(自家活動疾患)
556 참고 문헌

백년허리

2권 치료편:
내 허리 사용설명서

8장
아픈 허리에는 윗몸일으키기가 제일이야?

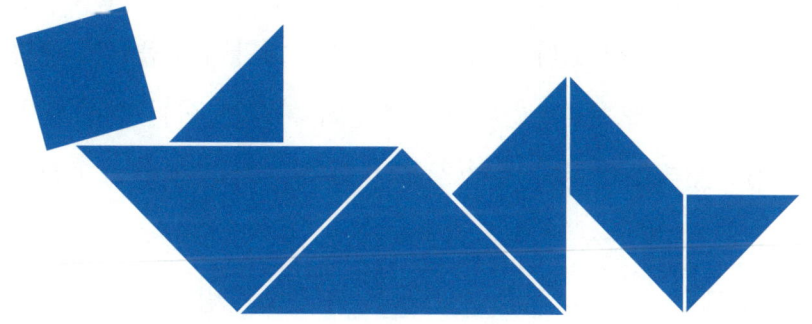

멋진 초콜릿 복근을 가진 아재들의 요통

'허리 근육을 튼튼하게 만들어야 요통이 나을 것이다.' 우리 사회에 널리 알려진 상식이다. 허리가 아픈 사람은 스스로 '나는 허리가 약해서…'라는 말을 자주 한다. 허리 운동을 가르치는 사람들은 '허리 근육이 디스크를 보호하므로 허리 근육을 강화하면 디스크 손상이 빨리 좋아질 것이다.'라는 말을 자주 한다. 허리 운동에 대해 공부를 많이 한 사람은 좀 더 유식하게 이야기한다. '허리 근육이 강화되면 요추의 안정성을 높여서 디스크를 보호하게 된다.'라고. 과연 옳은 말일까?

그 말이 사실이라면 허리가 아파 필자의 진료실을 찾는 사람은 모두 허리 힘이 약하고 허리 근육이 없어야 할 것이다. 실제로는 그렇지 않다. 오히려 덩치가 보통 사람보다 훨씬 크고, 팔뚝과 다리통이 역도 선수 같은 사람도 흔히 만난다. 그중에는 허리 통증을 운동으로 해결하기 위해 매일 허리 운동에 집중하여 멋진 초콜릿 복근을 가진 아재도 드물지 않다.

허리 근력 강화를 위해 초콜릿 복근을 만든 아재들에게는 두가지 공통점이 있다. 첫번째 공통점은 대단히 우울하고 절망적인 모습을 보인다는 것이다. 충분히 이해가 되는 현상이다. 죽어라 공부를 하는데 시험 성적은 바닥을 기니 우울하지 않을 수 있을까? 두번째 특징은 진료실에서 윗옷을 들쳐올려 복근을 보여준다는 것이다. 그동안 가꿔온 복근을 자랑하려는 의도보

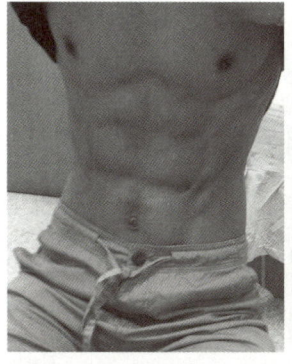
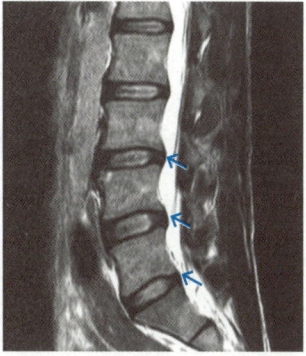

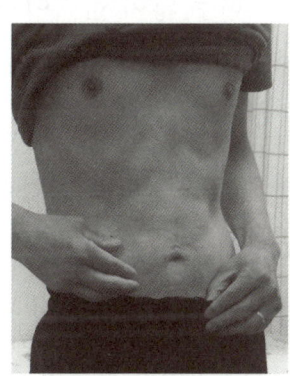
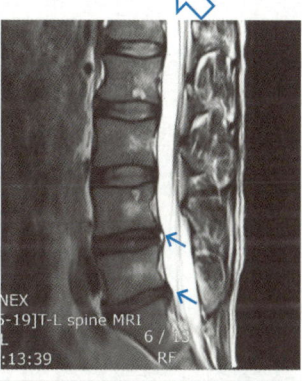

8.1 멋진 초콜릿 복근을 가졌으나 낫지 않는 허리 통증으로 필자의 진료실을 찾은 아재들의 복근 사진, MRI 영상, 통증 정도. 멋진 초콜릿 복근을 만드는 과정에서 후방 섬유륜이 손상되면서 10점 만점에 10점의 허리 통증(속이 빈 화살표)을 겪고 있는 상황이다.

다는 '시험 성적은 좋지 않지만 공부는 이만큼 열심히 했어요!' 라고 강변(強辯)하고 싶은 마음이 더 크리라.

8.1은 필자에게 초콜릿 복근을 보여주며 신세를 한탄한 두 아재의 사진이다. 허리를 낫게 하려고 10년 동안 복근 운동을 하는데 근육은 좋아질지언정 통증은 점점 더 심해지는 이런 상황은 어떻게 이해를 해야 할까?

강한 허리 근육이 디스크를 보호하는 것은 사실이다. 허리에 강한 힘이 가해질 때 허리 근육이 완충 작용을 하여 디스크에 미치는 충격을 줄일 수 있다. 허리 근육은 디스크를 사이에 둔 척추뼈를 단단히 붙잡아 척추뼈가 너무 많이 움직이지 않도록 하는 역할도 한다. 척추 안정성을 높인다는 뜻이다. 그러나, 이토록 고마운 허리 근육이지만 **디스크가 손상이 된 상태에서 근력 강화 운동을 하는 것은 디스크에 강한 압박을 가하여** 『백년운동』 13장의 299쪽, 13.2 참조 **찢어진 디스크 상처를 더 찢게 된다**는 사실을 반드시 알아야 한다. **허리 근육 강화는 디스크가 손상 되기전 혹은 디스크 상처가 완벽하게 나은 다음에 해야 안전한 것이다.**

허리 아픈 것은 디스크가 찢어져서 아픈 것이다1권 1, 2, 5장 참조. 허리가 약해서, 허리 근육이 약해서 아픈 것이 아니다. **디스크가 찢어져 아픈 허리로 허리 근력 강화 운동을 하는 것은 디스크를 더 찢는 행위일 뿐**이다. 5년, 10년 지속되는 허리 통증의 밑바탕에는 대부분 나쁜 운동이 도사리고 있다.

교수님, 우리 교수님

학생 때 학술집담회에서 예리한 질문과 코멘트로 존경해 마지않던 교수님께서 연락을 주셨다. 허리가 너무 아프고 다리가 저리다는 게 이유였다. MRI는 이미 촬영했는데 3-4번 요추 뼈가 조금 어긋나 있고(전방전위증) 디스크 탈출도 있는 상태였다.

교수님께서는 필자한테 오기 전에 이미 관련과의 여러 교수에게 진찰을 받으셨고 필자에게는 2차 혹은 3차 의견을 원하시는 것으로 보였다.

당연히 "수술이 반드시 필요한 것은 아니고 지금의 통증을 경막 외 스테로이드 주사로 해결하신 다음 운동을 정성껏 하시면 잘 해결될 것입니다."라고 말씀드렸다. 그런데 정작 중요한 것은 어떤 운동을 하시는 것이 좋은지 알려드려야 하는데 그 내용에는 별로 관심이 없으셨는지 그 이후에는 필자를 찾지 않으셨다.

그 후 식당에서 엘리베이터에서 가끔 뵈면 심한 통증은 없어진 상태이고 즐기시던 약주, 담배 완전히 끊고 열심히 운동하고 계신다고 하셨다. 어떤 운동을 하시는지 여쭤 봤더니 매일 헬스클럽에 가서 열심히 운동을 하고 있으니 걱정하지 말라고 하셨다. 더 자세히 여쭤 보고 싶었지만 필자의 지도교수뻘 되는 분이어서 어려운 마음에 꼬치꼬치 캐묻지는 못했다.

첫 좌골신경통을 겪으신 지 1년여가 지난 시점에 교수님께서 다시 연락을 주셨다.

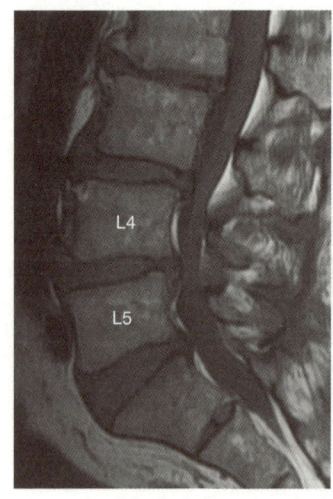 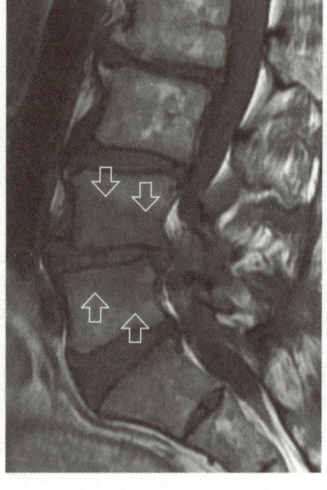 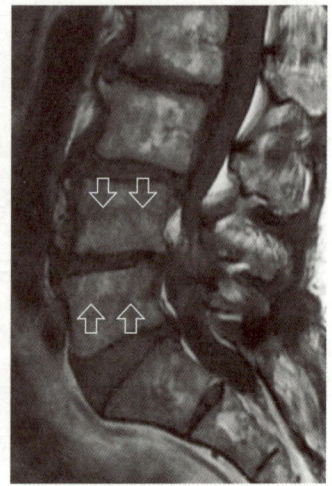

뼈에 멍이 들기 전   뼈에 멍이 든 직후   뼈에 멍이 줄어든 상태

8.2 64세 때 찍은 왼쪽의 MRI 사진과 허리에 나쁜 운동을 2년간 열심히 한 다음 찍은 가운데의 MRI 사진을 비교해 보면 4번 요추(L4)와 5번 요추(L5) 사이에 있는 디스크 주변 척추뼈에 멍이 들어 검게 보이는 것(화살표)을 확인할 수 있다. 오른쪽은 2년간 나쁜 운동을 중지하고 척추위생을 지키면서 통증이 호전되는 과정에서 찍은 영상으로 검은색 멍이 줄어들면서 흰색의 지방질(화살표)로 바뀐 것을 볼 수 있다.

"정 선생, 나 허리가 너무 아픈데, 아파서 견딜 수가 없어."

"엉덩이나 다리도 저리신지요?"

"그렇지는 않은데 허리 깊은 곳이 엄청 아파."

통증이 너무 심하셔서 MRI를 다시 찍어 보았다 **8.2 참조**. 결과는 지난번 탈출되었던 디스크가 더 짜부라지고 척추뼈의 어긋남이 좀 더 심해져 있었다. 특이한 것은 디스크 주변 척추뼈의 신호강도(MRI상 흑백 색깔의 정도)가 변해 있었는데 뼈에 부종이 생긴 소견을 보였다. 이는 디스크의 한 부분인 종판과 종판에 인접한 척추뼈도 심한 스트레스를 받았다는 뜻이다.

"교수님, 지난번보다 더 심해지셨습니다. 어쩌다 이렇게 되셨는지요?"
"글쎄, 나도 알 수가 없어. 그간 술, 담배 다 끊고 시간만 나면 헬스클럽에서 열심히 운동을 했는데 이런 결과가 나오니 난감할 따름일세."
"교수님, 혹시 어떤 운동을 주로 하셨는지 알려 주실 수 있는지요?"
"허리가 안 좋으니 허리를 튼튼하게 하는 운동을 했지."
"구체적으로 어떤 허리 운동이었습니까?"
"당연히 윗몸일으키기, 허리 구부렸다 뒤로 젖히기 같은 운동을 열심히 했지."

한동안 말을 잇지 못했다.

"교수님, 그런 운동을 하시면 디스크가 더 심하게 망가집니다!"
"뭐라고? 그게 허리 튼튼하게 하는 운동이지 않나?"
"그 운동을 하시면 허리 근육이 강해지는 것은 분명합니다만 디스크가 손상된 분이 그런 운동을 하시면 디스크가 더 부서집니다."

"그럼 그동안 계속 허리를 망가뜨리는 운동을 했다는 말인가?"

"예, 그렇다고 볼 수 있습니다. 그런 운동 후에는 허리가 좀 더 아프셨을 텐데 그렇지 않았습니까?"

"운동하고 나면 좀 뻐근해지긴 했지, 그렇지만 그게 허리가 나아 가는 통증인 줄 알았네."

이때 필자는 느꼈다. 뜨거운 육개장 국물을 마시면서, 뜨거운 목욕탕에 들어가면서, 여름에 보신탕을 먹으면서, "으, 시원하다."를 외치는 것은 우리 민족의 강인한 정신력의 표상이지만 요통 치료에서는 반드시 몰아내야만 할 잘못된 생각이란 것을….

"교수님, 지금까지 하시던 잘못된 허리 운동은 이제 중지하셔야 합니다."

허리 운동과 디스크 손상의 관계

우리 몸은 운동을 하면 그 반응으로 더 튼튼해진다. 모든 사람이 아는 상식이다. 몸이 약한 사람은 운동으로 몸을 튼튼하게 해야 하는 것이 당연한 일인데 허리는 운동을 하면 더 망가진다는 게 도대체 말이 되는 소리인가?

이 질문에는 운동의 방법과 정도를 전혀 고려하지 않았다는 데 문제가 있다. 음식으로 생명을 유지하고 있지만 적절한 양과 종류를 섭취하는 것이 더 중요하지 않은가? 잘못된 음식, 너무 많은 음식을 먹으면 도리어 병을 얻는 것과 마찬가지로 운동도 적절한 방법과 양으로 해야 한다. 특히 손상된 몸은 '적절'의 범위가 줄어들게 된다.

무릎을 다친 사람, 예를 들면 전방십자인대가 끊어진 사람에게 발목에 큰 무게를 달고 다리를 구부렸다 폈다 하는 운동을 시키면 어떻게 되겠는가? 전방십자인대가 제 역할을 못하고 덜렁덜렁하는 무릎에 강한 힘이 걸리면서 정상적으로 남아 있던 인대, 연골까지 손상될 것이 분명하다.

허리도 마찬가지이다. 디스크가 손상되어 불안정해진 상태에서 허리를 구부렸다 폈다 하는 운동을 강한 힘으로 하게 되면 손상된 디스크는 더 깨질 수밖에 없다. 물론 그 과정에서 근육은 튼튼해지겠지만 체중을 직접 버텨야 하는 디스크는 너덜너덜해진다.

척추생체역학의 대가인 영국 브리스틀대학의 마이클 애덤스(Michael Adams) 박사는 인위적으로 디스크 손상, 디스크 탈출을 일으키는 실험 모델을 만들었다. 사체에서 하나의 디스크를 사이에 두고 인접한 두 개의 척추뼈를 들어내어 모터가 달린 기계에 걸고 아래위로 압박을 가해 종판을 손상시켰다. 그다음 허리를 구부렸다 폈다 하는 동작을 반복했다. 처음에는 수핵이

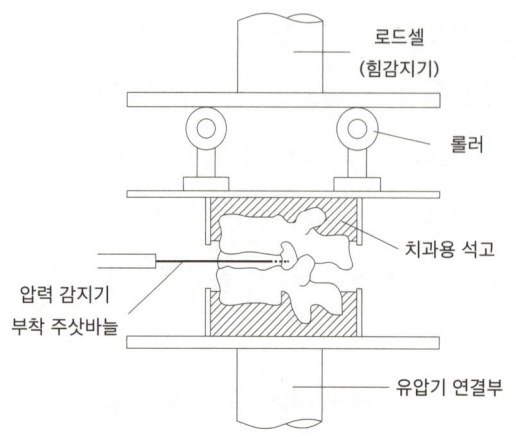
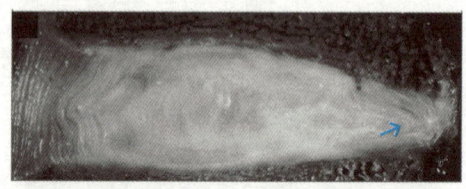
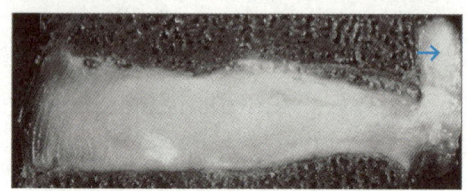

8.3 애덤스 박사가 허리를 반복적으로 구부렸다 폈다 하면서 디스크를 인위적으로 손상 시켰던 실험 기구(왼쪽 그림). 시체에서 디스크 하나를 포함한 척추뼈 두개를 적출해 실험했다. 디스크를 사이에 둔 두 척추뼈를 반복적으로 구부렸다 폈다 했더니 후방 섬유륜이 찢어지다가(오른쪽 윗 그림의 화살표) 나중에는 디스크 탈출증이 생겼다(오른쪽 아래 그림의 화살표). 저작권 허가 Wolters Kluwer Health, Inc

후방 섬유륜을 찢으면서 뒤로 밀리더니 나중에서 후방섬유륜이 완전히 찢어지면서 수핵이 디스크 밖으로 탈출하는 것을 발견했다.[1]

이 실험은 작은 손상이 있는 척추 디스크에 허리를 구부렸다 폈다 하는 동작을 계속하면 디스크 내부가 찢어지다가 결국은 탈출된다는 것을 보여 주었다. 즉, **반복되는 윗몸일으키기, 누워다리들기, 앞으로 굽혔다 허리펴기 같은 동작은 허리 디스크 손상을 일으키는 가장 효과적인 방법**이다.

애덤스 박사가 디스크 탈출을 만드는 실험에서 사용한 '허리를 구부렸다 폈다 하는 동작', 어디서 많이 본 듯하지 않은가? 바로 윗몸일으키기, 엎드려 허리 굽혔다 폈다 하는 동작과 똑같은 동작이다. 허리 아픈 분들이여! 이래도 윗몸일으키기, 상체 구부렸다 폈다 하는 운동을 계속 하시겠습니까?

그럼, 학교 체육시간에 윗몸일으키기를 해야 하는 우리 아이는 어떻게 하지요?

윗몸일으키기가 요통에 해롭다고 하면 제일 먼저 나오는 질문이다. 윗몸일으키기가 허리에 좋지 않다는 것은 디스크가 손상된 사람에게만 해당하는 말이다. 애덤스 박사의 디스크 손상과 탈출 실험에서도 척추뼈 굴신 작용에 앞서 디스크 종판을 약간 손상시켰던 것이 같은 맥락에서다. 사체에서 추출한 튼튼한 허리 디스크는 모터로 아무리 구부렸다 폈다 해도 디스크 손상이 잘 오지 않았다.

 디스크가 튼튼하고 싱싱한 우리 아이들은 윗몸일으키기를 해도 된다. 건강한 디스크를 가진 사람이 적절한 강도의 허리 운동을 하면 허리 근육도 튼튼해지고 디스크도 더 튼튼해진다. 한창 자랄 나이에 윗몸일으키기를 포함한 허리 운동을 많이 하면 할수록 나이 들어 생기는 요통을 줄일 수 있을 것이다.

 그렇다면 지금 당장 허리가 아프지는 않은 50대 아저씨는 어떨까? 윗몸일으키기를 하는 것이 좋을까 나쁠까? 쉽지 않은 질문이다.

디스크 손상이 있는 경우에만 해로우므로 허리가 아프지 않은 50대 아저씨는 윗몸일으키기 운동을 해도 될 것 같지만 꼭 그렇지 않은 이유가 있다. 그것은 당장 허리가 아프지 않고 과거에도 특별히 아팠던 적이 없는 사람도 MRI를 찍어 보면 손상된 디스크가 발견될 확률이 64% 정도 되기 때문이다 2권 8장의 '상처와 흉터를 구분하지 못하는 MRI' 참조. 현재 허리가 아프지 않고 그전에도 특별히 아팠던 기억이 전혀 없는 사람도 MRI 촬영으로 검사를 해 보면 허리 디스크 몇 개에 손상이 있을 가능성이 꽤 높다는 것이다.

그렇다면 윗몸일으키기 운동을 해도 될지 말지를 알기 위해서는 MRI를 반드시 찍어 봐야 하나? 꼭 그렇지는 않다. MRI를 찍어서 보는 것이 판단에 약간의 도움을 줄 수는 있으나 절대적인 기준을 제시하지는 못한다. 이는 우리 몸이 지닌 복잡성, 강인함 때문인데 통증이 없는 디스크의 손상이 MRI에서 발견된다고 허리 운동을 막는 것은 옳지 않기 때문이다.

이 정도 되면 짜증나는 독자들이 생길 것이다. 도대체 어쩌란 이야기냐? 간단히 말한다면 **다음과 같은 경우에는 윗몸일으키기 같은 허리 운동을 하면 안 된다.**

○ 현재 요통이 있는 경우: 늘 아프지 않고 특정한 경우, 예를 들면 앉았다 일어설 때만 허리가 뻐근하거나 허리

를 한 번에 펴지 못하는 경우도 포함된다.
- 과거 허리 디스크 탈출증으로 좌골신경통을 앓은 경험이 있는 경우이다.
- 척추 수술을 받은 경우: 탈출된 디스크를 잘라냈거나(디스크 절제술) 두 개 이상의 척추뼈를 고정한 경우(유합술)이다.
- **운동 중 혹은 운동 후 허리 통증을 느끼는 경우이다.**

무엇보다 가장 중요한 판단 기준은 '**운동 중 혹은 운동 후 크건 작건 허리 통증이 생기는 경우**'이다. 여기서 통증이라는 것은 **약간 시원하면서 뻐근해지는 통증도 포함**한다. **운동 후 통증**이란 운동 중에는 아프지 않지만 **운동 직후에 아픈 것**(예: 골프칠 때는 안 아프지만 샤워할 때 허리가 뻐근한 경우)도 포함되고 **운동한 그다음 날 허리가 더 아픈 것도 포함된다. 즉, ①운동 중 통증 ②운동 직후 통증 ③운동 후 그다음 날 통증 등 세 가지 중 하나에만 해당해도 그 운동은 소중한 디스크를 더 손상시킨다는** 뜻이다. 손상된 허리 디스크는 갓난아기와 같다. 운동을 통해 약간의 통증이라도 생긴다면 이는 손상된 디스크를 더 손상시키는 조짐이라는 것을 알아야 한다.

무슨 소리! 나는 윗몸일으키기 해서 허리 아픈 게 나았어!
— 허리 운동을 하기 전에 알아야 할 두 가지 진실

이런 분이 많다. "허리가 엄청 아팠는데 윗몸일으키기 해서 다 나았다. 그런데 윗몸일으키기가 허리에 안 좋다는 것은 말도 안 돼." 실제 경험한 일이므로 윗몸일으키기 운동을 해서 허리 통증을 해결했다는 것이 결코 틀렸다고 할 수는 없을 것이다. 그런데 이런 경험을 하신 분들에게는 공통적인 특징이 있다. 대부분의 경우 비교적 젊은 나이에 심한 요통을 처음 겪으신 분들이다. 이런 분들은 심한 요통을 겪지만 **손상된 디스크가 강한 부하를 견딜 수 있는 능력이 많이 남아 있기 때문에 나쁜 운동을 하면서도 허리 통증에서 벗어날 수 있었던 것**이다. 윗몸일으키기를 하면서 디스크가 약간 손상되기는 했지만 그 정도의 손상은 견뎌낼 수 있는 능력이 있는 디스크였기 때문에 디스크가 신속히 아물면서 서서히 요통에서 벗어날 수 있었던 것이다.

하지만 이런 분들이 반드시 알아두어야 할 두 가지 사실이 있다. 먼저, 만약 윗몸일으키기를 하지 않고, 디스크 손상을 최소화하면서도 허리 근육을 강화할 수 있는 좋은 운동만을 했더라면 훨씬 더 빨리 회복되었을 것이라는 사실이다. 다친 디스크의 구조가 여전히 튼튼했기 때문에 윗몸일으키기 운동을 잘 견디기는 했으나 조금의 손상이라도 주지 않고 허리를 튼튼하게 했더라면 더 좋았을 것이라는 뜻이다.

그다음으로 알아야 할 사실이 더 중요하다. "다음 번에 혹은 더 늙어서 또 그런 심한 요통이 발생한다면 그때는 상황이 달라질 수 있다. 윗몸일으키기 운동을 하면서 요통에서 회복되기는커녕 더 깊은 디스크 내부 손상, 디스크 붕괴, 디붕의 나락으로 빠질 수 있다."라는 것이다. 왜냐하면 **나이가 더 들어서 찾아오는 또 한 번의 허리 통증 때는 손상된 디스크의 충격 흡수 기능이 더 떨어져 있을 것이고 그때는 윗몸일으키기 운동을 감당해 내지 못하고 더 큰 손상으로 진행할 가능성이 높기 때문**이다.

심한 요통을 강한 운동으로 이겨 나가는 불굴의 투지 소유자들께서 좀 더 귀 기울여야 하는 대목이다.

허리가 아픈 것은 디스크 상처 때문이다. 당장 근육을 강화한다고 디스크가 낫는 것이 아니고 오히려 그 과정에서 더 찢어질 수 있다. **허리 아픈 사람이 허리 근육 강화 운동을 하는 것은 팔뼈 부러진 사람이 팔 근육 강화 운동을 하는 것과 똑같다.** 팔이 더 심하게 아프고 팔뼈가 붙을 날만 더 멀어질 뿐이다. 뼈가 부러지기전에 혹은 뼈가 완전히 붙고 나서 운동을 해야 한다. 허리도 마찬가지이다. 허리 통증이 아예 생기기 전이나 허리가 완전히 낫고 나서 허리 근육 강화 운동을 해야만 한다.

전문가들도 허리 아플 때 윗몸일으키기 하라고 하던데?

허리를 튼튼하게 하려면 복근운동을 하라고? 옳은 말씀이다. 허리 속에는 뼈와 디스크, 후방 관절이라는 골격에 해당하는 부분이 있고 이 골격을 잡아주는 근육이 있다. 근육의 작용이 척추에 얼마나 중요한지를 보여 주는 실험이 있었다. 척추에 붙어 있는 근육을 모두 제거 하고 뼈, 디스크, 인대 등 골격만 남겨둔 상태에서 위에서 누르면 10 kg을 버티지 못하더라는 것이다.[2] 이에 비해 근육이 살아 있는 보통 사람의 일상생활에서는 60 kg 이상,[3] 근육이 단련된 역도선수는 180 kg 이상[4] 거뜬하게 들어올리는 것으로 알려져 있다. 우리도 배 고프면 쌀 한 가마니도 번쩍 들 수 있지 않겠는가? 장미란 선수는 여자의 몸으로도 186 kg을 든다. 말 그대로 근육이 잡아주지 않는 척추는 허수아비와 다름없다. 척추의 기능에 근육이 중요한 만큼 척추 주변 근육 강화가 척추의 건강에 직접적인 영향을 미치는 것은 당연하다.

문제는 근육을 강화하는 방법이다. 더 자세히 설명하면 허리 속 골격의 상태에 따라 허리 근육을 강화하는 방법이 달라져야 한다는 것이다. 허리뼈와 디스크가 강한 사람은 쇳덩어리를 들고 윗몸일으키기를 해도 골격이 이를 충분히 버티면서 근육에 강한 자극을 가해 허리가 더 튼튼해진다. 그러나 디스크가 찢어져서 작은 힘에도 손상을 더 입게 되는 상태라면 어떨까? 혹은 찢어진 디스크가 조금씩 아물어 가는 단계에서 허리 근육을 강화한답시고 강한 힘을 가하게 되면 어떻게 될 것인가? 당연히 디스크의 상처는 더 깊어질 것이고 허리는 깊은 통증의 수렁에 빠지게 될 것이다. 다리뼈 부러진 사람한테 다리 힘을 강화해야 한다고 과격한 하체 운동을 시키는 것과 무엇이 다르겠는가?

그런데 왜 전문가들조차 아픈 허리에 윗몸일으키기가 좋다고 생각하는가? 두 가지 이유가 있다. 하나는 '허리 디스크 자체는 통증을 일으키지 않는다'라는 오래된 오해 때문이다. 디스크를 얼핏 보면 혈관도 신경도 별로 없는 두루뭉술한 물렁뼈일 뿐이다. 이 무덤덤한 구조물이 통증을 일으킨다는 것을 알게 된 것은 그리 오래되지 않았다. 그전에는, 아니 지금도 많은 전문가가 허리 아픈 것은 근육이 놀라서, 근육이 뭉쳐서, 근육이 찢어진 것 때문이라 생각하고 있다**1권 1장의 '근육이 뭉쳐 급성 요통이 생긴다?' 참조**. 그러니 윗몸일으키기, 누워다리들기 같은 과격한 허리 운동이 찢어진 디스크에 나쁠 수도 있다는 생각을 하지 못하는 것이다.

또 다른 이유로는 디스크는 손상되었을 때 바로 아픈 것이 아니라 어느 정도의 시간(염증이 발생할 시간)이 지나야만 통증을 일으킨다는 것이다. 허리가 아픈 사람이 복부 근육을 튼튼하게 하기 위해 어느 날 오후 윗몸일으키기 운동을 했을 때 바로 허리가 더 아프면 그 운동이 해롭다는 것을 금방 알 수 있을 만할 것이다. 그러나 대부분의 경우 그다음 날 아침 일어날 때쯤 허리가 더 아픈 것을 느끼게 된다. **복근 운동을 하면서 허리 디스크에 생긴 작은 상처에 염증 반응이 일어나야만 통증을 느끼**

기 때문이다. 염증 반응이 생겨 아플 때까지 서너 시간이 걸리므로 자고 일어날 때 비로소 아픔을 느끼는 것이다. 문제는 디스크 손상 후 아플 때까지 시간차가 발생하므로 어제 하루 종일 했던 다양한 활동 중 무엇이 허리를 아프게 한 원인인지 알 수가 없다는 것이다. 원인을 알아내기는커녕 '또 근육이 좀 더 뭉쳐서 그렇겠지.' 하고 넘어가는 경우가 대부분이다.

윗몸일으키기같이 허리를 강하게 움직이는 허리 운동은 디스크가 튼튼한 사람을 위한 것이다. 배탈이 나서 괴로워하는 사람한테는 밥보다 죽이 좋은 것처럼 허리 아픈 사람은 그 상태에 알맞은 운동을 해야 한다.

그럼, 허리는 어떻게 튼튼하게 하라는 말인가?
— 허리와 운동의 상대성원리

허리가 건강한 사람은 어떤 운동을 해도 좋다. 가능하다면 공중제비를 서너 차례 돌아도 되고 100kg이 넘는 역기를 지고 엉덩이가 뒷꿈치에 닿을 정도로 깊게 앉는 스쿼트를 하면서 엉덩이 윙크『백년운동』212쪽, 정선근 TV "멋지게 사는 근육운동 #1: 엉덩이 윙크 — 스쿼트로 허리 디스크 찢는 지름길!!" 참조를 마구 날려도 무방하다. 억만장자 허리 디스크이다. 그러나 허리 디스크가 심하게 손상된 사람은 평지 걷기를 15분만 해도 디스크가 더 찌그러져 허리 통증이 더 악화된다.

운동은 꿈도 못 꾼다. 손주 용돈도 주기 힘들 정도로 빈털터리가 된 것이다. 1권 4장의 '허리 부자는 어쩌다 허리 빈털터리가 되었나?' 참조

그렇다면 억만장자보다는 못하고 빈털터리보다는 나은 디스크를 가진 사람은 어떤 운동을 해야 하나? 당연히 상처가 나서 약해진 허리 디스크를 더는 손상시키지 않는 운동을 잘 찾아서 하면 될 텐데 그게 말처럼 쉽지 않다.

많은 사람이 진료실로 허리 MRI 영상을 가져오셔서 **"내 허리가 이런데 어떤 운동을 하면 좋을까요?"** 라고 묻는다. 영상을 면밀히 검토하고 나서 "아, 예, 후방 섬유륜이 3분의 2 정도 찢어져 있으니 스쿼트는 50kg짜리 역기로 3분의 2 정도만 앉으시고요, 윗몸일으키기는 반 정도까지만 일어나도록 하시면 됩니다. 골프 라운딩은 2주에 세 번 정도는 가능할 것 같네요." 라고 **그 허리에 적절한 운동을 정확히 추천해 드리고 싶지만 그것은 절대로 불가능**하다.

"아니, 허리 속을 샅샅이 들여다 보는 MRI 영상을 보고 몸에 맞는 운동 추천도 못 해 준다면 돌팔이 아니야?"라고 불평할 수 있을 것이다. 그러나 실제 상황은 그리 간단하지 않다.

허리 속을 샅샅이 들여다 보는 MRI를 6개월에 한 번씩 찍어서 가져와도 몸에 맞는 운동을 추천하기가 어려운 이유가 있다. 바로 **MRI는 상처와 흉터를 구분하지 못하고, 새로운 상처가 생겨도 정확히 잡아내지 못하기 때문**이다. 다음에 나오는 두 쪽지를 찬찬히 읽어 보자.

상처와 흉터를 구분하지 못하는 MRI

1994년 모린 젠슨 박사(Maureen C. Jensen. MD)는 허리가 전혀 아프지 않은 사람들도 디스크에 문제가 있는 경우가 얼마나 흔한지를 보여 주는 유명한 결과를 발표했다. 허리가 전혀 아프지 않은 사람 98명을 데려다 허리 MRI를 찍었다. 이들은 MRI **촬영 당시 허리가 전혀 아프지 않았고 과거에도 48시간 이상 허리가 아팠던 적이 없었던 사람들**이었다. 그러나 이들 98명 중 63명에게서 디스크 병변을 발견했다는 것이다.[5]

지금 당장 허리가 아프지 않을 뿐만 아니라, 평생 동안 허리가 아픈 적이 한 번도 없는 사람들의 64%에서 디스크에 이상 소견이 관찰되더라는 놀라운 결과였다. 구체적으로는 디스크가 전반적으로 팽윤된 경우는 52%, 디스크 탈출은 28%(돌출 protrusion 27% + 압출 extrusion 1%), 종판 손상 19%, 섬유륜 손상 14%, 후방관절 퇴행이 8%였다. **디스크 탈출에 해당하는 사람도 28%였다는 것이 놀랍다.**

젠슨 박사의 연구 결과는 **허리 디스크 손상이 일상생활 중 특별한 허리 부상이 없어도 흔히 생길 수 있음**을 알게 해 준다. 더불어 디스크 손상이나 탈출이 된다고 해서 기억에 남을 만큼 심하고 오래 가지 않는 경우가 많다는 것도 알 수 있다. 또 증상이 없는 디스크 이상 소견이 매우 흔하므로 **MRI에 보이는 디스크 이상을 모두 치료할 필요는 없다**는 뜻도 된다. 반드시 기억해 두어야 할 것은 **MRI는 디스크에 새로 생긴 상처와 상처가 아물고 남은 흉터를 구분하지 못한다**는 점이다.

내 아픔 모르는 허리 MRI

허리가 전혀 아프지도 않고 아픈 적도 없는 사람 중 64%에서 디스크 손상이나 탈출이 관찰 된다는 젠슨 박사의 연구 결과로부터 **통증을 동반하지 않는 MRI 영상에서 병적 소견 즉, '무증상 병변'이 아주 흔하다**는 것을 알 수 있다. 허리 MRI가 상처와 흉터를 구분하지 못한다면 자연스럽게 이런 의문이 든다.

"허리 아파 MRI를 찍었을 때 디스크 손상이나 탈출이 보이면 그 병변이 지금 아픈 것의 원인이 되는지 아니면 아프기 전부터 쭉 존재하던 '무증상 병변'인지 구별할 방법이 있나?"

당연한 의문이다. 제일 좋은 방법은 허리가 아프기 직전에 미리 허리 MRI를 찍어 두었다가 허리 통증이 생긴 직후 다시 찍어 비교해 보는 것이다. 그러나 지금 당장 전혀 아프지 않고 언제 아프게 될지도 모르는 상태에서 미리 값비싼 MRI를 찍는 것은 실제 상황에 적용하기 힘들다.

이 문제를 해결하기 위해 참으로 현명한 연구를 한 분이 있다. 바로 개념 있는 척추 연구로 유명한 스탠퍼드의대 정형외과 교수 유진 캐러기(Eugene Carragee) 박사이다.

캐러기 박사는 평생 한 번도 허리가 아픈 적이 없는 정상인 200명을 모집해 모두 MRI를 찍어 둔 다음 5년간 추적 관찰하였다. 관찰 기간 중 **일생에 처음으로 심한 허리 통증**이 생겨 병원에서 진료를 받으면서 MRI를 촬영하게 되면 그것을 아프지 않을 때 미리 찍어둔 MRI와 비교했던 것이다. **10점 만점의 통증 점수를 기준으로 6점이 넘는 통증이 1주일 이상 지속**된 경우를 '심한 허리 통증'으로 간주하였다. 통증 점수란 상상할 수 있는 최악의 통증, 예를 들면 **멀쩡한 손가락을 펜치로 잡고 짖이겨 까무러칠 정도의 통증을 10점 만점, 전혀 아프지 않은 상태를 0점**으로 볼 때, 아픈 정도가 몇 점 정도 되는지 숫자로 표현하는 방법이다. 통상 **3점은 생활에 지장이 없을 정도의 가벼운 통증, 6점은 정상적인 사회 생활이 불가능한 강한 통증, 출산할 때 느끼는 통증을 8점** 정도로 본다. 따라서, **6점 이상의 허리 통증이 1주일 이상 지속되는 것은 상당히 심한 요통**이다.

놀라운 것은 **이토록 심한 허리 통증을 느낌에도 불구하고 아프기 전후 MRI 영상 비교에서 새로운 병변이 발견된 사람은 51명 중 2명에 불과했다는** 것이다. 51명중 43명은 아프기 전 MRI와 비슷하거나 오히려 좋아진 소견을 보였고 6명은 통증과 상관없는 퇴행성 변화를 보였을 뿐이었다. 1권 1장에 나오는 난생 처음 심한 허리 통증을 겪은 여고생은 51명 중 2명에 해당하며, '흔치 않은 경우'라고 보면 된다.

캐러기 박사는 "처음 겪는 심각한 허리 통증은 새로운

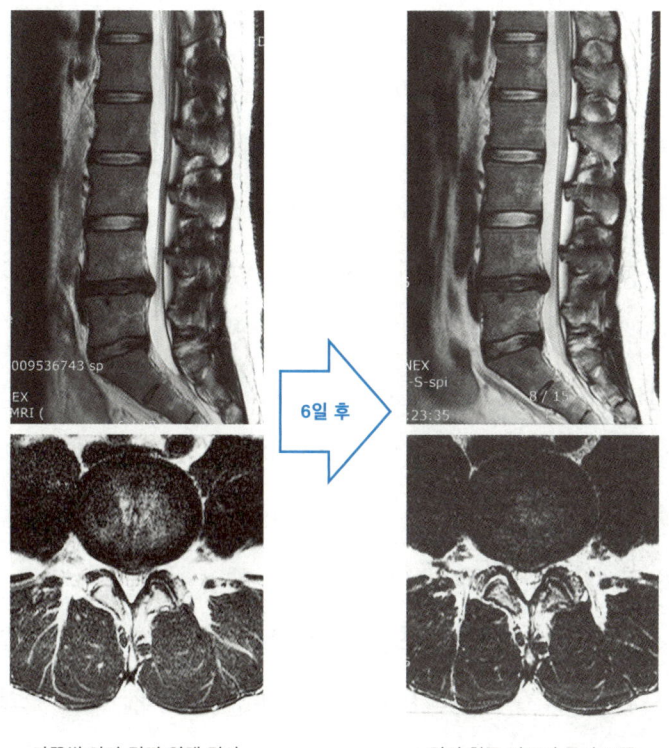

가끔씩 아파 검진 위해 검사   걷기 힘들 정도의 급성 요통

8.4 20대 후반 남자 환자가 허리가 아프지 않을 때 건강검진을 위해 찍은 허리 MRI 영상(왼쪽)과 극심한 허리 통증으로 응급실을 통해 입원한 다음 찍은 MRI 영상(오른쪽)을 비교하면 특별히 달라진 것이 없는 것을 확인할 수 있다. 이는 **디스크에 상처가 났을 때 이를 감지하는 능력 면에서 우리 몸이 MRI보다 월등히 우수하다는** 것을 알려 준다.

MRI 병변을 동반하는가?"라는 재미 있는 제목의 논문[6]으로 그 결과를 보고하면서 **"요통 환자의 MRI 결과를 판독할 때 그 병변이 현재의 통증과 상관없을 가능성이 높으니 아주 조심해야 한다!"** 라고 결론을 내렸다.

필자는 이렇게 훌륭한 연구는 하지 못했지만 비슷한 경험을 한 적이 있다. 평소 허리가 안 좋다는 느낌에 건강검진 차원에서 MRI를 찍었던 24세 청년이 있었다. MRI를 찍은 그다음 날 허리 돌리는 스트레칭을 하다 심한 급성 요통으로 쓰러져 응급실을 통해 입원했고 다시 MRI를 찍었다. 캐러기 박사의 연구와 똑같이 아프기 전이나 쓰러져 입원했을 때나 MRI 영상은 하나도 달라지지 않았다 정선근 TV "허리가 아픈 이유는? 백년허리 기초편#2" 참조.

왜 이런 일이 생기는 것일까? 이유는 **디스크에 생긴 새로운 상처가 MRI 영상에 반영되는 것보다 우리 몸의 통증 시스템으로 느끼는 것이 훨씬 더 예민하기 때문**이다.

오랫동안 섬유륜이 조금씩 찢어져 별로 아픈 것을 모르고 지내다가 최근 좀 더 찢어지면서 섬유륜 상처에 염증이 생긴것이다. 염증 물질이 주변의 감각신경을 자극하여 통증 신호가 발생되고, 그 신호가 말초신경과 척수를 통해 뇌로 전달되어 요통을 느끼는 것이다. 이것이 우리 몸의 통증시스템이다. **현미경으로만 볼 수 있을 정도의 작은 디스크 손상도 예민하게 잡아낼 수 있는 신이 내린 진단 시스템**인 것이다. 디스크가 찢어진 것을 알아내는 우리 몸의 통증 시스템이 고가의 MRI보다 훨씬 더 정확하고 예민하다는 뜻이다. 내 허리 통증이 너무나도 소중한 이유이다.

너무나도 소중한 내 허리 통증

젠슨 박사와 캐러기 박사의 연구를 종합하면 MRI로는 상처와 흉터를 구분하지 못하고, 새로운 상처가 생겨도 정확히 잡아내지 못한다는 것이다. 그러니 **허리 MRI 영상만 보고 어느 정도의 강도로 허리 운동을 해야 할지를 알아내는 것은 절대로 불가능**하다.

그렇다면 무엇을 기준으로 운동을 선택할 것인가? 바로 신이 내린 최고의 진단 시스템 '통증'이다. 디스크성 요통 때는 수핵이 후방 섬유륜을 찢으며 만들어 낸 염증 반응으로 섬유륜에 분포한 감각신경이 흥분하여 통증을 느끼게 하고, 디스크 탈출로 오는 방사통(좌골신경통) 때는 섬유륜 밖으로 탈출한 수핵이 신경뿌리의 배측신경절에 염증을 일으켜 신경뿌리를 조금만 당겨도 기기묘묘한 방사통을 느낄 수 있도록 만들어진 척추 통증시스템이다. **운동이 너무 과해서 수핵이 섬유륜을 더 찢는지, 디스크를 찌그러뜨려 수핵이 더 크게 탈출되어 신경뿌리를 건드리는지를 그 무엇보다도 명확하게 알려주는 것이 통증시스템이다. 문제는 우리가 이 소중한 통증시스템**에서 나오는 에러 메시지를 잘 해석하지 못한다는 것이다.

운동할 때 아픈 것이 성가시다고 온갖 치료를 동원해 무조건 통증을 없애려고만 한다거나 그 반대로 운동으로 이겨내겠다고 아픈 것을 참고 계속 나쁜 운동을 하는 어이없는 경우를 많이 본다. 둘 다 **척추 통증시스템의 에러 메시지를 잘 해석하지 못하기 때문**이다.

척추 통증시스템의 에러 메시지—운동 중(中) 허리 통증의 해석

적절한 운동은 디스크의 상처 주변에 생긴 부종을 줄이고 혈류를 증가시킨다. 게다가 운동 자체가 뇌척수액의 엔도르핀을 높여[7] 몸 전체의 통증이 줄어들게 된다. 상처난 디스크를 괴롭히고 상처를 더 크게 만드는 운동이 아니라면 운동을 하는 동안 허리 통증은 좋아지게 되어 있는 것이다. 따라서 **운동 중 허리 통증이 생기거나 심해지는 것은 나쁜 일이 일어나고 있다는 신호**이다. 소중한 척추 통증시스템이 보내는 중요한 경계경보이다.

운동 중 허리 통증 양상에 따른 해석은 아래와 같다.

운동 중 통증 감소 운동을 시작할 때 아프던 허리가 운동을 하면서 점점 덜 아프게 되는 경우이다. 운동을 시작할 때 **일시적으로 통증이 심해졌다가 점차 사라지는 것도 같은 현상**이다. 허리가 아픈 디스크성 요통, 다리가 땅기는 방사통(좌골신경통) 모두에 해당한다. **운동하면서 디스크 상처 주변에 고여 있던 부종이 줄어들고, 중추신경계에 엔도르핀의 농도가 올라가 통증이 줄어**

든 것이다. 지금 하고 있는 **운동이 허리 디스크가 감당할 만한 운동이라는 뜻**이다.

운동 중 축성 요통 증가 운동을 하는 동안 허리 가운데와 주변이 더 뻐근해지는 것을 뜻한다. 운동으로 디스크성 요통이 심해지는 것이다. **운동 동작에 따라 디스크 내부의 상처가 자극을 받는다는 뜻**이다. 피하는 것이 좋다. 반복되면 자극이 손상을 유발하게 된다.

운동 중 방사통(좌골신경통) 발생 특정 동작에서 예리한 방사통(좌골신경통)을 느끼거나 원래 있던 방사통이 더 심해지는 상태이다. **해당 동작 때 염증이 있는 배측신경절이 당겨지거나 눌리기 때문**이다. 대부분의 경우 **탈출증이 있는 디스크가 운동으로 찌그러들면서 탈출된 덩어리가 더 밀려나오는 현상**이다. 설령 탈출된 물질이 삐져나왔다가 금방 돌아 들어가 방사통을 짧게 느낄 뿐이라도 이런 상황은 피하는 것이 좋다. **자꾸 반복되다 보면 밀려났던 디스크 물질이 다시 돌아 들어가지 않을 수 있다.** 절대로 피해야 한다.

척추 통증시스템의 에러 메시지—운동 후(後) 허리 통증의 해석

운동할 때 아프지 않던 허리가 운동 직후 혹은 그다음 날 더 아픈 경우가 있다. 이는 **디스크 손상으로부터 통증이 발생될 때까지 시간차(時間差)가 있기** 때문이다. 디스크 손상이 심하면 바로 통증을 느끼지만 디스크에 가벼운 상처가 생기면 **염증이 발생될 때까지 몇 시간이 지나야 비로소 아픈 것을 느낀다**. 무거운 역기를 짊어지고 스쿼트를 하다가 허리를 삐끗해 디스크가 터지면 그 자리에서 바로 통증이 오고 허리를 못 펴게 되지만 누워다리들기 운동을 해서 **섬유륜이 살짝 찢어지면 그로부터 몇 시간 후 혹은 그날 밤 자고 그다음 날 아침에 일어났을 때 심한 통증을 느끼게 된다.**

운동 후 허리 통증 양상에 따른 해석은 아래와 같다.

운동 후 심해지는 디스크성 요통 운동 직후 혹은 그다음 날 허리 가운데와 그 주변1권 4장의 4.4 참조이 더 아픈 경우이다. **운동하면서 디스크 내부 압력이 높아져 수핵이 찢어진 상처를 좀 더 강하게 밀고 있거나, 섬유륜을 좀 더 찢었다는 뜻**이다. 그 운동은 중지하고 부담이 적은 운동으로 바꿔야 한다.

운동 후 심해지는 방사통 운동 직후 혹은 그다음 날 허리 통증이 다리로 뻗쳐가는 경우이다. **운동하면서 디스크 탈출 물질이 더 튀어**

나왔다는 뜻이다. 그 운동은 반드시 중지하고 한동안 아픈 허리 백년운동 1단계『백년운동』20장의 '아픈 허리 백년운동 1단계' 440~441쪽 참조만 지속하다가 더 부담이 적은 운동으로 바꿔야 한다.

<u>운동 후 다리 근육 뭉침</u> 운동 후 다리 근육에 알이 밴듯 뭉치면 운동이 잘되어 근육이 더 커질 때 생기는 **지연성근육통일 가능성도 있고 근육통을 유발하는 방사통**일 수도 있다. 어느 쪽인지에 따라 그 운동을 더 열심히 할지, 운동을 중지할지를 결정해야 하므로 감별이 매우 중요하다. 자세한 감별 방법은『백년운동』201쪽 [표 7.1]을 참조하라. 중요한 포인트는 **한쪽 다리에만 근육이 뭉치거나, 운동 후 3~4일 후에도 더 심해지면 나쁜 통증**이다. 디스크 탈출이 더 심해져서 생긴 방사통이다. 그 운동은 반드시 중지하고 한동안 아픈 허리 백년운동 1단계만 지속해야 한다.

우리 몸속에 들어 있는 두 겹의 자연 복대

운동할 때 허리 통증을 어떻게 해석해야 하는지는 잘 알겠고, 이제 **허리 디스크를 위해 어떤 근육이 중요한지** 따져 보자. 우리 몸속에 들어 있는 **두 겹의 자연 복대**에 답이 있다.

　　진료실에서 흔히 받는 질문이 있다. 겉옷을 살짝 들어 올리며 "나 이거 차고 있으면 허리가 짱짱해져서 좋은데 계속 차고 다녀도 되지요?" 하면서 허리에 찬 보조기를 보여 준다. 필자의 대답은 항상 "당장은 도움이 되시겠지만 오래 차지 않는 것이 좋습니다."이다.

보조기가 짱짱하게 허리를 받쳐주는 만큼 허리 근육은 힘을 쓰지 않을 테고 그만큼 근육이 약해진다. 급성 요통이 있을 때는 보조기를 차서 도움을 받을 수 있지만 장기간 사용은 오히려 허리에 해롭다.

"그러지 마시고 우리 몸속에는 그보다 훨씬 잘 맞고 튼튼한 자연 복대가 있는데 그걸 사용해 보시지요."

몸속의 자연 복대란 바로 우리 척추를 잡아 주는 근육이다. 허리 주변에는 근육이 겹겹이 붙어서 허리를 지켜 준다. 자세히 보면 하나가 아니라 두 개의 보조기가 있다.

척추뼈에 가까운 것부터 설명하면 먼저 척추주변근이 있다. 척추뼈의 앞, 뒤, 옆에 붙어서 아래위로 주행하는 근육이다. 그 다음으로는 배 앞쪽에서 '식스팩' 복근을 만들어 주는 복직근도 척추를 잡아 주는 강력한 근육이다. 등 쪽의 척추와 배 쪽의 복직근을 연결해 주는 옆구리 근육인 복사근이 있어서 자연 복대의 심층부를 완성한다. 즉, 복직근, 내,외 복사근, 복횡근, 척추주변근, 요근 등이 자연 복대의 핵심이다 **8.5 참조**. 그러나 **디스크 손상이 심한 경우 1차 자연 복대에 힘을 주는 것만으로도 통증이 지속될 수 있으니 조심해야 한다. 다음 쪽에 나오는 2차 자연 복대를 사용하는 것이 훨씬 더 안전**하다.

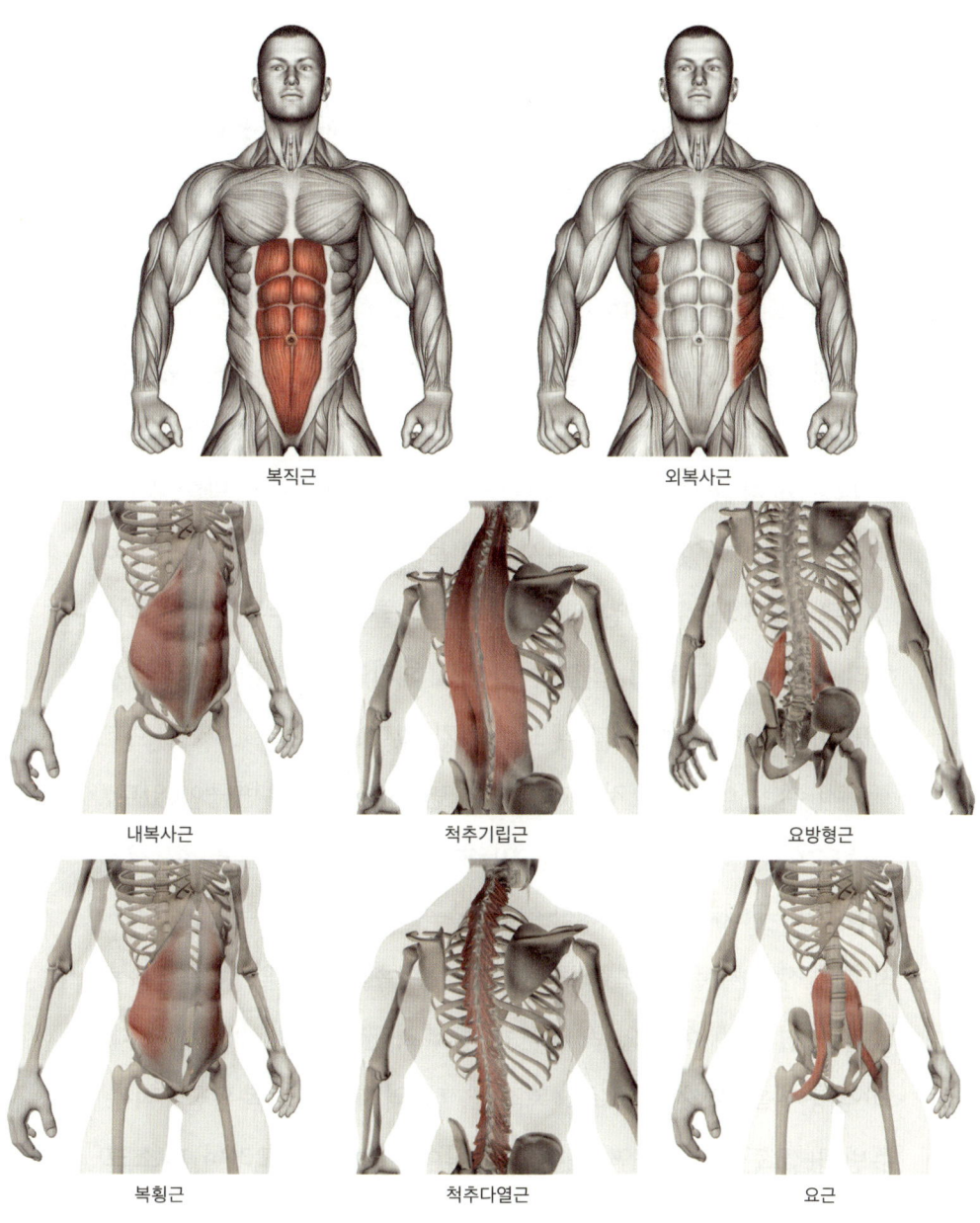

8.5 1차 자연복대를 이루는 코어 근육들. 복직근, 내외 복사근, 복횡근, 척추주변근, 요근 등이 자연 복대의 핵심이다. 그러나 디스크 손상이 심한 경우 1차 자연 복대에 힘을 주는 것 만으로도 통증이 지속될 수 있으니 조심해야 한다.

이들 근육은 웬만큼 허리에 관심이 있는 사람들은 다 알고 있는 것들이다. 자연 복대가 이것뿐이라면 매우 섭섭할 것이다. 이들 근육보다 바깥쪽에 자연 복대가 하나 더 있다는 사실을 아는 사람은 별로 많지 않다. 척추를 전문으로 보는 전문가 중에도 이를 아는 분은 잘 만나지 못했다.

바깥쪽의 2차 자연 복대란 흉요근막(thoracolumbar fascia)이라는 매우 단단한 막을 등의 가운데에 두고 양쪽의 활배근과 대둔근이 단단히 붙어서 만드는 구조물이다 **8.6 참조**. 활배근과 대둔근은 우리 몸의 가장 크고 강한 근육으로 이들이 허리를 보호하는 자연 복대로 작용한다는 사실은 큰 의미를 지닌다.

왜 두 겹의 보조기인가? 자동차 타이어에 펑크가 날 때를 대비하여 예비 타이어를 싣고 다니는데 그런 이유로 두 겹으로 만들어진 것일까? 그렇지 않다. 두 개의 보조기는 허리를 보호하는 같은 목적으로 사용되지만 기능이 다르다. 허리 속 깊은 곳에 있는 **1차 자연 복대**는 허리를 안정된 자세에서 고정하는 역할을 한다. 허리의 골격인 척추뼈, 디스크, 인대 등을 단단히 붙들어서 여러 마디의 척추뼈가 서로 맞물려 허리 전체가 하나의 덩어리로 움직이게 하는 역할을 한다.

바깥쪽에 있는 **2차 자연 복대**는 한덩어리로 움직이는 허리를 바깥쪽에서 감싸고 돌아 그 덩어리를 더욱 단단하게 만들면서도 활배근과 대둔근에서 다리에서 팔로, 팔에서 다리로, 왼쪽에서 오른쪽으로 오른쪽에서 왼쪽으로 폭발적인 힘을 전달하는

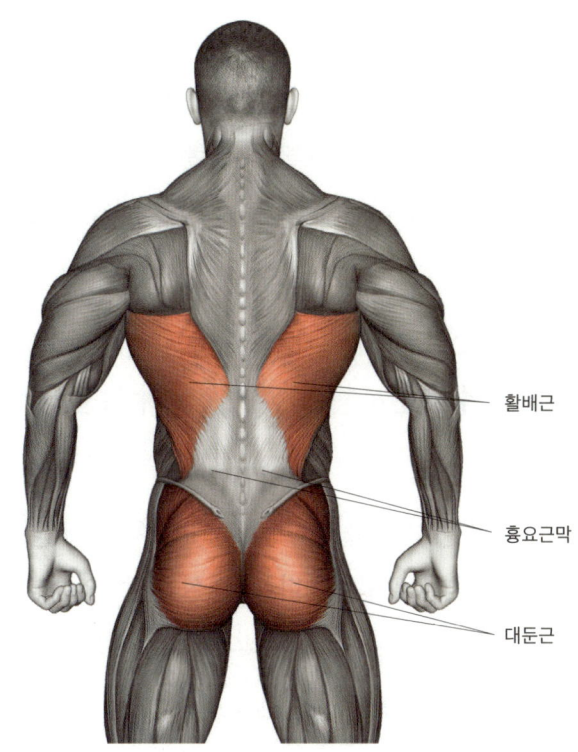

8.6 흉요근막(thoracolumbar fascia)을 등의 가운데에 두고 양쪽의 활배근과 대둔근이 단단히 붙어서 만드는 2차 자연 복대이다.

동적인 **역할을** 하는 것이다.

두 겹의 자연 복대, 얼마나 잘 만들어진 구조인가? 사람 손으로 만든 그 어떤 허리 보조기보다 자기 몸에 잘 맞고 튼튼하다. 인공 보조기처럼 걸리적거리지도 않고 옷맵시를 망가뜨리지도 않으며 의자에 앉았을 때 배기지도 않으니 얼마나 좋은 보조기인가?

사람들 대부분이 자신의 몸 안에 있는 이 허리 보조기의 사용법을 모르고 있을 뿐만 아니라 존재조차 모르고 있다는 것이 안타까울 따름이다. 우리 모두 부모님이 만들어서 우리 허리 속에 넣어두신 몸속의 자연 복대를 얼마나 잘 사용하는가가 관건이다.

허리 보호의 수호천사, 몸속 자연 복대 사용법

척추 주변근과 복근, 복사근 등이 허리를 견고한 상태로 유지하는 데 일차적인 역할을 한다. 그렇지만 정작 허리에 속해 있지는 않지만 허리 건강에 수호천사와 같은 기여를 하는 두 개의 근육이 있다. 바로 활배근과 대둔근이다 **8.6 참조**. 이들 근육은 우리 몸에서 손가락에 꼽힐 정도로 큰 근육으로 대단히 강한 힘을 낼 수 있으며 바깥쪽에 있는 자연 복대의 상하, 좌우에 붙어서 허리를 한덩어리로 잡으면서 우리 몸이 외부 물체에 힘을 주고 받을 수 있게 하는 근육이다. 즉, 허리를 외부로부터 보호해 주는 수호천사 근육이다.

몸짱이 되기 위해 헬스클럽에서 땀을 흘리는 많은 청년들은 대흉근을 키우는 데 집중한다. 수영복을 입고 여성들 앞에 섰을 때 강렬한 인상을 주는 근육이다. 그런데 등 뒤에서 크고 육중하게 보이는 활배근 운동은 소홀히 하는 경향을 보이는데 그런 친구들은 얼핏 보면 힘이 좋아 보이지만 정작 중요한 힘을 쓸 때면 빌빌거리게 되고 나이 들면 허리가 아파 고생할 가능성이 높다.

박찬호 선수가 시속 90마일이 넘는 공을 던질 때 어깨와 팔의 힘만으로 던진다고 생각하는 사람은 아무도 없다. 그의 두꺼운 허벅지에서 나오는 강력한 하체 힘이 허리를 타고 올라와 어깨로 전달되고 그 힘을 모으고 모아 공을 뿌리는 데 사용하므로 그토록 빠른 공을 던질 수 있는 것이다. 즉, 흉요근막과 대둔근, 활배근이 이루는 몸속 허리 보조기는 허리를 튼튼하게 지켜주는 수호천사일 뿐만 아니라 우리가 어떤 목적을 위해 강한 힘을 쓸 때 중추적인 역할을 담당한다.

허리 통증에서 벗어나 허리가 어느 정도의 운동을 감당할 수 있는 상태가 되면 반드시 시작해야 하는 운동이 활배근, 대둔근 운동이다.

강한 허리는 강한 엉덩이로부터

허리를 구부렸다 폈다 하면 디스크 손상이 잘 온다는데 장미란 선수는 그 무거운 역기를 허리를 구부렸다 펴면서 들어올리기를 해도 허리에 손상이 오지 않는 이유가 무엇일까? 대답은 장미란 선수의 강한 엉덩이 근육에 있다.

역도 선수가 허리를 구부렸다 펴면서 역기를 들어올리는

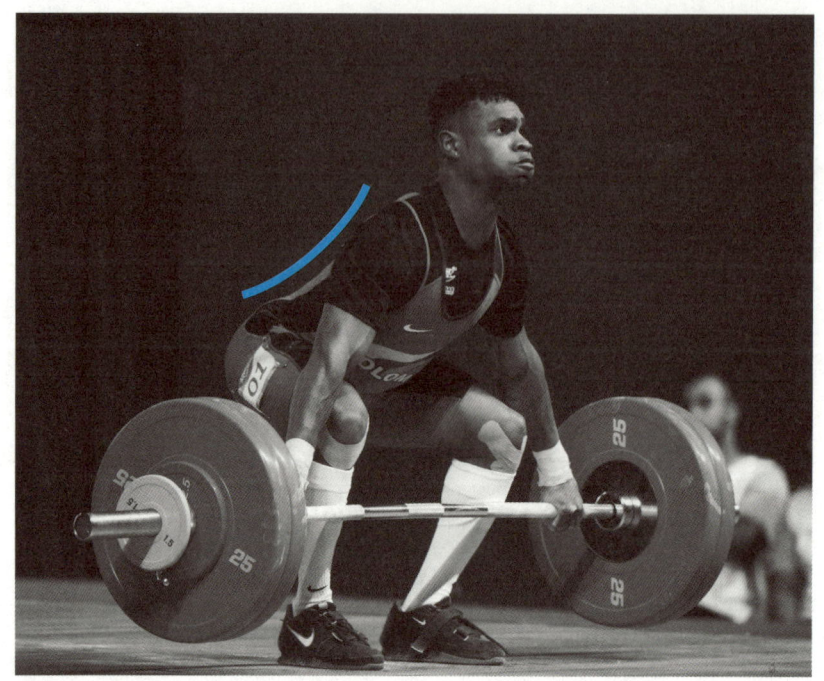

8.7 역도 선수가 역기를 들기 위해 힘을 쓰기 직전의 모습. 최대한의 요추전만 곡선을 만들어 허리가 활처럼 휘어진 것을 볼 수 있다. 허리가 강한 힘을 가장 잘 버텨낼 수 있는 자세이다.

것 같지만 자세히 보면 힘을 쓰기 직전 허리를 요추전만 자세로 만들어 강하게 고정한다 **8.7 참조**. 허리가 신전자세에서 완전히 고정된 다음 엉덩이 근육을 강하게 수축시키고 고관절을 펴면서 역기를 들어올리는 것이다. 즉, 허리 주변 근육은 허리를 견고한 자세로 고정하는 데 사용되고 역기를 드는 강력한 힘은 엉덩이 근육에서 발생되는 것이다.

장미란 선수가 사용하는 역기봉만 들어도 통증이 유발되는 사람은 허리를 쓰는 원칙을 장미란 선수에게 많이 배워야 한다. 지우개 하나를 들어올릴 때라도 허리는 요추전만의 자세로 유지해 움직이지 않게 한 다음 다리, 특히 엉덩관절을 움직여서 허리를 구부렸다 폈다 하는 운동법을 익혀야 한다.

이를 위해서는 두 가지 훈련이 필요한데 하나는 엉덩이 근육의 근력을 키우는 것이고 다른 하나는 어떤 동작을 수행할 때 허리 근육은 허리를 고정하고 엉덩이 근육으로 움직임을 만들어 내는 '운동 조절 기능'을 익혀야 하는 것이다. 엄밀하게 따지면 전자보다 후자가 더 중요하다. 왜냐하면 많은 사람이 자신의 근력을 제대로 사용하지 못하는 경우가 많기 때문이다.

근육의 힘을 키우는 것도 중요하지만 갖고 있는 힘을 어떻게 사용할지, 그 방법을 익히는 것이 더 중요하다. **24시간 요추전만을 유지하는 척추위생을 제대로 지키려면 허리는 요추전만으로 고정하고 엉덩이 근육으로 움직임을 만들어 내는 동작이 필수적이다** 2권 12장 깨알 같은 척추위생 참조.

내 허리에 꼭 맞는 운동 선택하기

운동할 때 허리 통증을 해석하는 방법과 허리 디스크를 위해 중요한 근육을 기준으로 내 허리에 꼭 맞는 운동을 찾아보자.

필자가 2019년 출판한 『백년운동』에 보면 통증의 강도에 따라 허리 아픈 사람이 할 수 있는 운동을 다음과 같이 세 단계로 분류하였다 『백년운동』 20장의 '아픈 허리 백년운동 1~3 단계' 참조.

1단계는 **찢어진 디스크를 다시 붙이는 과정**이다. 신전동작으로 요추전만을 회복하고, 신전자세로 후방 섬유륜에 찢어진 상처를 다시 붙인다. 걷기 운동은 디스크 세포의 활성도를 높여 수핵의 수분 함유를 높이고 섬유륜 상처를 아물게 한다 『백년운동』 6장의 '걷기 운동을 추천하는 진짜 이유!' 참조. **걷기 운동 직후에는 푹신한 침대에 누워 허리 밑에 푹신한 베게를 넣고 쉬는 것이 중요**하다. 걷는 동안 활성화된 세포가 왕성한 활동을 할 시간을 주는 것이 좋기 때문이다. 걷기 운동을 했던 시간만큼은 쉬는 것이 좋고 여유가 있다면 그 시간의 두 배 정도 쉬는 것이 좋다.

2단계는 찢어진 디스크가 어느 정도 붙은 상태이므로 손상을 다시 가하지 않으면서도 우리 몸에 도움이 되는 엉덩이 근육, 활배근, 종아리 근육을 키우는 운동을 하는 단계이다. **엉덩이 근육과 활배근은 흉요근막을 당겨주므로 허리 디스크를 보호하는 기능**을 한다. 자세한 내용은 다음에 소개되는 두 꼭지에 소개한다. 유산소 운동은 걷기 운동을 지속하며 여러 가지 취미 생활로 하는 운동도 가능하다. 골프 라운딩(골프 연습은 금물!), 탁구, 수영 등은 안 아픈 범위에서 해 볼 수 있다. 1단계의 신전자세를 유지해야 하는 것은 당연하다. 24시간 신전자세를 유지하는 것이 가장 바람직하다. 그것이 바로 **척추위생**이다.

3단계는 디스크 상처가 어느 정도 아물어서 상체와 하체의 중요 근육에 대한 근력 강화 운동이 가능한 상태이다. **플랭크, 엉덩이 뒤로 빼는 스쿼트, 턱걸이 등 허리에 약간의 부담이 가해지는 운동도 포함**된다. 이때도 통증시스템에서 나오는 에러 메시지를 주의 깊게 살피면서 운동을 해야 한다는 것은 두말하면 잔소리다. 다음에 나오는 부연 설명을 보라.

아픈 허리 백년운동 할 때 반드시 알아야 할 사항

아픈 허리 백년운동에 3가지 부연 설명을 덧붙인다.

- 통증 점수는 주관적이다. 사람마다 많이 다르므로 절대적인 점수도 중요하지만 운동을 하면서 **좋아지는지, 나빠지는지 그 변화를 잘 따져보는 것이** 중요하다. 앞선 두 꼭지의 글을 자세히 읽어 보기 바란다. **운동을 선택할 때는 운동 중, 운동 직후, 운동 후 그다음 날의 통증 변화에 깊은 주의를 기울이라.**
- 각 단계에 나와 있는 운동은 해당 단계의 허리에 안전할 것이라는 뜻으로 분류하였다. 그런 운동을 하면 **허리가 튼튼해져서 안 아프게 될 것이라는 뜻이 아니다.** 운동으로 좋아지는 허리는 없다. 허리는 자세로 좋아진다. 허리

디스크를 생물학적으로 튼튼하게 하는 운동은 걷기와 달리기가 유일하다 『백년운동』 6장의 '걷기운동을 추천하는 진짜 이유!' 참조. 각 단계의 운동도 너무 많이 하면 디스크 상처가 깊어진다. **운동량을 늘릴 때는 운동 중, 운동 직후, 운동 후 그 다음 날의 통증 변화에 깊은 주의를 기울이라.**

○ 허리 운동에서 선행학습은 금물이다. 디스크가 붙는 데 1년 반이 걸리고 찢는 데는 1.5초 걸린다. **운동의 강도를 높일 때는 운동 중, 운동 직후, 운동 후 그다음 날의 통증 변화에 깊은 주의를 기울이라.**

어떤 운동이 허리에 더 부담이 가는지, 어떤 동작이 허리 부담을 줄여주는지 등에 관한 자세한 내용은 『백년운동』에 상세히 정리되어 있다. **여러 가지 유산소운동, 취미 생활 운동, 근력 강화 운동이 허리에 어떤 영향을 미치고 부담이 어느 정도인지를 자세히 설명**하고 있으므로 허리가 아프지만 운동을 놓고 싶지 않은 분들은 반드시 『백년운동』을 정독할 것을 권한다.

요통과 운동에 관해 한 말씀만 더 드린다. **허리에 좋은 운동, 허리에 나쁜 운동, 그런 것은 없다. '내 허리'에 좋은 운동, '내 허리'에 나쁜 운동이 있을 뿐이다. '내 허리 통증'에 귀를 기울여 찾아야 한다.**

그럼 맥길의 빅3 운동은?

허리 디스크에 후방 섬유륜 손상과 탈출이 있어 디스크성 요통과 방사통을 동시에 겪고 있는 30대 중반의 남성 환자가 있었다. 4년 전부터 허리와 왼쪽 엉덩이가 아파 직장을 쉬고 있을 정도라 경막 외 스테로이드 주사를 한 번 맞고 아픈 것이 좋아졌다가 6주 정도 지나면서 다시 아프다고 한다. 디스크 탈출과 신경뿌리 염증은 자연경과로 좋아지게 되어 있다 1권 2장의 '고모리 박사, 탈출된 디스크는 어디로 갔소?'와 3장의 '더 놀라운 사실, 신경뿌리 염증을 쭉 지켜봤더니' 참조. 따라서 스테로이드 주사를 맞고 시간이 지나면서 다시 통증이 심해지는 것은 **자연경과를 거스르는 나쁜 행동을 했을 개연성이 높다.**

"흠…, 디스크성 요통의 연관통이 잘 낫지 않네요. 이유가 뭘까요? 척추위생은 잘 지키나요?"
"예, 배운 대로 잘하고 있습니다."

이럴 때 "아, 그렇군요." 하면서 두루뭉술하게 넘어가면 안 된다. 분명히 자연경과를 거스르는, 허리 디스크를 다시 찢는 원인이 있을 것이므로 이를 확실히 찾아내야만 해결된다. 심층 취조 단계로 들어간다.

"침대는 어떤 거 쓰세요?"

"매트리스 침대 쓰는데요."

"자동차는요?"

"SUV인데 운전을 많이 하지는 않습니다."

"직장에서 허리 많이 쓰나요?"

"예전에는 방송 장비 많이 다뤘는데 요즘은 주로 지시만 합니다."

"운동은요?"

"운동도 열심히 하지요."

순간 필자의 동공이 커진다.

"무슨 운동요?"

"신전운동과 맥길의 빅3요."

"아하!!!"

'맥길의 빅3'라는 운동은 『백년허리』 1판에서 허리에 좋은 운동으로 소개되는 운동 동작으로 1차 자연 복대, 즉 코어 근육을 강화하는 방법이다. 윗몸일으키기나 누워다리들기보다는 허리의 움직임을 최소화하므로 디스크 손상의 가능성이 낮은 운동이다. 그러나 이 운동도 버티기 힘들 정도로 디스크가 많이 약해진 사람에게는 좋은 운동이 아니라 나쁜 운동이 될 수 있다.

"맥길의 빅3 운동을 하고 나면 약간 아팠을 텐데요?"

"뭐 아픈 것은 아니고 약간 쓰라린 느낌 정도 있었어요."

"그 쓰라린 느낌이 디스크가 살짝 찢어지는 것을 알려주는 에러 메시지였어요. 그런 느낌이 있다면 해당 동작이 해롭다는 뜻입니다. 맥길 운동을 중지하고 '아픈 허리 백년운동 2단계'까지만 하는 게 좋겠어요. 맥길 운동은 허리 디스크가 완전히 아물어서 전혀 아프지 않을 때 하는 것이 좋아요."

갑자기 2000년대 말 필자가 허리에 좋은 운동을 찾기 위해 전 세계 각 나라에서 나오는 허리 운동법을 섭렵하러 다닐 때의 일이 생각난다. 2009년도 시카고에 가서 필자의 장기연수 때 멘토였던 조엘 프레스(Joel Press) 교수를 다시 만났을 때였다. 허리 운동과 관련해 대화하면서 그 당시 필자가 깊은 관심을 갖고 있던 스튜어트 맥길(Stuart McGill) 교수의 운동법을 물어보았더니 "맥길의 접근법도 일리는 있는데 어떤 환자들은 맥길이 추천하는 운동을 하고 나서 훨씬 더 아픈 경우가 있더군."이라고 하는 것이었다. 『백년허리』 초판을 쓸 때는 그 말을 잘 이해하지 못했었는데 이후 많은 환자를 보면서 맥길 운동으로 통증이 심해지거나 유지되는 경우를 드물지 않게 본다. 『백년허리』 초판을 개정해야 할 직접적인 이유 중 하나였다.

운동이 허리에 미치는 영향은 참으로 '상대적'이다.

운동과 허리 디스크의 상대성원리

운동과 허리의 관계에서 허리에 '좋은 운동'과 '나쁜 운동'을 일괄적으로 규정지을 수는 없다. 척추뼈와 물렁뼈가 아주 튼튼하다면 모든 운동이 허리에 좋을 것이고, 심한 손상을 받은 허리라면 모든 운동이 해로울 것이기 때문이다.

허리 디스크에 나쁜 행동을 최소한으로 줄이는 **척추위생을 제대로 지키면 대부분의 경우 6주 내지 3개월 정도에 허리 아픈 증상이 좋아지는 것을 느끼게 된다.** 하나도 아프지 않게 되는 것은 아니지만 척추위생을 지키기 전에 비해서는 조금씩이나마 좋아지고 있음을 느낀다. **만약 3개월이 지났는데도 전혀 좋아지는 현상이 없거나 더 나빠진다면 분명히 원인이 되는 나쁜 행동, 자세, 운동이 있기 마련이다.**

심지어 "걷기 운동만 하는데도 아픈 게 낫지 않아요!" 하는 환자가 있다. 자세히 물어보면 그냥 걷는 것이 아니라 자연 복대에 힘을 주고 걷는 경우가 대부분이다. 『백년허리』 초판에서 '자연 복대 훈련' 혹은 '허리 살림 걷기'라는 이름으로 1차 자연 복대에 힘을 주는 방법을 설명하였다. 그러나 헛기침 하는 정도의 가벼운 복근 수축에도 디스크 압력은 약간 올라가게 되고, 그 작은 디스크 압력도 못 견디는 허리가 있다.

그런 분들을 위해서는 『백년허리』 초판에서 추천했던 '백년허리 만드는 좋은 운동 10'에 가위표와 세모표를 해서 돌려

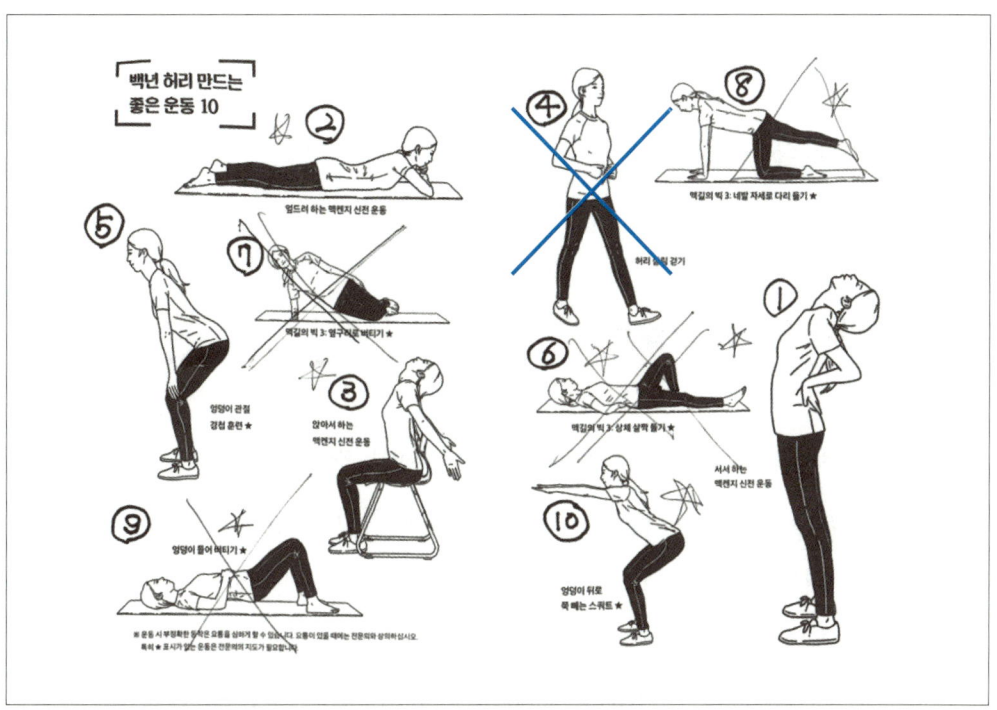

8.8 척추위생을 잘 지키는데도 허리 통증이 좋아지지 않는 환자가 가져온 '백년허리 만드는 좋은 운동 10'에 필자가 표시한 가위표와 세모표. 어떤 동작에 가위표와 세모표가 붙을지는 운동과 허리의 상대적인 관계로 결정된다(본문 참조). 때로는 '허리 살림 걷기(자연 복대로 걷기)'도 중지해야 할 때가 자주 발생한다(파란색 ×표시).

드린다 **8.8 참조**.

　　　지피지기(知彼知己)면 백전백승(百戰百勝)이듯, **각 운동 동작이 허리에 미치는 부담이 어느 정도인지를 정확히 알고(知彼) 내 허리가 그 부담을 견딜 수 있는지를 알면(知己) 허리 디스크에 더는 상처를 만들지 않고 건강한 몸을 만들 수 있다.**

각 운동 동작의 부담에 대해서는 『백년운동』을 참고하고, 내 몸의 강도를 알려면 운동을 하면서 생기는 통증에 귀를 기울이면 된다.

허리가 운동을 만날 때

믿기지 않겠지만 허리 통증을 10년 이상 겪는 분들이 드물지 않다. 물론 자세히 물어보면 10년 내내 똑같을 정도로 아픈 것은 아니다. 더 아프고 덜 아프기는 하나 10년 동안 허리가 나았다는 느낌은 없다. 이런 분들의 **한결같은 공통점은 허리에 나쁜 운동을 계속 하는 것이다.** 정확히 말하면 '허리 치료를 위해 허리에 나쁜 운동을 10년 내내 계속 하는 분들'이다.

이상한 것은 **생계를 위해 허리에 부담이 되는 일을 하면서 10년간 허리 통증으로 고생하는 분은 한 번도 만난 적이 없다.** 운동보다 직업이 훨씬 더 중요하고 피하기 힘든 것임에도 불구하고 일 때문에 생기는 요통으로 그토록 오래 고생하는 경우는 매우 드문 현상이다. 참으로 역설적인 상황이 아닐 수 없다.

아마도 2~3년 허리 통증으로 고생하면 허리에 부담이 적은 다른 업종으로 직업을 바꾸기 때문이리라. 이에 비해 운동의 경우는 아픈 허리를 치료하려고 허리 운동을 하는데 그것 때문에 허리가 더 아프게 되는 악순환의 고리를 10년간 지속하기 때문이다. 어처구니없는 일이 아닐 수 없다. 악순환의 고리가 10년간 지속되는 이유는 크게 다섯 가지로 요약 할 수 있다.

① **나쁜 운동으로 허리 디스크에 상처가 날 때 바로 통증이 생기지 않는다.** 몇 시간이 지나면서 상처 부위에 염증 세포가 몰려와 염증이 생겨야 아픔을 느낀다. 보통 운동 한 그다음 날 아침 통증을 느끼게 된다. 자동차 접촉 사고 직후에는 명함만 받고 집에 왔다가 그다음 날 아침 허리와 목이 뻐근해지는 것과 같은 상황이다.

② **윌리엄스의 운동이 너무나 의료계 내외로 널리 알려지고 무비판적으로 신봉되고 있다.** 윌리엄스 운동의 문제점과 윌리엄스 운동이 어떻게 요통 운동의 대명사가 되었는지에 대해서는 2권 9장의 '굿바이 닥터 윌리엄스—허리 굴곡 스트레칭 창시자!'를 참조하라.

③ **허리 디스크가 치유될 때 생기는 뻣뻣함을 나쁜 것으로 오해하기 때문이다.** 디스크의 상처가 흉터로 변하면서 뻣뻣해지는 것은 요통에서 벗어나기 위해 반드시 지나가야 할 좋은 과정인데 이를 나쁜 것으로 오해하여 허리를 유연하게 만들려고 잘못된 운동을 하기 때문이다.

④ **허리가 약해서 허리가 아프다고 오해를 한다.** 허리 힘이 약해서, 코어 근육이 약해서 허리 통증이 가시지 않는다는 오해이다. 이는 자동차의 트랜스미션이 고장 나서 차

가 잘 나가지 않는데 엔진의 문제로 오해하는 것과 똑같은 잘못이다. 허리 힘, 코어 근육을 키우기 위한 운동이 찢어진 허리 디스크를 더 찢는다. 코어 근육 강화 운동은 디스크가 찢어지기 전에 하거나 디스크가 다 나은 다음에 해야 한다.

⑤ **허리 운동의 진도를 너무 빨리 나간다.** 좋은 허리 운동에 선행학습이란 없다. 선행학습은 아물고 있는 디스크 상처를 덧나게 하여 허리를 망칠 뿐이다. 그런 의미에서 『백년허리』 1판에서 추천한 맥길의 빅3 운동, 엉덩이들기(브리징), 자연 복대 등은 허리가 아픈 사람들이 매우 조심해야 한다. 허리가 완전히 낫고 1~2년이 지날 때까지 아예 하지 않는 것이 좋을 수 있다.

운동으로 낫는 허리는 없다. 허리는 좋은 자세로 낫는다. 몸을 건강하게 하려고 운동을 해야 하고 운동하는 동안 허리를 다치지 않는 것이 중요하다. 필자가 2019년 출판한 『백년운동』의 상당 부분이 이 문제를 다루고 있다.

참, 허리를 낫게 하는 운동이 딱 하나 있다. 허리 디스크에 가벼운 충격을 주는 걷기이다. 이에 관한 자세한 내용은 『**백년운동**』 6장의 '**걷기 운동을 추천하는 진짜 이유!**'를 참조하라.

요점 정리

1 허리 근육은 허리를 보호하는 수호천사이다.

2 그러나 허리 근육 강화 운동을 잘못 하면 디스크를 손상시켜 디스크 탈출증을 유발하거나 더 심하게 만들 수도 있고 오랫동안 잘못된 허리 근력 강화 운동을 하면 디붕에 빠질 수도 있다.

3 허리 근육 강화 운동을 강하게 해서 허리 아픈 것을 낫게 하겠다는 생각은 팔 뼈 부러진 사람이 팔 근육 운동을 해서 골절을 낫게 하겠다는 것과 똑같이 잘못된 생각이다.

4 젊고 튼튼한 허리에는 강한 허리 강화 운동이 허리 건강에 도움이 된다. 허리 근력 강화 운동이 모든 사람에게 나쁜 것은 절대로 아니다.

5 MRI 영상으로 내 허리에 알맞는 운동을 알아낼 수는 없다. 소중한 내 허리 통증에 매달리는 수밖에 없다.

6 허리를 보호하는 두 겹의 자연 복대를 잘 이용하자. 특히 바깥쪽에 있는 2차 자연 복대와 이를 작동하는 엉덩이 근육과 활배근이 중요하다.

7 허리에 좋은 운동, 허리에 나쁜 운동 그런 것은 없다. 내 허리에 좋은 운동 내 허리에 나쁜 운동이 있을 뿐이다. 내 허리 통증에 귀를 기울여 찾아야 한다.

8   백년허리 초판에서 추천했던 맥길의 운동, 브리징, 자연복대도 디스크 상처가 심한 사람에게는 나쁜 운동이 될 수 있다. 내 허리에 맞는 운동을 잘 찾아야만 한다.

9   허리 디스크에 상처가 있는 사람들에게는 친구, 운동 선수, 트레이너, 심지어 척추 전문가가 권하는 허리 운동 중 많은 동작이 손상된 허리에 독이 될 수 있다. 운동이 허리에 미치는 부담이 어느 정도인지 정확히 알고, 내 허리가 그 부담을 견딜 수 있는지 확실히 알아야만 한다.

9장
요추전만은 병(病)인가?

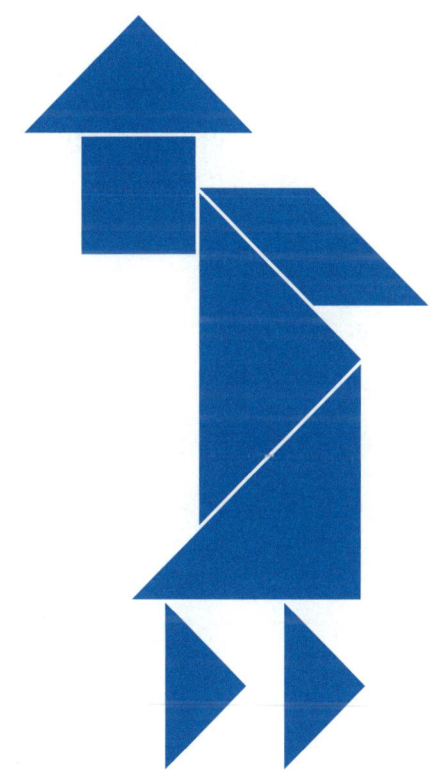

누가 우리 장군님의 허리를 망가뜨렸나?

육군 장군 한 분이 심한 요통 그리고 우측 엉덩이와 허벅지 앞쪽으로 뻗치는 통증으로 진료실을 찾아왔다. 방사통(좌골신경통)의 양상인데 보통의 방사통은 허벅지 뒤로 통증이 뻗쳐 가는 데 비해 허벅지 앞쪽에 통증이 느껴지는 것이 특이하다.

군병원에서 찍은 MRI 에도 특이한 점이 있었다. 대부분은 아래쪽 허리 디스크인 요추 4-5번이나 요추 5번과 천추 1번 사이의 디스크에 퇴행과 손상이 심하다. 가장 많은 압박과 스트레스를 받기 때문이다. 그런데 이 장군은 특이하게도 아래쪽 디스크는 상당히 튼튼하게 잘 유지되어 있는데 위쪽 디스크 즉, 제 2-3 요추 디스크가 심하게 찌그러지고 수핵이 쭈르르 흘러내린 것이다 **9.1 참조**.

"막강 육군의 장군님답게 아래쪽 허리 디스크는 같은 연배의 일반인에 비해 아주 튼튼합니다. 그런데 이상하게 위쪽 디스크가 많이 손상되어 있는데 무슨 특별한 이유라도 있습니까?"

"허리는 젊을 때부터 튼튼하다고 자신하고 있습니다. 허리 디스크가 손상될 만한 일은 없었는데요. 교통사고나 다친 적도 없고요."

"허리는 다른 사람보다 자기 스스로 손상시키는 경우가 훨씬 더 흔합니다. 그럴 만한 일이 없었는지요? 그 원인을 찾기 전에는

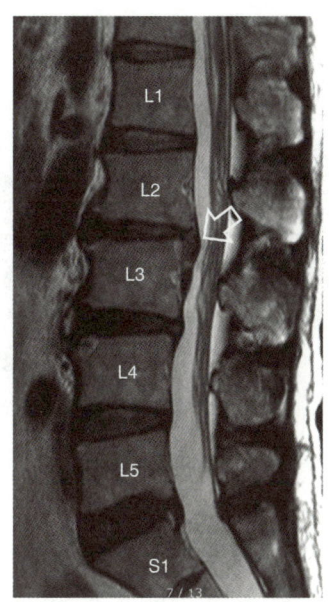

9.1 보통 사람들은 4번 요추(L4)와 5번 요추(L5) 사이 디스크나 5번 요추와 1번 천추(S1) 사이의 디스크가 많이 찌그러들고 탈출증이 생기는 데 비해 MRI 환자의 경우에는 2번 요추(L2)와 3번 요추(L3) 사이 디스크가 심하게 찌그러지고 수핵이 탈출되어 흘러내렸다(화살표).

치료가 되지 않습니다."

"글쎄요. 최근에는 무거운 물건 든 적도, 힘든 일을 한 적도 없어요."

"몸 관리는 어떻게 하시나요? 특별히 하시는 운동은요?"

"아, 체육관에서 운동 열심히 하지요. 허리 스트레칭도 엄청 하는데요."

"허리 스트레칭이요? 혹시 이런 스트레칭 **9.2 참조** 하시나요?"

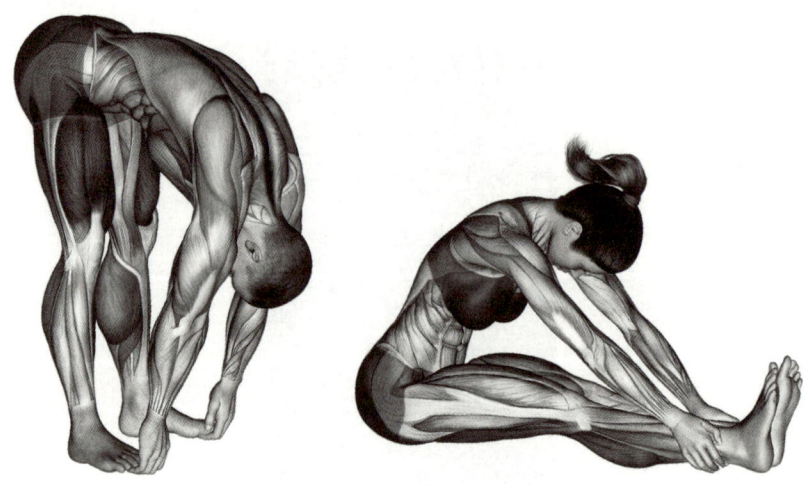

9.2 허리를 앞으로 구부리는 스트레칭. 허리가 아프거나 요통을 예방하기 위해 누구나 따라 하는 '국민 허리 스트레칭'이다. 놀라운 사실은 이 스트레칭이 허리 디스크를 서서히, 조금씩 손상시키는 주범이라는 것이다.

"예, 아주 열심히 합니다."

"바로 그게 원인입니다. 허리를 구부리는 스트레칭을 과도하게 하면 디스크 손상이 유발됩니다. 특히 지금 장군님처럼 위쪽 허리 디스크 손상이 잘 옵니다."

이후 그 장군은 허리 구부리는 스트레칭을 완전히 끊고 척추 주사를 두 차례 맞은 다음 허리에 좋은 운동과 자세를 통해 막강 육군 장군에 걸맞은 허리를 되찾았다. 허리 구부리는 스트레칭은 왜 허리에 나쁠까?

허리를 앞으로 구부리면 수핵이 뒤로 밀려 후방 섬유륜을

찢어 디스크성 요통을 만들고, 수핵을 더 세게 뒤로 밀면 섬유륜을 파열시켜 디스크 탈출이 된다. 따라서 **수핵이 뒤로 밀리는 것이 허리 통증의 근본 원인이다.** 이에 비해 **요추전만을 만들어 허리를 뒤로 젖히면 수핵은 앞으로 밀려 안전한 곳으로 가고 후방 섬유륜은 더 두꺼워진다** 1권 2장의 '신전 동작이 허리 디스크에 미치는 신통한 효과' 참조.

허리를 구부리는 스트레칭은 허리 디스크에 가하는 최악의 운동이다!

디스크 통증의 시간차 전달

허리 아픈 분 중에서 허리를 삐끗한 상황을 기억하는 분은 많지 않다. 언제부터인지 모르게 허리가 아프기 시작했거나 어느날 아침에 일어나니 영문도 모르게 아픈 경우가 대부분이다. 왜 그럴까? 그토록 튼튼한 디스크가 찢어지는 것을 내가 몰랐을 수가 있나? 바로 **디스크 손상이 시간차 공격**을 하기 때문이다.

디스크 손상의 정도가 심하면 바로 통증이 오지만 조금씩 진행되면 바로 아파 오지 않고 염증이 발생될 때까지 시간이 지나야 한다. 예를 들면 무거운 물건을 들다가 허리를 심하게 삐끗하면 그 자리에서 바로 통증이 오고 허리를 못 펴게 되지만 바닥에 떨어진 지우개를 줍기 위해 허리를 구부렸다가 펴면서

약하게 허리를 삔 경우에는 그로부터 몇 시간 후 혹은 그날 밤 자고 그다음 날 아침에 일어났을 때 심한 통증을 느끼게 된다. 디스크에 아주 작은 손상이 생길 경우 그 부분에 염증 반응이 일어나서 통증으로 느낄 때까지 수시간이 걸리기 때문이다.

회사에서 급하게 제출할 보고서가 있어 하루 종일 컴퓨터 작업을 하고 난 그다음 날 아침에 허리가 뻐근한 것도 같은 상황이다. 허리를 구부리고 오래 앉아 있는 동안 수핵이 섬유륜을 살짝 찢었으나 상처가 크지 않아 당장은 몰랐던 것이다. 퇴근해서 잠을 자는 동안 디스크 상처에 염증 반응이 생기면 그제야 통증을 느끼게 되니 그게 그다음 날이 되는 것이다. 가벼운 접촉 사고 후 그날보다 그다음 날 아침에 허리를 잡고 일어나는 것도 같은 이치이다.

이렇게 디스크가 손상돼 통증을 느낄 때까지 시간차가 나는 경우가 흔하기 때문에 많은 사람이 자신의 요통이 왜 생겼는지 알지 못하는 경우가 많다. **요통이 왜 생겼는지 알 수가 없으므로 요통이 있음에도 불구하고 허리를 망가뜨리는 운동과 동작을 지속적으로 하는 어처구니없는 상황을 매우 흔하게 본다.** 허리에 나쁜 스트레칭을 매일 하면서도 나쁜 줄 모르고 아침마다 뻐근한 허리를 부여잡고 일어나는 것이다. 이 책을 쓰는 이유 중 하나는 가능하면 많은 사람이 그런 어처구니없는 상황에 빠지지 않았으면 하는 바람이 있기 때문이다.

디스크 통증은 시간차로 온다는 사실을 잊지 않도록 하자.

허리 구부리는 스트레칭의 4가지 치명적인 유혹

필자는 이 책 지면의 절반 이상을 '요추전만이 얼마나 중요한지'를 설명하는 데 할애하고 있다. 요추전만을 없애는 **허리 구부리는 스트레칭은 허리 디스크에 가하는 최악의 운동**이라고 피를 토해 역설하고 있음에도 허리가 아픈 사람 대부분이 허리 구부리는 스트레칭을 탐닉하며 자신의 허리 디스크를 학대한다.

왜 수많은 요통 환자가 5년 혹은 10년간 허리 통증이 점점 더 심해지는데도 매일매일 허리 구부리는 스트레칭을 반복하는 것일까?

필자의 경험으로는 허리 아픈 사람들이 허리 구부리는 스트레칭을 뿌리칠 수 없는 데는 네 가지 치명적인 유혹이 존재한다.

○ **허리 구부리는 스트레칭을 하면 시원한 느낌이 든다.** 허리를 구부리면 요추전만을 유지하기 위해 힘을 쓰던 근육에 힘이 빠지면서 근육 스트레칭이 되므로 시원한 느낌이 드는 것이다. 그런데 **구부리는 스트레칭으로 근육에서 느끼는 시원한 느낌은 20분 정도 지속[8]되지만 구부리면서 찢어진 후방 섬유륜의 상처로 느끼는 통증은 몇 시간 지속된다.** 구부리는 스트레칭을 할 때는 허리가 시원한데, 그다음 날 아침 허리에 쓰라린 통증을 느끼게 되는 것이다. 문제는 아침에 쓰라린 허리를 부여 잡고 세면

대로 가면서도 왜 허리가 아픈지 알 도리가 없는 것이다. **허리 구부리는 스트레칭은 배고파 우는 아이에게 솜사탕만 먹이는 것과 똑같다.**

○ 근육이 뭉쳐서 허리가 아프다고 믿는다. 허리가 아픈 것은 디스크가 다쳐서 아픈 것이다. 다친 디스크를 잘 보호하려고 근육이 뭉치는 것인데 **1.2 참조** 원인과 결과를 거꾸로 알아서 근육 뭉친 것을 요통의 원인으로 보고 근육을 풀어야 겠다는 강한 유혹을 받는 것이다. 『백년운동』 8장의 '이상근 증후군에 판돈을 건 재활의학과 교수' 편 참조

○ **상처난 디스크가 아물때 허리가 뻣뻣해지는 현상에 겁을 낸다.** 허리 디스크 탈출증으로 고생하다가 방사통이 좋아지면서 찢어진 섬유륜이 붙을 때 전형적으로 겪는 현상이 허리가 뻐근하고 뻣뻣해지는 것이다. 피부에 난 상처가 아물면서 뻣뻣하고 두꺼운 흉터로 변하는 것과 마찬가지로 **찢어졌던 후방 섬유륜의 상처가 흉터로 변하면서 허리가 뻣뻣해 잘 구부러지지 않는 것이다. 디스크가 아물고 있다는 참으로 반가운 현상**이다. 그런데 이것을 나쁜 것으로 오해하는 경우가 많다. '그렇게 허리가 아프더니 이제 완전히 굳어버리네. 평생 허리를 못 구부리면 어떻게 하나?' 하는 걱정에 허리 구부리는 스트레칭을 계속 하는 것이다. 보통 3~6개월 지나면 피부의 흉터가 부드러워지듯 허리 뻣뻣함도 좋아진다. 6개월이 지

나도 계속 뻣뻣한 사람들은 디스크 상처가 아물어 가는 중에 자꾸 다시 찢기 때문이다.

○ **유연한 허리가 건강한 허리라고 생각한다.** 허리가 유연한 것이 건강을 상징하는 것은 디스크에 상처와 흉터가 없는 소년, 소녀, 젊은이들에게 해당한다. 크고 작은 인생의 무게를 짊어지고 살아가며 디스크에 상처와 흉터로 얼룩진 중년 이상의 사람들에게는 **뻣뻣한 허리가 중요한 방어기전**이다. 디스크가 상할 정도로 허리를 너무 많이 움직이는 것을 막아주는 고마운 현상이다. 선천적으로 남들보다 아주 튼튼한 디스크를 타고 난 사람 **6.1 참조**이 아니라면 나이가 들어 허리가 잘 구부러지는 것은 유연한 것이 아니라 불안정한 것이다.[9]

필자와 친한 고등학교 동기가 캐나다로 해외 파견을 가게 되었다. 출국 직전 허리가 뻐근하다며 외부 병원에서 찍은 MRI를 들고 연구실로 찾아왔다. 디스크 내부에 작은 상처가 보이는 디스크성 요통이라 **허리 구부리는 것을 피하는 척추위생에 관해 자세히 설명**했다. 출국 후 몇 달 만에 SNS 문자가 왔다. 허리가 더 아프고, 걷는 동안 다리가 땅긴다는 전갈이었다.

"후방 섬유륜이 좀 찢어져 있었는데 그것이 탈출로 진행한 것 같구먼, 캐나다 정착하느라 무거운 걸 많이 들었나 보네?"

"아니, 이사업체에서 다 해 줬는데….”

"그럼, 부임 초반부터 업무량이 너무 많은 것 아닌가? 컴퓨터 앞에 너무 오래 앉는다거나….”

"업무야 한국에 있을 때가 훨씬 더 빡셌지, 지금은 많이 나은 편이야.”

"흠…, 혹시 허리 구부리는 스트레칭 좀 한 건 아닌가?”

"맞아, 주변에서 허리 굽히는 스트레칭 권해서 좀 했지, 스트레칭 하니 시원하던데?”

아마도 새로운 간부가 한국에서 부임하니 현지에 있던 직원 중 과잉 친절을 베푸느라 허리 구부리는 스트레칭을 가르쳤나 보다. 허리가 금방 나을 거라고 하면서…. 친한 친구인 필자의 권고에 반대되는 훈수를 받고 이 친구가 어떤 말을 했을지 눈에 선하다.

"아, 『백년허리』라는 책을 쓴 내 친구가 허리 구부리는 스트레칭이 해롭다고는 했는데… 뭐 그 친구가 뭘 그리 잘 알겠어요? 허리 구부리는 스트레칭을 해 보니 시원하고 좋네요. 한 100번만 더 해 볼게요!”

그 친구의 SNS 계정은 아직도 차단 목록에 들어 있다.

허리 구부리는 스트레칭 권하는 사회

필자의 고등학교 동기는 요추전만의 중요성과 관련해 저자 직강 개인 교습을 받았음에도 불구하고 주변 사람의 한마디에 여지없이 허물어져 버린 것이다. 허리 구부리는 스트레칭의 유혹이 얼마나 강한지를 다시 한 번 깨닫는다.

허리 아픈 사람들이 본능적으로 갖는 스트레칭의 유혹에 마른 장작에 휘발유를 끼얹듯, 구부리는 스트레칭을 강력히 추천하는 전문가가 우리 사회에 널리 널리 퍼져 있는 것이 더 큰 문제이다. 아마도 전 인류의 80%가 겪는 요통을 더 깊고, 길게 가도록 하는 것이 허리 구부리는 스트레칭을 권하는 전문가들 탓이라 생각된다.

10년 동안 낫지 않는 허리 통증과 7년 동안 지속되는 목 통증에 시달리는 60대 초반의 여성이 진료실을 찾았다. 이유 없이 통증이 심하다, 덜하다 해서 친구들과 약속을 잡기도 어렵다고 한다. 외부 병원에서 경막외 스테로이드 주사도 맞아봤지만 지난 10년 동안 한 번도 허리가 아프지 않은 적이 없다고 한다. 특이한 것은 뉴욕에 있는 유명 대학병원에서 운동을 배워 지난 10년간 매일 하고 있다고 했다. 매일 따라 하기 위해 26개 운동 동작을 손으로 그린 종이를 꺼내 보여 주었다. 3페이지의 운동 동작 그림 9.3 참조을 본 순간 필자는 눈을 의심하였다. **26개 운동 동작 중 절반이 허리를 구부려 요추전만을 없애고 수핵을 뒤로**

밀어 후방 섬유륜을 찢는 운동이었다. 허리에 나쁜 동작을 하나씩 표시해 주며 절대 금지토록 하였다. 다음은 나쁜 운동을 중단한 이후 상태를 환자가 진료실에서 기술한 의무기록지 내용을 그대로 옮긴 것이다.

- ○ **초진 후 2개월**: 통증 비슷합니다. 큰 차도가 없습니다.
- ○ **초진 후 4개월**: 허리 통증과 다리 저린 느낌은 조금 호전되었습니다. 지난 달에 골프 라운딩 2회 했는데 아주 힘들지는 않았습니다.
- ○ **초진 후 8개월**: 거의 안 아프다가 한 달에 한 번꼴로 통증 점수 4점 정도로 아픕니다. 2~3일 지나면 좋아집니다. 손주들 돌보고 나서는 통증 점수 6점 정도로 한 달 동안 아프다 좋아졌습니다.
- ○ **초진 후 1년 2개월**: 요즘 거의 아프지 않아 진통제를 먹은 적이 없습니다. 무리할 때 말고는 통증이 전혀 없습니다.

허리에 나쁜 운동만 중지했을 뿐인데 10년 동안 아프던 허리가 1년 2개월 만에 안 아프게 된 것이다. 참으로 놀랍지 않은가? 5년, 10년간 계속 허리 아픈 사람은 나쁜 운동을 하지는 않는지 다시 한 번 살펴봐야 한다는 뜻이다.

    9.3의 26개 동작 중 어떤 동작이 즉시 중단을 요하는 나쁜

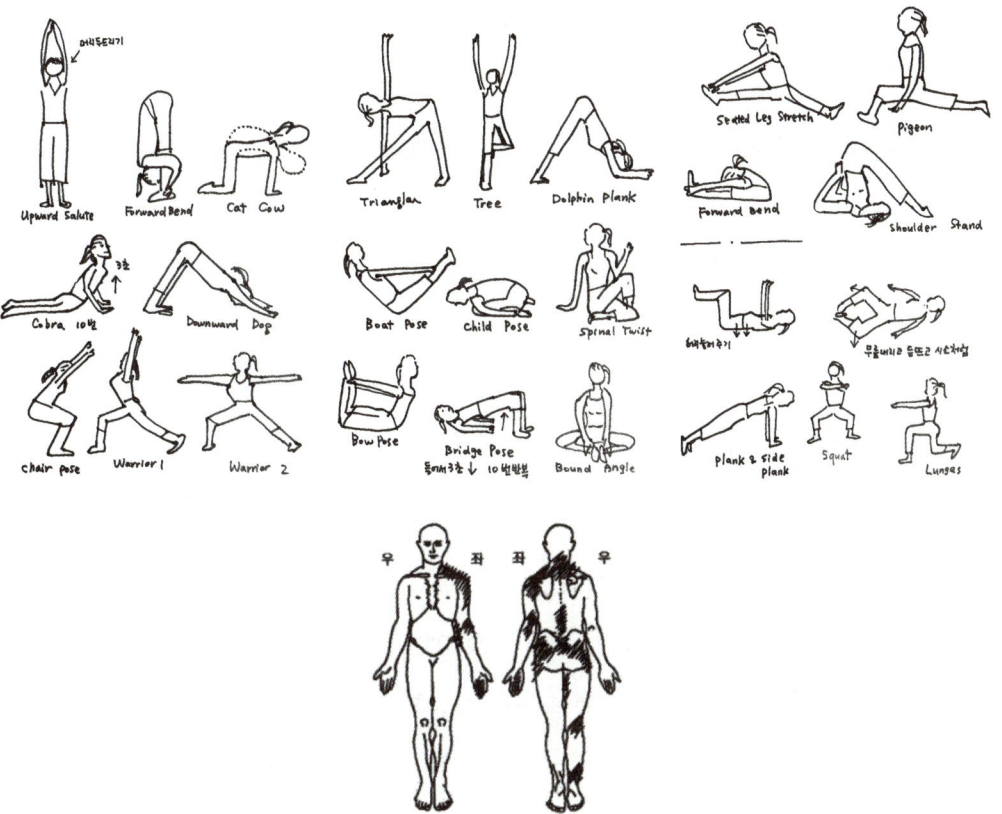

9.3 허리 통증을 치유하기 위해 뉴욕의 유명 대학병원에서 배운 26가지 운동 동작. 10년간 매일 따라 하면서 하루도 허리가 아프지 않은 날이 없었다고 한다. 아래쪽 작은 그림은 첫 진료 당시 통증이 있는 부위를 손으로 그린 것이다.

동작일까? 독자 퀴즈이다. 정답은 필자의 유튜브 채널 정선근 TV를 통해 공개할 예정이다.

도대체 뉴욕의 유명 대학병원에서는 왜 아픈 허리를 더 아프게 하는 운동을 가르쳤을까? 많은 척추 전문가가 요추전만이 허리를 더 아프게 하는 나쁜 병(病)이라고 믿기 때문이다. 나쁜 요추전만을 없애야 한다고 생각하기 때문인 것이다. 우리가 생각하는 것보다 훨씬 더 깊고 깊은 오해가 허리 구부리는 스트레칭에 깊이 깊이 박혀 있다. 왜 그런 잘못된 오해가 온 세상을 뒤덮고 있는지 하나씩 살펴보자.

요추전만은 병이다?

많은 전문가가 요추전만을 병이라고, 나쁜 것이라고 생각하는 이유는 '전만'의 영어 이름이 lordosis이기 때문이다. 영어 접미사 '-osis'는 원래 '어떤 상태'를 뜻하는 말이었으나 '병적 상태'라는 뜻으로 주로 사용된다. 예를 들면 신경증을 neurosis, 결핵을 tuberculosis 라고 하니 lordosis도 당연히 병으로 받아들이게 된다. 그렇다면 사람이 기립자세를 취하면 허리에 자연스럽게 생기는 요추전만 곡선을 누가 lordosis라고 이름을 붙였을까?

기원전 400년대 살았던 의학의 아버지 히포크라테스(Hippocrates of Kos, 기원전 460~370년)가 ithiscolios라는 용어를 사용해 '정상 척추는 앞에서 보면 직선이지만 옆에서 보면 정상적으로 휘어지는 곡선을 가진다'라고 기술했다. **요추전만은 정상이라고 판단**했던 것이다. 이에 비해 500년 후의 인물인

클라우디우스 갈레누스(Claudius Galenus, 서기 129~200년)는 척추의 변형을 기술하면서 척추가 뒤로 휘어지면 kyphosis, 앞으로 휘어지면 lordosis, 옆으로 휘어지면 scoliosis라고 이름을 붙인 것으로 기록되어 있다.[10]

검투사들을 잘 치료하여 명성을 얻어 로마 황제의 주치의가 되었던 갈레누스는 당대의 명의였을 뿐만 아니라 동물 해부를 해부학, 생리학을 크게 발전시킨 역사적인 의학자였다. 그런 대가가 **허리에 있는 자연적인 곡선을 질병으로 보고 lordosis라고 이름을 붙였으니 후학도 다 그렇게 받아들인 것이다. 갈레누스가 히포크라테스의 책을 좀 더 찬찬히 읽어 보았더라면' 하는 아쉬움이 남는 대목**이다.

다행스럽게도 필자가 요추전만에 대해 배울 때는 병이라는 뜻의 '—증(症)'을 붙여 전만증(前彎症)이라고 하지 않고 그냥 '전만'이라고 배웠다. 그 당시 한국말로 번역하신 분이 누구였는지 모르지만 요추전만이 정상적인 곡선임을 정확히 알고 계셨던 것이 분명하다. 그런데 현행 의학용어집에는 '요추전만증'이라고 번역되어 있어 깜짝 놀랐다. 자세히 따져 보니, 1992년 발간된 의학용어 제3집에는 '요추전만'으로 번역되었던 lumbar lordosis가 2001년 제4집이 발간되면서 '요추전만증'으로 바뀐 것이다. 외국어 의학 용어를 번역함에 있어서 원어에 충실해야 할 것인지 과학적 의미에 집중해야 할 것인지 깊은 고민이 필요한 상황이다.

안타깝게도 **요추전만을 병(-osis)**이라고 불러 이토록 큰 혼란과 불편을 초래한 것은 그리스의 대 의학자 갈레누스가 선행 문헌을 제대로 검토하지 않았기 때문이었다. 전 인류의 80%가 요통을 겪는다고 하는데 요추전만이 병이 아니라는 것만 널리 알려져도 40%의 요통환자는 생기지 않을 것이라 확신한다.

요통은 직립보행의 저주, 네발짐승 허리 아픈 거 봤나?

대 의학자 갈레누스가 요추전만 곡선을 병(病)이라고 잘못 명명했던 데에 현대의 전문가들이 좀 더 살을 붙인 오해가 있다. 바로 **요통과 두 발로 걷는 직립보행에 관한 오해**이다. '인간이 두 발로 서서 걷기 때문에 허리가 아픈 것이다. 네 발로 걷는 개나 소가 허리 아픈 것 봤나?'라는 말이다. 이런 말 들어본 적 많을 것이다.

요통이 직립보행의 저주라는 오해는 그 뿌리가 참으로 깊어서 필자도 그 말을 굳게 믿었던 적이 있다. 미국 정형외과학회 회장을 지낸 아우구스토 사미엔토(Augusto Sarmiento) 박사가 일본 정형외과학회에서 강연한 내용[11] 중에 "허리 통증, 두발로 걷는 호모사피엔스에 대한 저주"라는 글귀가 있다. 필자는 이 논문을 2000년대 중반쯤 읽고 사미엔토 박사의 깊은 통찰에 감명을 받아 그 후로 허리 통증에 관한 글을 쓸 때마다 자주 인용하여, 한동안 짭짤한 재미를 보았다.

그러던 어느 날 "요통은 직립보행의 저주이다. 네발짐승은 디스크 병이 없다."라는 말에 의심을 가지게 된 사건이 있었다. 2012년 런던의 테이트모던미술관에서 유명한 영국 예술가 데미안 허스트의 전시를 보았는데 상어, 소, 얼룩말 등의 사체를 토막 내거나 절반으로 잘라 투명 아크릴 박스에 넣은 기괴한 예술 작품이었다. 그런데 어미와 새끼 젖소의 사체를 정중앙에서 반으로 나눠 전시한 작품을 보고 깜짝 놀랐다. 송아지의 척추 디스크는 아주 말짱했는데 어미소의 디스크는 찌그러지고 탈출되어 있었던 것이다. '아니, 저렇게 디스크가 찢어지는데 안 아팠을까?' 하는 생각을 하면서 네발짐승은 디스크 병이 없다는 말에 의심을 갖기 시작했다.

당시 의학검색 엔진에 '개(canine)', '디스크 탈출증(intervertebral disc herniation)'이라는 키워드를 넣고 검색해 봤더니 놀랍게도 500편이 넘는 논문이 검색되었다. 내친 김에 개가 허리 통증, 좌골신경통으로 얼마나 고생하는지 그 통계를 알아내기 위해 많은 논문을 열어보았더니 **20% 정도의 개가 디스크 탈출을 겪는다**는 자료[12]가 있었다. 그런데 아쉽게도 개의 허리 통증이나 좌골신경통에 관한 내용은 거의 없어 인간과 비교할 수는 없었다. 이상하리만치 통증과 관련한 내용은 없고 디스크 탈출로 다리 근육이 마비되는 상태만 기록되어 있었다. '이상하다. 개는 디스크가 탈출되어도 아프지 않나? 근육으로 가는 운동 신경 마비만 오는 건가?' 하는 생각을 하고 있던 어느 날 진료실에 동물의 MRI를 판독하는 수의사 한 분이 오셨다.

"개도 허리 디스크 탈출이 많다고 하던데요, 그게 사실입니까?"
"많다 마다요. 개 MRI 영상을 판독하는 것이 제가 하는 일인데요. 개들은 허리 디스크가 엄청 심하게 터져 있어요."

그 말을 들으니 정신이 번쩍 들었다. 허리 디스크가 조금 탈출되어 방사통을 느낄 때 MRI를 찍을 수 있는 개가 몇 마리나 될까? 개가 허리 조금 아프다고 MRI를 막 찍어주는 개 주인이 얼마나 될까? 허리 아프고 다리 저린 것을 알아주기나 할까? 탈출이 아주 심해져서 다리를 질질 끌어야 동물병원에 데려가니 개 허리 디스크 탈출은 엄청나게 심한 것만 관찰되는 것이다. **개나 소 같은 네발짐승은 허리가 안 아픈 것이 아니라 아픈 것을 표현하지 못하는 것뿐**이다!

세계적인 베스트셀러 유발 노아 하라리(Yuval Noah Harari) 교수의 『사피엔스』[13]에도 비슷한 내용이 나온다. '직립보행은 단점이 있다. …… 인간은 높은 시점(視點)과 생산적인 손을 갖는 대신 요통과 목통증이라는 대가를 치렀다.'

허리가 아파도 표현을 못하는 것도 서러운데 '네발짐승은 허리가 안 아픈 법이야!'라고 단정 짓는 오만한 인간들을 보면서 개나 소는 얼마나 답답할까? 그 후로 개나 소를 볼 때마다 "나도 허리 아프당개.", "난들 안 아프겠소."라고 하는 것 같아

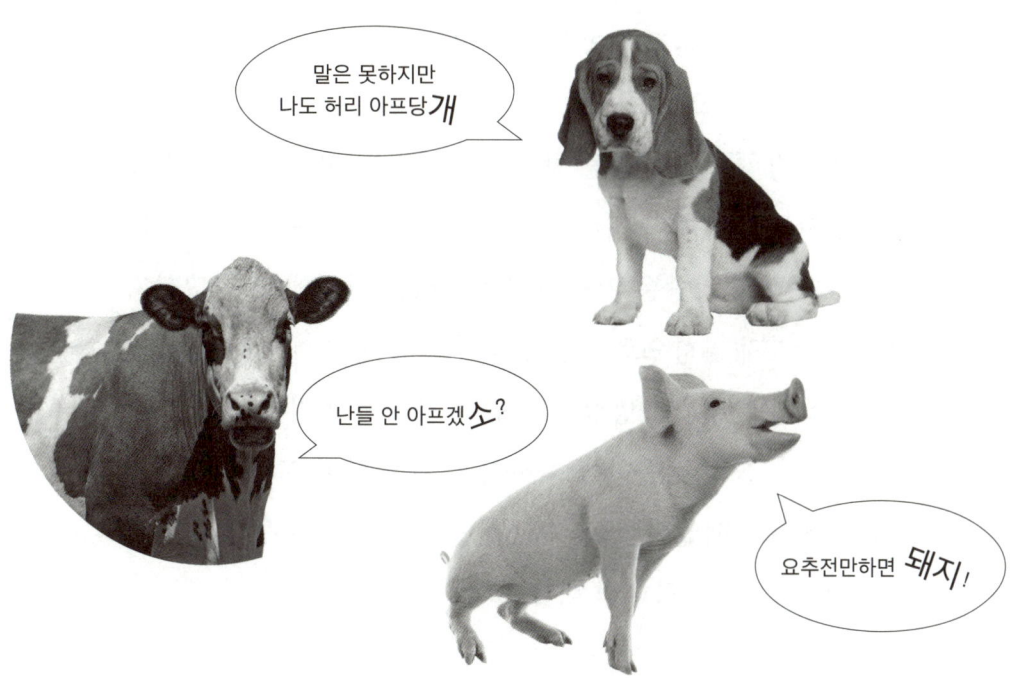

9.4 "네발로 걷는 짐승에게는 허리 통증이 없다."라는 말은 틀린 말이다. 허리가 안 아픈 것이 아니라 아픈 것을 표현하지 못할 뿐이다.

마음이 더 아프다 ^{9.4 참조}.

그런데 요통은 직립보행의 저주라는 오해가 요추전만과 무슨 상관인가? '**직립보행을 하면서 요추전만이 생기므로 직립보행의 저주인 요통은 요추전만 때문이다.**'라는 잘못된 논리가 오랫동안 의학계를 지배했던 것이다. 『백년허리』 1권 2장의 '요추전만과 허리 디스크의 상부상조(相扶相助)'에서 설명했듯이 **요추전만은 직립보행을 위해 만들어진, 직립자세 중 허리 디스크**

를 보호하기 위한 최고의 방어기전**이다.

척추의 종축으로 중력을 받는 인간뿐만 아니라 척추의 종축에 수직 방향으로 중력을 받는 네발짐승도 허리 디스크로 고생한다. 지구의 중력이 허리 통증의 가장 중요한 원인이 아니라는 것이다. 허리 통증은 지구의 중력이라는 환경에서, 먹고살기 위해 여러 가지 방향으로 몸을 움직이는 과정 중에 근육이 척추뼈와 디스크에 다양한 방향으로 힘을 가하며 생기는 디스크 손상 때문이다. 그 **손상을 최소화하기 위해 인간이 진화 과정에서 얻어낸 척추의 배열이 바로 요추전만**이다. **척추위생의 시작이 요추전만이라는 또 하나의 이유**이다.

척추관협착증은 디스크병과 반대야! 요추전만을 없애야 해!

척추 전문가들은 한결같이 척추관협착증이 있으면 허리를 펴서 요추전만을 만들면 안 되고 허리를 앞으로 구부려야 한다고 설명한다. 그 이유가 무엇일까? 허리를 구부리면 척추관의 넓이가 늘어나기 때문에 협착증의 증상이 조금 완화되기 때문이다. 척추관협착증의 대표적인 증상은 '간헐적 파행'으로 걷기 시작할 때는 증상이 없다가 걷는 시간이 늘어나면 점점 더 불편해지는 것을 뜻한다. 간헐적 파행이 오는 이유는 척추관협착이 있는 부분의 디스크가 퇴행되면서 기계적으로 약해져 있어서 걷는 동안 점점 더 찌그러들기 때문이다. 이때 허리를 구부리면 찌그러들었던 디스크가 약간 펴지고, 척추관이 조금 넓어져서 잠시 증상이 좋아지는 것을 볼 수 있다. 그래서 많은 척추 전문가가 척추관협착증 환자는 허리를 펴면 안 되고 구부려야 한다고 주장하는 것이다.

그러나 척추관협착증이 있으면 허리를 구부려야 한다는 주장에는 치명적인 오해가 있다. 그것은 바로 **척추관이 좁아져서 통증, 이상 감각, 근력 약화 등의 증상이 생긴다는 오해**이다. 아래 세 가지 중요한 사실을 찬찬히 살펴보자.

○ 보통 사람 중 50세 이상은 64%, 60대의 80%, 70대의 83%, 80세 이상은 93%에서 척추관이 중등도 이상으로 좁아져 있다. 척추관이 중등도 이상 좁아진 사람의 17.5%에서만 협착증상을 겪고 나머지 82.5%는 척추관이 심하게 좁아져 있어도 전혀 아프지 않은 상태로 살아간다[14] **1권 5장의 '척추관이 이토록 좁아졌는데 저절로 좋아질 거라고? 못 믿겠는데…' 참조**. 척추관이 심하게 좁아진 사람 10명 중 한두 명만 증상을 느낀다는 것이다.

○ 척추관협착증의 증상: 허리 통증, 방사통(좌골신경통), 감각 이상, 근력 약화는 척추관이 좁아지기 시작하면서 바로 생기는 것이 아니라 10년 이상 척추관이 좁아져 있는 상태에서 갑자기 생긴다.

○ 척추관협착증으로 고생하다가 자연경과 혹은 척추위생만으로 증상이 완전히 없어지는 경우를 많이 본다. 좁아진 척추관을 넓혀주지 않아도 저절로 좋아지는 경우가 대부분이다.

이상의 사실을 종합하면 **척추관이 좁아진 것 자체가 허리 통증, 방사통(좌골신경통), 감각 이상, 근력 약화를 일으키는 것**은 아니라는 것을 알 수 있다. 척추관이 좁아진 사람이 뭔가 새로운 손상을 받으면서 증상이 발생하고, 이미 오래전부터 퇴행이 심한 디스크의 척추관이 좁아져 있기 때문에 **걷다 보면 그 증상이 점점 더 심해지는 간헐적 파행을 보이게 되는 것이다.** 즉, 걷다 보면 통증이 더 심해지는 특징적인 양상, 즉 간헐적 파행은 척추관의 협착 때문이지만 애초에 허리가 아프고, 다리가 땅기고, 발바닥에 빈대떡이 붙고, 엉덩이에 불이 나는 이상 감각, 걷다 보면 다리 힘이 빠지는 현상 등은 10년 이상 유지된 척추관 협착 때문이 아니라 협착과 퇴행이 있는 척추에 새로운 상처가 생겼기 때문이다.

새로운 상처의 대부분은 디스크에 생기므로 다친 디스크를 다시 아물게 하는 것이 가장 중요하다. **젊은 청년의 허리나 협착이 심한 고령자의 허리나 다친 디스크를 아물게 하는 것은 요추전만**이다. 젊은 청년이 손가락이 칼에 베이면 일회용 반창고를 붙여 주는데 고령자의 주름진 손가락이 칼에 베이면 "주름진 피부는 반창고 붙이지 말고 상처를 자꾸 벌려야 나아요."라고 말하면 "예끼, 이노옴!!" 하며 혼을 내야 하지 않을까?

전방전위증에는 요추전만이 해롭다?

어느 날 전방전위증으로 63세 여성이 진료실을 찾았다. 2년 전부터 허리와 오른쪽 허벅지 바깥쪽이 저리고 욱신거리면서 아프고 바닥에 앉으면 오른쪽 엉덩이가 뻐근해진다고 했다. 외부 병원의 영상을 보니 4번 요추가 5번 요추보다 앞으로 밀려난 전방전위증이 있는 상태였다 **9.5 참조**.

"통증 점수가 3점을 넘지 않으니 약이나 주사 치료는 필요 없어 보입니다. 요추전만을 24시간 유지하는 척추위생을 잘 지키시면 좋아질 것입니다."

"아니, 그게 아니라. 나는 전방전위증이 있어서 신전동작이나 요추전만을 하면 안 돼요. 요추전만을 없애는 운동을 2년째 하고 있어요. 누워서 허리로 방바닥을 미는 운동이요."

"흠… 큰 오해를 하고 계시군요. 여기 외부 병원에서 가져온 엑스레이를 보세요. 허리를 구부려 요추전만을 없애면 전방전위가 더 심해지고 허리를 뒤로 젖혀 요추전만이 생기면 앞으로 밀렸던 4번 허리뼈가 뒤로 돌아오면서 전방전위가 줄어들지요."

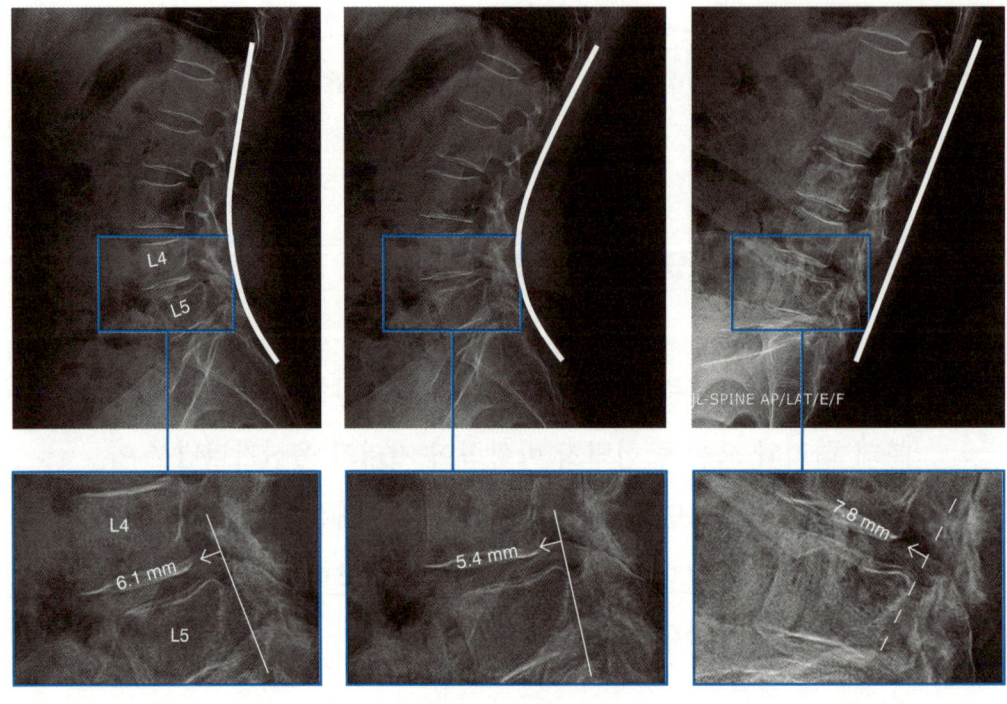

중립 — 똑바로 선 자세   신전 — 뒤로 젖힌 자세   굴곡 — 앞으로 구부린 자세

9.5 요추전만이 전방전위에 해롭다는 논리로 신전운동은 하지 않고, 요추전만을 없애기 위해 누워 허리를 방바닥에 붙이는 운동을 지난 2년간 지속했던 60대 초반의 여성이 서서 중립(왼쪽), 신전(가운데), 굴곡(오른쪽) 자세로 찍은 엑스선 영상이다. 중립 상태로 가만히 서 있는 자세에 비해 허리를 신전해 요추전만(흰색 곡선)이 더 커지면 전방전위가 6.1 mm에서 5.4 mm로 줄어드는 것이 보인다. 이에 비해 허리를 구부려 요추전만을 없애고 척추뼈가 1자로 되니 전방전위가 5.4 mm에서 7.8 mm로 더 심해지는 양상을 보인다.

"아, 그러네요!"

"전방전위는 디스크의 퇴행이 심해지면서 척추와 척추 사이의 움직임이 늘어나 불안정해진 상태입니다. 이때도 요추전만을 유지해 퇴행되고 찢어진 디스크가 잘 아물도록 하는 것이 중요합니다. 방바닥 그만 누르세요."

누워 허리로 방바닥 누르기를 멈춘 60대 초반의 여성은 10개월 후 통증이 많이 호전되었고 곧 졸업할 예정이다. 이제는 병원에 올 필요도 없는 상태가 된 것이다.

전방전위증 환자는 "요추전만이 나쁘다.", "맥켄지 신전동작을 하면 안 된다.", "배를 내밀면 안 된다."라는 설명을 듣는 경우가 많다. 역시 전문가의 오해 때문이다.

천골경사와 요추전만 그리고 전방전위증

사람이 서 있을 때 천골 위에 놓인 5번 요추는 앞으로, 아래로 미끄러지려는 힘을 받는다. 중력이 작용하고 천골의 지붕이 미끄럼틀처럼 기울어져 있기 때문이다 **9.6 참조**. 천골의 미끄럼틀을 천골경사(sacral slope)라 하고 천골경사가 가파르면 가파를수록 전방전위가 일어나는 힘이 크게 작용한다.[15] 또 천골경사가 크면 클수록 요추전만 각도가 더 커지게 된다. 사람마다 요추전만 각도가 30~80도[16]로 개인차가 무척 심한데 천골경사가 이에 기여하는 바가 크다. 즉, **요추전만은 천골경사의 원인이 아니라 결과이다.** 천골경사의 결과인 요추전만을 줄인다고 천골경사가 줄어들지는 않는다는 것을 알아야 한다. 천골경사를 줄이기 위해 섣불리 요추전만을 줄이려 들면 천골경사는 줄지 않고 허리 디스크만 손상시킬 위험성을 높인다.

천골경사가 큰 것이 전방전위 발생의 한 가지 위험인자이기는 하지만[17] 천골경사가 크다고 해서 모두 전방전위가 되지는 않는다. 왜냐하면 디스크나 협부(아래위 후방관절을 연결하는 부분, **11.3**의 화살표 표시 부위)가 튼튼하면 전방전위가 생기지 않기 때문이다. 천골경사보다는 몸 전체 관절의 너무 큰 유연성이 더 중요한 위험인자라고 알려져 있다.[9]

천골경사가 커서 요추전만이 심하면 전방전위가 생길 가능성이 높다는 이유로 천골경사를 인위적으로 줄이려는 노력을 하는 것이 바로 누워 허리로 방바닥을 누르는 '**골반 후방 경사 운동**'이다. 서서 요추전만을 없애면서 골반을 뒤로 돌리는 동작도 '골반 경사 운동'의 일종이다. 그러나 골반 후방 경사 운동으로 자신의 디스크를 찢으며 2년, 5년, 10년 동안 요통으로 고생하는 사람이 너무나 많다. 그 이유는 아래와 같다.

천골경사는 골반뼈의 모양(구체적으로는 골반뼈에 고관절이 연결되는 위치)에 따라 결정되는 영향이 가장 크고[18] **그다음으로 골반에서 시작하여 다리로 내려가는 여러 근육의 상호관계**

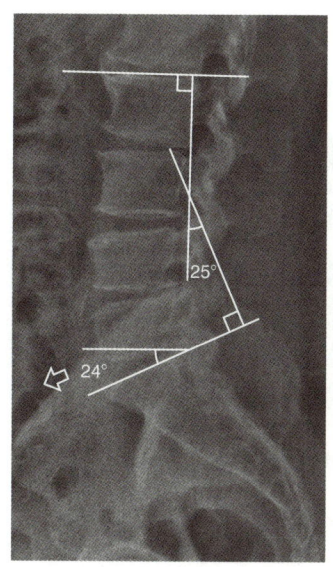 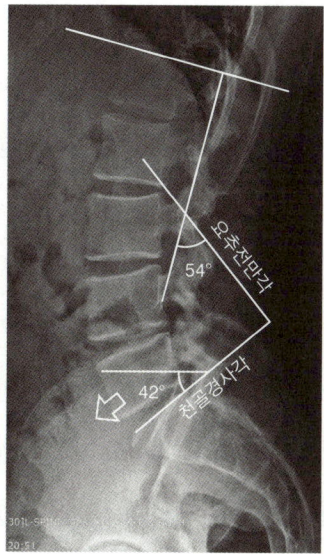 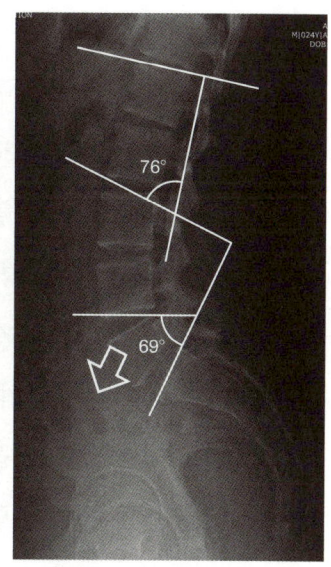

9.6 천골경사의 기울기가 크게 차이 나는 세 남성이 서 있을 때 찍은 엑스레이 영상. 천골경사가 가파르면 요추전만이 커지고, 전방전위를 일으키는 힘(크기가 다른 세 화살표)이 강해진다. 요추전만은 천골경사의 원인이 아니라 결과이다. 천골경사는 천골에 붙는 골반뼈의 선천적인 모양과 골반에서 시작하는 다리의 큰 근육 간 힘의 균형에 따라 결정된다. 천골경사의 결과인 요추전만을 줄인다고 천골경사가 줄어들지는 않는다.

에 따라 달라진다.[15] 골반뼈의 모양에 따라 큰 범위의 골반경사 각도가 정해지고, 이에 덧붙여 서고, 걷고, 뛸 때 다리 근육이 가장 효율적으로 움직이는 방향으로 골반경사 각도의 미세조정이 일어나는 것이다. 골반뼈의 모양은 당연히 선천적으로 정해지는 것이고, 근육 간 상호관계도 선천적으로 결정되는 경향이 높아 후천적으로 바꿀 수 있는 가능성은 높지 않다. 설령 후천적으로 바꿀 수 있다고 하더라도 누워서 골반을 뒤로 돌리는 스트레칭으로는 절대로 바뀌지 않는다. **골반을 억지로 뒤로 돌려 천골경사를 줄이려고 해도 서고, 걷고, 뛰는 동작에서 자연스럽게 원래의 천골경사로 되돌아가게 되므로 큰 의미가 없다는 뜻이다.** 오히려 '골반 후방 경사 운동'을 하는 과정에서 요추전만을 무너뜨리게 되어 디스크가 손상될 가능성이 높아진다.

전방전위증이 있을 때는 요추전만을 만들기 위해 골반을 전방으로 돌려 천골경사를 더 가파르게 할 필요는 없다. 그렇게 하면 전방전위가 일어나는 힘을 더 크게 만들수 있기 때문이다. 그렇다고 해서 골반을 뒤로 돌려 요추전만을 없애려고 애쓰는 것은 잘못된 방법이다. 전방전위가 있으면 **골반은 돌리지 말고 가슴을 들어올려 상체를 뒤로 젖히는 방향으로 요추전만을 만드는 방법이** 추천된다 2권 12장의 '척추위생으로 서 있는 자세 — 당당한 가슴법과 오리궁둥이법' 참조.

후천적인 노력으로 천골경사를 줄일 수 있는 방법은 엉덩이 근육을 강화하는 것이다. 근육병으로 엉덩이 근육이 약하면 보상 기전으로 골반을 전방으로 돌리는 경우를 많이 본다. 골반을 앞으로 돌리면 엉덩이 근육의 길이가 길어져 더 큰 힘을 낼 수 있기 때문이다. 따라서 엉덩이 근육을 강화하면 엉덩이 근육이 짧은 상태에서도 기립자세를 유지하는 데 충분한 힘을 낼 수 있게 된다. 엉덩이 근육이 강하면 골반을 앞으로 돌려 천골경사를 크게 하지 않아도 된다는 뜻이다. 엉덩이 근육 강화가 중요한 또 다른 경우이다.

전방전위를 가진 사람 중 극히 일부만 허리 통증으로 고생하고, 전방전위의 진행은 매우 느리다. 또 전방전위가 심해진다고 허리가 더 아픈 것도 아니다.⁹ **전방전위 자체가 허리 통증을 일으키는 요인은 아니라는 뜻이다. 전방전위로 허리가 아픈 것도 결국은 디스크의 새로운 상처 때문**이라는 사실을 간과하면 안 된다. **전방전위로 허리가 아파도 요추전만, 척추위생을 절대로 잊으면 안 된다. 요추전만을 없애는 운동은 절대로 하면 안 된다.**

굿바이 닥터 윌리엄스 — 허리 굴곡 스트레칭 창시자!

인터넷, 유튜브 등에서 **9.7**과 같은 허리 운동을 보고 따라 하는 분이 많을 것이다.

바로 그 유명한 윌리엄스의 굴곡운동이다. 1937년 미국 댈러스의 정형외과 의사인 폴 윌리엄스(Dr. Paul C. Williams, 1900~1978) 박사는 허리 디스크의 후방에 가해지는 압박으로 디스크 탈출이 생기고 그 때문에 신경뿌리가 눌려 좌골신경통이 생긴다고 믿었기 때문에 요추전만을 없애기 위해 굴곡운동을 주장했다.

필자는 수많은 책과 연구논문을 섭렵하고, 필자 스스로를 포함한 수많은 요통 환자를 치료하며 **'요추전만이 허리 디스크**

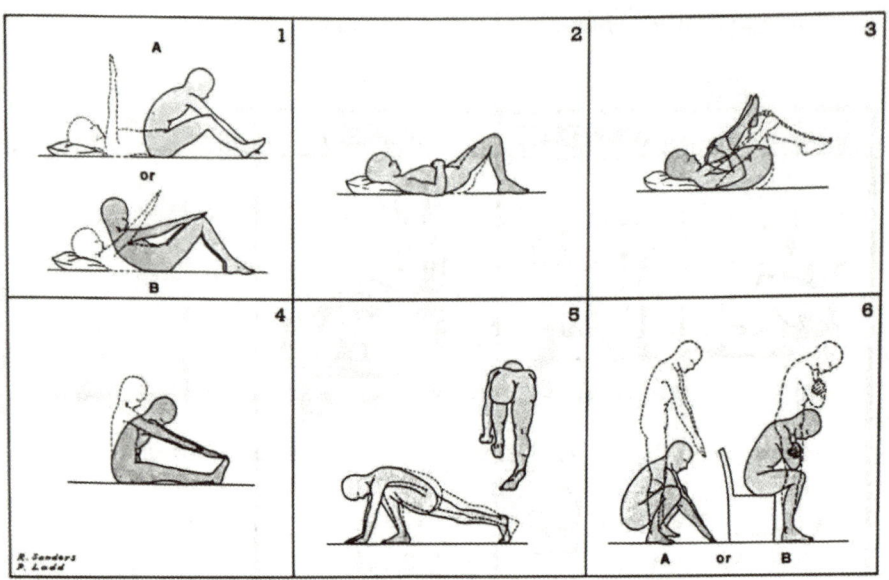

9.7 댈러스의 유명한 정형외과 의사 윌리엄스 박사가 허리 통증을 치료하기 위해 권고한 운동 동작. 모두 요추전만을 없애기 위한 동작이다. 윌리엄스 박사는 자신의 이론을 설명하기 위해 2권의 책을 펴내면서 맨 뒤에 이 그림을 실었다. 저작권에 구애받지 말고 널리 사용해도 된다는 말과 함께….

를 보호하는 최고의 방어 체계이다'라는 결론에 도달하였다. 이는 윌리엄스 박사의 주장과는 정반대이다. 『백년허리』 초판을 출판하고 나서 윌리엄스 박사는 어떤 논리로 요추전만을 없애야만 한다는 결론에 도달했는지가 너무나 궁금해서 백방으로 수소문해 그가 출판한 두 권의 책[19, 20]을 중고로 구할 수 있었다.

윌리엄스 박사의 요통 이론에 관한 책[19]을 보면 아래와 같은 논리로 요추전만을 허리 통증의 원인으로 지목하고 있다.

① 수직적 구조물(예: 사람의 척추)은 편평한 바닥 위에 놓였을 때 가장 안정된다.
② 진화 과정에서 인간이 직립자세를 얻었음에도 엉덩관절이 충분히 펴지지 않아 천골경사가 상당히 기울어진 상태로 진화가 끝났다.
③ 천골경사가 앞으로 기울어져 그 위에 놓인 요추는 불안정하다. 어쩔 수 없이 요추전만 곡선을 만들어 체중을 뒤로 보내야 안정된 기립자세를 유지할 수 있다.
④ 요추전만이 생기면서 상체의 무게가 허리 디스크의 뒷부분(엄밀하게는 후방 섬유륜)을 누른다.
⑤ 그 압박으로 허리 디스크 뒷부분이 손상되면서 디스크 탈출이 일어나고 그 때문에 허리가 아픈 것이다.
⑥ 따라서 요추전만을 없애야만 허리 아픈 것이 좋아진다.

윌리엄스 박사의 주장을 보면 4항까지는 모두 맞는 말이다. **허리 디스크 뒤쪽에 가해지는 압박 때문에 후방 섬유륜이 손상되고 디스크 탈출이 일어난다는 것이 윌리엄스 박사의 이론**이고, 필자는 그 반대로 **그 압박 때문에 수핵이 앞으로 밀려 탈출을 예방·치료하고 찢어진 후방 섬유륜을 서로 맞붙이는 고마운 압박이라고 생각하는 것이다. 요추전만으로 디스크 뒤쪽에 걸리는 압박이 해로운 것이냐, 이로운 것이냐 그것이 주요 쟁점인** 것이다. 독자 여러분의 현명한 판단을 기대해 본다.

재미있는 것은 윌리엄스 박사의 요통의 보존적 치료에 관한 책[20]의 제2장 첫머리는 아래와 같은 말로 시작한다.

"똑바로 서, 구부정하게 서지 마!" 여기에 문제가 있다! 지구상의 피조물 중 유일하게 직립생활을 하는 인류의 체중을 받치는 받침대가 적절치 않아서….

필자는 이 부분을 읽으면서 윌리엄스 박사가 어린 시절 너무 엄한 교육을 받은 것이 아닌가 하는 생각이 들었다. '똑바로 서'라는 엄한 불호령으로 받은 강한 심리적 트라우마가 느껴지는 문장이다.

그런데 요추전만에 따른 후방 섬유륜의 압박을 나쁘게 해석해 요추전만을 없애는 윌리엄스 운동이 어떻게 전 세계 척추 전문의나 운동 전문가의 두뇌를 완전히 세뇌시킬 수 있었을까? 어떻게 21세기가 시작되고 20년이 더 지난 지금도 댈러스에서 1만 km가 넘는 거리에 있는 서울의 많은 병원이 한결같이 추천하는 운동이 되었을까?

필자의 궁금증은 윌리엄스 박사의 요통의 보존적 치료에 관한 책[20]의 서문 중에 아래와 같은 구절을 읽으면서 완전히 풀렸다.

"내가 해리슨의 내과 교과서에 요통 부분을 썼거든!"

해리슨 내과 교과서는 전 세계 의대생들이 모두 읽고 중요 부분을 달달 외워야 하는 책이다. 요즘은 어떤지 모르겠지만 필자가 의과대학을 다닐 때는 그러했다. **1980년대 이후 10여년 동안 전 세계에서 의사면허를 따려는 사람은 모두 내과 교과서에서 윌리엄스의 이론을 읽었다**는 뜻이다. 윌리엄스 운동이 요통 운동의 대명사가 될 수밖에 없었던 이유이다.

필자가 전공의일 때도 허리가 아픈 사람들에게 처방하는 운동은 100 중 99가 이 운동이었다. 자료를 찾기 위해 과거 진료기록지를 뒤적이다 보니 필자도 2009년까지는 윌리엄스 운동을 처방했던 사실을 확인할 수 있었다.

그러나 MRI와 여러 가지 생체역학 측정 장비를 이용한 실험 결과로부터 요추전만이 허리에 해로운 것이 아니라 힐링 커브라는 것이 알려지고 난 지금부터는 윌리엄스 운동으로 허리를 망치면 안 된다.

이제는 윌리엄스 운동과 작별을 고해야 한다. 굿바이 닥터 윌리엄스!

나는 윌리엄스 운동으로 허리 나았어!

윌리엄스 운동이 나쁘다는 거 믿을 수 없는데?

아직도 수많은 사람이 윌리엄스 운동을 하고 있고 이 운동을 하면서 허리 통증에서 회복되는 사람이 있다. 윌리엄스 운동을 하는데도 요통에서 회복되는 기전은 윗몸일으키기 같은 아픈 허리에 무리가 되는 운동을 하고서도 허리 통증에서 회복되는 것과 마찬가지의 기전이다. 윌리엄스 운동으로 생기는 허리 손상보다 허리 디스크의 회복 능력이 더 좋기 때문이다. 비록 윌리엄스 운동으로 작은 손상을 받지만 운동 자체가 상처의 부종을 줄이고, 혈류를 증가시키기 때문에 허리 통증에서 회복된 것이다. 젊은 나이의 튼튼한 디스크에 생긴 허리 통증에서 자주 관찰된다.

반드시 알아두어야 할 것은 **나이가 더 들어서 허리 통증이 생기면 그때는 윌리엄스 운동을 하지 않는 것이 좋다**는 것이다. 왜냐하면 그때는 디스크가 더 쉽게 손상되고, 회복 능력은 떨어져 있을 것이기 때문이다. 윌리엄스 운동으로 도움이 되기는커녕 요통이 더 심해질 가능성이 높다.

그래도 잘 이해가 안 간다. 100년 가까이 널리 사용된 운동이 나쁜 운동이라니?

수많은 사람이 오랫동안 허리가 아프면 배워서 했던 운동인데 나쁜 운동이라니 잘 믿기지 않는 것은 당연한 일이다. 허리에 나쁜 운동이었다면 그 운동을 해서 허리가 더 아파지는 사람들이 있었을 것이고 그 운동을 하면 허리에 안 좋다는 것을 자연스럽게 알게 되었을 텐데 이상하지 않은가?

그 이유 중 하나는 허리 손상을 받는 시점과 통증을 느끼는 시점이 일치하지 않고 상당 시간 지연된다는 데 있다. 허리뼈가 부러질 정도 혹은 디스크가 한 번에 터져 나올 정도로 강한 충격을 받으면 금방 허리가 아프게 되지만 윌리엄스 운동으로 작은 충격을 받는 경우에는 척추가 손상되어도 통증을 바로 느끼지 못한다. 손상된 디스크에 염증이 발생되어야 통증을 느끼게 되므로 수시간 혹은 며칠이 걸려야 아프게 되는 것이다. 허리에 가해지는 충격과 이에 따른 통증을 느끼는 데까지는 꽤 오랜 시간이 걸린다. 상당한 시간차가 있다 2권 9장의 '디스크 통증의 시간차 전달' 참조.

그런데 우리가 일상생활을 하면서 허리에 부담이 가는 동작과 자세가 얼마나 많은가? 어느 날 아침에 일어나서 허리가 뻐근하면 어제 혹은 며칠 전 있었던 어떤 일 때문에 아픈지 알아내기가 보통 어려운 것이 아니다. 눈길에 미끄러지거나 이삿짐을 옮기는 특별한 일이 있었다면 모를까, 일상생활에서 생기는 요통의 원인을 알아내는 것은 모래 속에서 다이아몬드를 찾기만큼 어려울 때가 있다. **윌리엄스 운동 때문에 요통의 고통에서 벗어나지 못하면서도 5년, 10년간 매일매일 허리 망치는 운동을 하는 사람이 너무도 많다.**

나쁜 운동을 나쁜 줄 모르고 계속하는 이유 중 또 하나는 한여름 뙤약볕에 화상을 입는 것처럼 작은 손상은 반복적, 지속적으로 작용해야 나타나므로 나쁜 운동이 나쁜 줄 금방 알아차리지 못한다는 것이다. 더욱이 젊고 튼튼한 허리는 손상되어도 금방 금방 회복하므로 나쁜 운동을 웬만큼 해도 시간이 지나면서 요통이 좋아지는 경우가 흔하다.

그렇지만 뻔히 알면서 나쁜 운동을 할 필요는 없지 않은가? 옛날 허리는 40대에 처음 아프고 나서 10~20년만 더 사용하면 되었다. 평균 수명이 60세 정도였으므로…. 그러나 지금 40대 때 첫 요통을 겪은 허리는 50년을 더 사용해야 하므로 정말 잘 관리해야 한다. 70에 동창들과 해외여행 가서 남들 구경하러 돌아다닐 때 자신은 버스에 앉아 있어야만 한다면 억울한 일 아닌가?

윌리엄스 박사가 병이라고 오해했던 요추전만을 허리에 딱 붙들어 매어 두자. 평생 허리 아플 걱정 없고, 행여 허리가 삐끗하는 일이 있어도 요추전만을 잘 유지하면 생각보다 빨리 회복할 수 있을 것이다.

과전만(過前彎)은 해롭지 않나요?

30대 초반 건장한 체격의 헬스트레이너가 허리 통증으로 고생하던 중 필자의 진료실을 찾았다. 3개의 하부 요추 디스크 모두에서 탈출이 관찰되고 그중 하나는 종판이 깨진 것이 확연하였다. 스쿼트나 데드리프트로 무게를 강하게 친 것이 분명하다. 허리가 아픈 이유를 자세히 설명하고 손상된 디스크를 잘 아물게 하는 것이 급선무라 신전동작으로 요추전만을 유지하는 척추위생을 권하였다. 그 순간 당황스러워하는 표정으로 '**과전만은 해롭지 않나요?**'라고 묻는다.

과전만(過前彎)이란 요추전만이 너무 과(過)하다는 뜻이다. 허리가 뒤로 너무 많이 꺾여 요추전만이 도가 지나칠 정도로 심하게 된 병적(病的) 상태를 과전만(過前彎, hyperlordosis)이라 한다. 주로 뇌성마비, 근육병, 엉덩관절의 선천성 기형, 어린이의 고도 비만 등의 상황에서 보이는 현상이다. 중요한 것은 **병적 상황에 동반되는 과전만 자체는 병(病)이 아니라 병을 이겨내려고 애쓰는 과정에서 생기는 현상**이다. 뇌성마비로 다리 근육이 뻣뻣하지만 그래도 일어서서 걸으려고 애쓰는 과정에서 요추전만이 과하게 되는 것이다. 이런 경우 다리 근육의 적절한 치료 없이 과전만을 교정하려 들면 그나마 과전만 상태로 걷던 아이는 오히려 걸을 수 없게 된다. **요추전만은 병적인 과전만 상태에서도 사람이 서고 걷는 것을 도와주는 작용을 하는 것이 놀라울 뿐이다.**

정상 요추전만의 범위가 30~80도이고, 병적인 과전만의 기준을 보통 60도 이상으로 잡는다. 정상 범위와 병적 과전만의 범위가 겹친다는 뜻이다. 따라서 신경근육계 질병이나 관절 기형, 고도 비만이 아닌 사람의 요추전만이 크다고 해서 과전만이라는 낙인을 찍으면 절대로 안 된다. 또, 병적인 상황에서 생긴 과전만도 나쁜 것이 아니라 아픈 사람을 도와주는 좋은 기전이라는 것을 잊으면 안된다.

'과전만이 해롭다'는 것은 요추전만을 병(病)이라고 인식하고 널리 알렸던 윌리엄스 박사의 오해가 더 증폭된 결과이다. **틀린 말이다.**

나도 몰래 요추전만이 무너질 때

2월 초 명망 있는 여교수님이 앉아 있기 힘들 정도로 허리가 아프다고 진료실로 오셨다. 작년 1월 허리 디스크 탈출증으로 경막 외 스테로이드 주사를 두 차례 맞고 허리 운동 교육을 받은 기록이 있었다.

"지난 1년간 어떻게 지내셨습니까?"
"작년 1월에 주사 두 번 맞고 배운 대로 운동하고 나서는 거의 아프지 않게 지냈어요. 24시간을 앉아 있어도 허리가 아프지 않을 거 같은 컨디션이었는데. 한 달 전부터는 잠시만 의자에 앉아 있어도 견디기 힘드네요."
"왜 허리 통증이 재발한 것일까요? 무슨 이유가 있을 텐데요?"
"전혀 그럴 만한 이유가 없는데요. 허리는 원래 저절로 아픈 거 아닌가요? 날씨가 추워서 그런 거 아닐까요?"

우리 몸에서 가장 기계적인 역할을 충실하게 하는 것이 허리 디스크인데 특별한 기계적인 손상 없이는 아플 수 없다.

"혹시 교수님, 아니 땐 굴뚝에서 연기가 날 수 있다고 생각하십니까?"

"그럴 수는 없겠지요."

"허리 아픈 것도 마찬가지입니다. 디스크가 손상될 만한(불을 땐) 일이 없었는데 아프게 될(연기가 날) 수는 없습니다. 단, 이 굴뚝은 길고 꾸불꾸불하여 불을 때면 금방 연기가 나는 게 아니고 몇 시간 혹은 며칠이 지나야 연기가 보입니다. 곰곰이 생각해 보십시오."

"아, 그럼 지난해 말에 학생들 과제물 채점하느라 방바닥에 주저앉아 한 보름간 줄기차게 작업했는데 그것 때문일지도 모르겠네요."

"바로 그겁니다. 방바닥에 오래 앉아 계시면 디스크에 손상이 가해지는 것은 시간 문제입니다. 그런데 왜 책상에서 하지 않으시고?"

"과제물이 넓어서 책산에서 하지 못하고 여러 개를 반바다에 펴놓고 해야 합니다. 12월 초부터 중순까지 매일 그 자세로 있었습니다."

"재작년 12월에도 똑같이 과제물 채점을 하셨나요?"

"예, 당연하지요."

"그러시다면 작년 1월에 디스크 탈출증 증세로 고생하셨던 것도 그 과제물 채점 때문이었던 것으로 보입니다."

"그래요? 나는 겨울이면 추워서 허리가 아파지는 걸로 알았는데…."

"추위와는 상관이 없을 겁니다. 지난 여름방학 때는 어땠나요? 혹시 1학기 때는 다른 과목을 가르치십니까? 여름방학 때는 과제물 채점을 하지 않으시나요?"

"아니요. 1학기 때도 같은 과목을 가르치고 여름방학에도 같은 방법으로 채점합니다. 그런데 여름에는 허리가 아프지 않았거든요."

"흠… 그렇다면 제 가설이 틀렸을 수도 있겠습니다. 일단 오늘은 경막 외 스테로이드 주사를 맞으시고 2주 후에 경과를 보겠습니다. **허리가 손상되는 원인을 찾아 없애지 않으면 주사도 아무 소용이 없다**는 것을 아셔야 합니다. 다시 뵐 때까지 왜 허리가 아파졌는지 곰곰이 생각해 보시기 바랍니다."

그 여교수님은 2주가 지난 후 다시 병원에 찾아왔다.

"좀 어떠신지요?"
"아, 이제 훨씬 낫습니다. 그리고 곰곰이 생각해 보니 날씨가 추워서가 아니라 방바닥에 앉아 있었던 것이 허리 아픈 원인이 맞았던 거 같습니다."
"아니, 여름방학 때도 똑같은 방법으로 채점을 하시는데 그때는 안 아프셨다면 그게 원인이 아닐 수도 있습니다."

"그게 아니라 1, 2학기 과목은 같지만 과제물의 양이 다릅니다. 2학기 과제물이 훨씬 두껍습니다. 그리고 겨울에는 과제물 채점이 끝나고 다른 글을 쓰느라 2주간 더 방바닥에 앉아서 작업을 했습니다."

딩동댕!

"바로 그겁니다. 허리를 반복적으로 손상시키는 원인을 알았으니 이제 해결된 겁니다. 허리 관리 방법은 작년에 배우셨으니 하산하셔도 되겠습니다."

연기가 나는 것은 반드시 불을 땠기 때문이다. 단, 불을 때자마자 바로 연기가 나는 것이 아니라는 사실을 명심하자. **요추전만을 무심코 무너뜨리는 행동이 굴뚝이 깊은 아궁이에 불을 때는 행위**이다.

고스톱은 반드시 4명 이상 모였을 때

어느 날 70대 중반 할머니 한 분이 다리는 아프지 않은데 허리 통증이 심하고 허리가 자꾸 앞으로 숙여진다는 증상으로 외부 병원에서 찍은 MRI 영상을 들고 진료실을 찾아왔다. 영상을 열어보니 허리에 있는 디스크 6개 중에 성한 것이 하나도 없고 모두 손상된 양상을 보였다.

"디스크가 여러 개 손상되었습니다. 허리에 무리가 되는 일을 많이 하시는가 봅니다."

"뭐라고? 평생 힘든 일이라고는 해 본 적이 없는데?"

"거참 이상하네요. 이렇게 디스크가 많이 상하려면 분명 특별한 이유가 있을 텐데요. 혹시 체질적으로 디스크가 약해서 그럴 수도 있습니다. 젊어서부터 허리가 많이 아팠거나 부모님이나 형제들이 허리가 약해 오래 고생하셨나요?"

"그런 거 없었어! 부모님도 튼튼했고 형제들 다 건강해."

"그럼 혹시 할아버지 편찮으세요? 병구완 하시느라 몸이 많이 상하신 것 아닙니까?"

"우리 영감 병치레도 오래 안 하고 저세상 간 지가 10년이 넘었는데?"

난감할 따름이다. **허리 디스크 손상이 심하다면 왜 심해졌는지 그 이유를 알아야 더 손상되는 것을 막을 수 있을 텐데** 치료의 실마리가 잡히지 않는 상황이다.

"그럼 할머니, 요즘 시간 날 때 뭐하세요? 건사해 드릴 할아버지도 안 계신데요."

"노인회관 가. 가서 하루 종일 고스톱 치지."

"아하!! 할머니 바로 그게 문제입니다. 고스톱 치실 때 탁자에 앉아서 치시나요, 아니면 방바닥에 앉아서 치시나요?"

"당연히 방바닥에 앉아서 치지! 탁자에서 무슨 재미로 고스톱을 치나, 이 사람아!"

"할머니, 바로 그것 때문에 허리가 이렇게 상하신 것입니다."

방바닥에 앉아서 고스톱을 오래 치면 왜 디스크가 망가지는지를 이해시키는 데는 적지 않은 시간이 걸렸다. 일생의 낙을 잃은 상실감에 젖은 할머니는 고스톱을 치면서도 허리 손상을 막을 수 있는 방법을 듣고 그나마 작은 위안을 받으셨다.

허리에 나쁜 자세 중 고스톱을 치는 자세는 특히 허리 손상에 기여하는 바가 크다. 먼저 양반다리로 앉아서 방바닥에 화투를 놓고 쳐야 하므로 요추전만을 유지하기란 불가능하다. 허리가 구부정하게 구부려질 수밖에 없다. 그런 자세로 오래 앉아 있는 것만으로도 디스크 손상이 유발되는데 때때로 광이나 쌍피가 나오면 혼신의 힘을 다해 강하게 내려치는 사람이 많아 그 순간 강한 허리 굴곡으로 디스크가 터지는 경우를 적지 않게 본다.

그렇다면 고스톱은 절대 치면 안 되는가? 그런 것은 아니고 적절한 허리 보호법을 강구하면서 즐기면 된다. 허리 통증으로 고생하는 분들을 위해 **허리를 보호하면서 고스톱을 즐길 수 있는 4가지 원칙**을 만들었다.

① **최소 구성원의 원칙:** 고스톱은 반드시 네 사람 이상 해야 한다. 그래야 한 사람은 광을 팔거나 죽어서 잠시 동안이나마 요추전만을 회복하는 동작을 할 수 있다. 광을 팔고 나서 서서하는 맥켄지 신전동작을 하면 광값도 받고 허리도 좋아지니 금상첨화 아니겠는가?

② **연사 불가의 원칙:** 한 사람에게만 신전운동의 기회를 계속 주는 것은 허리 민주주의에 위배된다. 허리 보호에 평등한 기회가 돌아가도록 연사(連死) 불가는 반드시 지켜져야 한다.

③ **조커 수 제한의 원칙:** 고스톱이 발전하면서 경기력 향상을 위한 새로운 규칙이 많이 생겼다. 이 과정에서 화투를 제작한 회사 로고가 찍힌 화투장을 조커로 사용하게 되었는데 요즘은 아예 한 화투패에 서너 장의 조커가 포함되어 있는 경우를 본다. 이 조커를 모두 사용하다 보면 강하게 내리쳐야 할 상황이 너무 자주 와서 허리에 무리를 줄 수 있다. 기존의 광 다섯 장과 쌍피 석 장만으로도 충분히 위험하므로 조커를 너무 많이 사용하지 않도록 해야 한다.

④ **판돈 제한의 원칙:** 판돈이 너무 커지면 경기가 과열되고 강한 집중력을 요하게 됨으로써 허리를 점점 더 앞으로 구부려 경기를 치른다. 중단 없이 경기를 지속하려는 경향이 보이게 되고 행여 누가 허리가 아파 서서 신전운동

을 할라치면 패를 엿보려 한다는 오해를 사서 큰 싸움이 생길 수 있다. 판돈이 커지면 허리에도 좋지 않고 자칫 뇌진탕이나 안면 골절 같은 부작용이 생길 수 있음을 알아야 한다.

허리를 보호하기 위해서는 식탁에 앉아서 경기를 하는 것이 좋겠지만 쌍피나 광, 조커가 나왔을 때 패를 두드릴 충분히 높은 타점을 확보하지 못하므로 경기의 묘미가 떨어지는 단점이 있다. 따라서 의자는 식탁의자를 사용하되 경기판은 응접실 탁자를 이용하는 것이 가장 이상적이다.『백년허리』1판 때는 필자가 시도해 보지 못해 다음 기회에 논하기로 했었다. 그 후 **단골 음식점 사장님의 호의로 식탁의자와 응접실 탁자에서 1시간 반 정도 경기를 진행해 봤는데, 요추전만도 비교적 잘 유지되고 경기력도 충분히 발휘되는 것을 확인**하였다. 전국에 산재한 노인회관에 강력히 추천할 만한 대안이라고 판단된다.

식탁의자와 응접실 탁자를 갖추더라도 이 같은 허리 보호 고스톱 4원칙을 잘 지켜 즐거운 경기와 건강한 허리를 유지토록 하는 것이 좋겠다.

작업할 때 무너지는 요추전만

허리 통증이 워낙 흔한 병이다 보니 주변에 아는 분에게서 상태를 한 번 봐 달라는 비공식 진료 요청이 적잖이 들어온다. 요즘은 불가능하지만 수년 전만 해도 자주 있는 일이었다. 이럴 때는 다른 병원에서 찍은 MRI만 보내지 말고 자신의 증상을 아주 꼼꼼하게 기록해서 보내라고 한다. 아픈 위치를 정확히 기록할 뿐만 아니라 어떤 경우에 더 아픈지를 알아야만 정확한 진단과 치료가 될 수 있기 때문이다. 앞장에서 나온 **3.11**은 저자의 이러한 요구에 따라 아픈 곳을 정확하게 기록한 35세 젊은 요통 환자의 편지이다. 이 남성은 회음부가 아픈 좌골신경통으로 경막 외 스테로이드 주사를 맞고 당장 아픈 것은 좋아졌는데 재발을 막기 위해서는 허리 관리가 필수적인 상황이었다. 보내온 장문의 편지에 따르면 아래 **9.8**과 같은 작업을 늘 하고 있고 작업 후 통증이 더 심해진다는 것이다. 작업하는 자세가 허리 디스크를 손상시키는 자세였던 것이다!

생업에 종사하다 보면 어쩔 수 없이 허리에 나쁜 자세로 일해야 하는 사람이 많다. 그렇다면 허리 때문에 일을 그만두어야 할 것인가? 절대로 그렇지는 않다. 일하는 자세를 적절히 바꾸어 요추전만이 최대한 유지되도록 하고 그래도 안 되는 경우에는 나쁜 자세로 일하는 도중 자주 자주 맥켄지 신전동작을 해 주면 된다. 하던 일을 멈추고 서서 신전동작을 해도 되고 앉

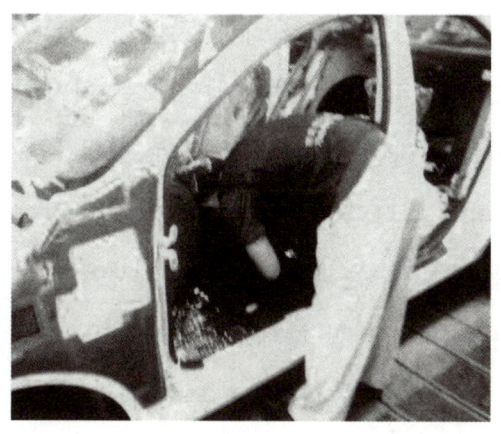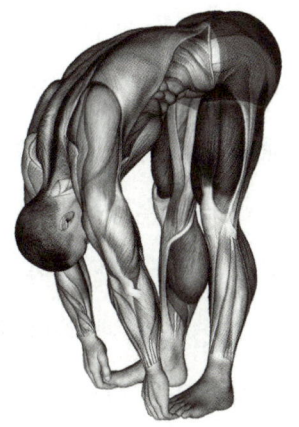

9.8 **3.11**의 통증 그림을 보내 왔던 35세 남성의 요통을 심하게 하는 작업 자세. 이런 자세로 오래 작업을 하면 아무리 튼튼한 디스크를 가진 사람도 디스크 손상을 입게 된다. 작업장의 환경을 바꿔서 허리를 펴고 작업을 할 수 있도록 하는 것이 가장 좋고 당장 그렇게 하는 것이 불가능하면 몸을 앞으로 구부리더라도 가능하면 허리를 꼿꼿하게 하고 엉덩관절에서 몸을 구부려 자세를 잡는 것이 좋다. 허리를 뒤로 젖히는 신전동작을 자주 하는 것도 중요하다.

아 있은 자세에서 허리를 펴면서 신전동작을 해도 된다 **2권 12장의 '신전동작' 참조**.

　일하는 자세를 적절히 바꾸는 예를 보자. 퍼질러 앉아서 오랫동안 일해야 하는 경우 허리가 앞으로 구부러지면서 디스크 손상을 유발한다. 이때 아주 낮은 엉덩이 받침이라도 하나 받치고 앉으면 허리를 펴는 데 도움이 된다. 물론 작업 자세를 서서 하거나 의자에 앉아서 하도록 바꾸면 더욱 좋겠지만 그게 어려울 경우 시도해 볼 수 있는 방법이다.

9.8을 보면 허리를 둥글게 구부려 오래 유지하는 상황이다. 요추전만을 완전히 없앤 윌리엄스 운동에서 나오는 자세와 매우 흡사하다. 수핵이 뒤로 밀리면서 섬유륜을 찢는 형국이다. 디스크가 손상을 받을 수밖에 없다. 조립하고 있는 자동차 속에서 어떤 작업을 해야 하는지 알 수는 없지만 낮은 의자에 앉아서 작업을 하게 한다거나 조립해야 할 차체가 좀 더 높은 곳에 위치한다면 허리 손상은 줄일 수 있을 것으로 본다. 이런 경우는 스스로도 노력을 해야 하고 사장님도 같이 도와주실 수 있다면 더 좋을 것이다.

차에서 내릴 때 눈앞이 캄캄해질 정도로 허리가 아파요

왕성한 젊음을 구가하다가 어느샌가 몸이 예전 같지 않음을 느끼는 것은 누구나 피할 수 없는 일이다. 노화의 징후는 얼굴의 피부, 흰머리, 불쑥 나온 똥배 등 다양한 부위에서 발견할 수 있지만 나이가 들었음을 보여 주는 동작이 있으니 바로 앉았다 일어설 때 단숨에 일어서지 못하는 것이다. 잠시 앉았다 일어설 때는 괜찮은데 장시간 앉아 있다 일어설 때 "아이구구!" 소리가 절로 나오고 허리를 바로 못 펴서 엉거주춤하면서 탁자를 짚고 있는 모습은 누가 보아도 '저 양반 한물갔네.'라는 생각이 들게 한다.

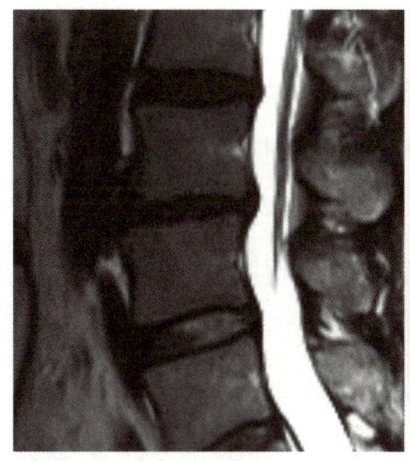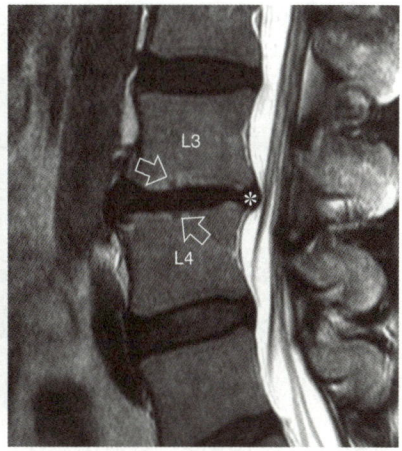

9.9 승용차에서 내릴 때 눈앞이 캄캄해지는 어느 대기업 중역의 MRI 영상. 왼쪽의 과거 영상에 비해 통증이 생긴 후 검사한 오른쪽 영상을 보면 요추3번과 4번 디스크의 종판 손상(화살표)과 탈출(*표)이 더 진행된 것을 알 수 있다.

　이런 낭패스러운 허리 통증은 왜 생기는 걸까? 바로 디스크성 요통 때문이다. 디스크가 탈출될 정도로 손상되지는 않지만 구조물의 내부, 주로 후방 섬유륜이 찢어져 있어 앉아 있을 때는 그 상처가 벌어져 있다가 일어서면서 벌어졌던 상처가 다시 붙을 때 통증이 발생한다 1권 4장의 '디스크성 요통의 전형적인 양상(낮은 통증 순)' 참조.

　9.9는 승용차 뒷좌석에 오래 앉아 있다가 차에서 내리려면 눈앞이 캄캄해질 정도로 허리가 아파서 병원에 찾아온 국내 굴지의 대기업 임원의 MRI 사진이다. 한 달 전부터 시작된 증상이라 한다. 마침 과거 건강 검진 때 찍어 두었던 허리 MRI(좌측)가 있어 이번에 아파서 새로 찍은 사진과 비교할 수 있었다.

L3-4 디스크를 보면 종판 손상과 디스크 탈출이 진행된 현상이 확연히 보인다. 어떤 이유에서인지 모르지만 워낙 시원치 않던 L3-4 디스크에 최근 손상이 더 가해져서 디스크성 통증이 새로 생긴 것이다. 환자는 너무 아파 주사를 맞고 싶다고 했다. 디스크 탈출이 있기는 하나 통증 양상이 신경뿌리 염증으로 생긴 방사통이 아니라 주사가 필요한 상황은 아니었다.

승용차 뒷좌석에 앉아 있을 때 앉아서 하는 신전운동을 열심히 하고, **내리기 직전에 30초간 신전 상태를 유지한 후 내리도록** 교육했다. 한 달 후 재진에서 통증이 없어졌음을 확인하고 평생 허리 관리를 잘하도록 단단히 다짐을 받아 두었다.

회의나 회식으로 오래 앉아 있다가 일어설 때 '아저씨' 표시를 내고 싶지 않은 젊은 오빠들은 반드시 '앉아서 하는 신전 동작'을 몸에 익혀 두어야 할 것이다. **일어서기 직전에 요추전만을 먼저 회복**하라는 것이다.

요점 정리

1   허리 구부리는 스트레칭은 허리 디스크의 수호천사 요추전만을 무너뜨리는 아주 나쁜 운동이다.

2   허리 구부리는 스트레칭을 하면 당장은 시원한 느낌이 들지만 디스크의 후방 섬유륜이 찢어질 수 있다. 시원한 느낌은 20분 후 없어지고 디스크 손상으로 오는 통증은 그다음 날 아침에 느끼게 된다.

3   상처난 디스크 주변에 뭉친 근육은 허리 디스크를 보호하는 역할을 한다. 뭉친 근육 풀기 위해 구부리는 스트레칭은 절대 금물이다.

4   디스크 상처가 아물 때 허리가 뻣뻣해지는 것은 상처가 흉터로 변하는 과정에서 나오는 자연스러운 현상이다.

5   허리가 유연하다고 다 좋은 것은 아니다. 아픈 허리가 유연한 것은 불안정한 것이다. 유연함에 너무 집착하지 말라.

6   요추전만을 병(病)이라고 생각하는 척추 전문가가 많다. 고대 의학자 갈레누스로 시작해 1960년대 윌리엄스 박사에서 최고조를 이뤘다. 잘못된 생각이다. 허리 아플 때 하는 운동으로 널리 알려진 윌리엄스 운동은 요추전만을 없애기 위해 만들어진 운동이다. 평균수명이 65세였을 때는 해도 상관이 없지만 100세까지 살아야 할 현대인들은 따라 하지 않는 것이 현명한 일이다.

7   척추관협착증, 전방전위증에는 허리 신전이 해롭다고 주장하는 전문가가 많다. 그렇지 않다. 척추관협착증, 전방전위증에도 요추전만이 도움된다.

8   작업 특성상 요추전만이 없어지는 자세, 예를 들면 쭈그리고 앉아서 일을 하는 자세를 오래 유지해야 하는 경우 자주 자주 일어서서 신전동작을 통해 요추전만을 되찾는 것이 필수적이다.

9   앉았다 일어설 때 바로 허리를 펴기 힘든 사람은 일어서기 전 30초간 요추전만 자세를 취한 후 일어서 보라. 세상이 달라 보인다.

10장
디스크 상처 다시 붙이기

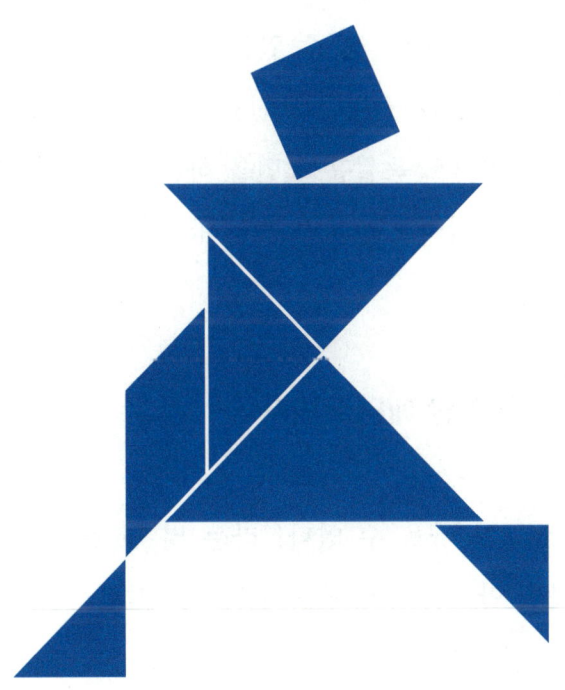

찢어진 디스크가 다시 붙는다고? 말도 안 돼!

'찢어져서 아픈 디스크는 회복될 가망이 없다.'라고 생각하는 것이 아직도 의학계의 정설이다. 디스크에 생긴 상처는 아물지 않는다는 것이다. 상처 난 디스크의 통증은 너무 심한데 상처가 좋아질 가능성은 없으므로, 아픈 디스크를 제거하고 척추 마디가 못 움직이도록 고정하는 유합술(癒合術, fusion)을 하게 된다.

그러나 만약 지금은 내 허리 디스크에 무지하게 아픈 상처가 있지만 앞으로 시간이 지나면서 상처가 아물고 나아서 통증이 줄어들고, 결국에는 안 아프게 된다면 얼마나 좋을까? 과연 그것이 가능할까? 디스크 상처가 힐링(healing)이 된다는 희망이 있다면 한두 달은 참아 볼 수 있을 것 같은데, 과연 찢어진 디스크에 희망이 있을까? 이런 고민을 하는 분이 참으로 많을 것이다. 사실은 필자도 똑같은 고민을 하는 사람이다. 내 허리를 위해서 또 나를 찾아오는 환자분의 허리를 위해서….

한국에서 우연히 만난 애덤스 박사

'상처 난 디스크가 나을 수 있나?'라는 몇 년 동안의 의문은 2014년 운 좋은 만남을 통해 전격적으로 풀린다.

2014년 6월 국제요추학회(The International Society for

the Study of the Lumbar Spine)가 연세대학교에서 열렸다. 미국 장기연수 때 만난 후 친하게 지내던 콜로라도대학 재활의학 교실의 베누 아쿠소타(Venu Akuthota) 주임교수가 학회 참석을 위해 서울을 방문했기에 필자도 그 학회에 같이 참석했다. 학회 프로그램 중 소규모 집담회가 있어 들어가 보았는데, 서로 잘 아는 듯한 대가 10여 명이 디스크의 퇴행을 주제로 열띤 토론을 하는 자리였다. 필자는 아웃사이더라는 느낌에 맨 뒷자리에 앉아 관전하던 중 바로 옆에 앉은 영국식 영어를 쓰는 중년 남성이 매우 활발하게 의견을 개진하는 것이었다.

영국 남성의 발표 내용이 심상치 않아 슬며시 다가가 한두 가지 질문을 한 다음 몇 년 동안의 의문을 물어보았다.

"찢어진 디스크가 아물 수 있나요?"
"아, 디스크 상처도 아물어 간다는 동물 실험 결과가 몇 개 있어요. 특히 바깥쪽 섬유륜은 잘 낫습니다. 그런데 시간이 아주 오래 걸려요. 한 1년 반 정도요. 디스크에 있는 세포의 신진대사가 워낙 느려서 그래요. 오스티(Osti) 박사가 양을 이용한 동물실험 논문을 한 번 찾아 보세요."

눈이 번쩍 뜨이는 답이었다. 참으로 감사하다는 말을 전하며 이름이라도 알아두려고 명찰을 보니 애덤스(Adams) 박사였고, 헤어지면서 주고 받은 이메일 주소를 보니 이름은 마이클(Michael)이었다. '마이클 애덤스? 어디서 많이 듣던 이름인데?' 하면서 구글 검색을 하니 필자가 2000년대 중반부터 빨간 줄, 파란 줄을 쳐 가면서 읽었던 『요통의 생체역학(The Biomechanics of Back Pain)』의 저자가 아닌가? 내가 달달 외우다시피 읽었던 책의 저자를 직접 만났다는 것이 참으로 놀라웠고, 생각보다 젊었다는 사실에 한 번 더 놀랐다. 도대체 몇 살 때 그 책을 쓴 것이란 말인가? 무엇보다도 오랜 시간 씨름해 왔던 의문이 대가(大家)를 만나 한순간에 해결된 것이 너무도 놀라웠다.

애덤스 박사 코멘트의 팩트 체크

상처 난 디스크가 저절로 아물어서 회복된다는 사실을 애덤스 박사에게서 전해 듣고는 바로 오르소 오스티(Orso L. Osti) 박사의 논문을 찾아 보았다. 양의 허리를 수술해 디스크에 칼집을 넣은 다음 1개월부터 18개월까지 자연 속에 방목하며 찢어진 디스크가 어떻게 되는지를 확인한 연구[21]였다 『백년운동』 451페이지, 20.11 참조. 그런데 연구보고서에는 '칼로 찢었던 디스크가 아물었다.'라는 내용은 별로 없고 '바깥쪽 섬유륜을 칼로 찢었더니 안쪽 섬유륜에 퇴행이 오더라.'라는 내용에 관해서만 길게 설명한 다음 결론으로 제시되어 있었다.

'애덤스 박사가 나한테 잘못 가르쳐 준 것인가? 내가 잘못 알아들은 것인가?' 이런 생각과 함께 엄청난 실망감이 들었다. 실망스러운 마음을 달래며 디스크에 손상을 준 다음의 변화를 관찰한 몇 편의 논문을 더 찾아봤다. 그러나 그 어디에도 '손상된 디스크가 저절로 아물더라.' 하는 결론을 명확히 제시한 논문은 없었다.

이쯤 되니 애덤스 박사와 나눈 대화에 의구심이 더 커졌다. 애덤스 박사의 논문을 뒤지기 시작했다. 디스크 손상에 관한 애덤스 박사의 생각을 정리한 보고서[22]를 찬찬히 읽으면서 무릎을 탁 치는 내용을 만났다.

'대부분의 동물 실험은 손상 후 디스크의 퇴행성 변화에 초점을 맞추어 안쪽 섬유륜과 수핵이 어떻게 퇴행되는지에 대해서는 큰 관심을 가졌으나 **바깥쪽 섬유륜과 종판이 아물어 가는 데에는 별로 관심이 없었다.**'

그리고 보니 양(羊)을 대상으로 한 연구 논문의 결론에는 디스크 상처가 아물었다는 내용이 없었지만 논문의 본문을 자세히 보니 상처 난 바깥쪽 섬유륜에 흉터가 생기면서 아물어 들어가는 그림이 실린 논문[21]도 있고 디스크에 상처를 내니 충격 흡수 기능이 30% 이하로 줄었다가 6주가 지나면서 75%로 회복되는 것을 알 수 있는 표[23, 24]도 제시되어 있었다. 안타까운 것은 어려운 동물실험을 진행하고 논문을 출판한 **논문의 저자들은 디스크 상처가 자연 경과로 아물게 되는 이토록 중요한 발견**

에는 별 관심이 없었던 것이다. 섬유륜의 손상이 디스크 퇴행에 영향을 미치는지[21], 수술할 때 어떤 방법으로 섬유륜을 잘라내는 것이 유리한지[23]가 주된 관심사였기 때문이다.

'상처 난 디스크가 저절로 아물게 된다.'라는 발견을 별로 중요하게 생각하지 않았던 이유는 아마도 '연골은 절대로 재생되지 않는다.'라는 고정관념(固定觀念)이 너무 강한 탓일 것이다. '디스크의 상처는 아물지 않는다.'라는 잘못된 고정관념을 불식해 준 애덤스 박사의 깊은 통찰력에 다시 한 번 놀라움을 느낀다.

허리 디스크의 상처가 없어진 것 본 적 있나요?

허리 디스크의 상처 즉, 섬유륜이 찢어진 것이 시간이 지나면서 저절로 아물어 간다는 것은 오랫동안 허리 통증으로 고생하는 사람들에게는 크나큰 희망이다. 6~7년간 심한 허리 통증으로 고생한 필자에게도 마찬가지다. 그렇다면 내 허리 디스크에 난 상처가 아물고 있다는 것은 어떻게 알 수 있을까? MRI를 찍어 보면 될까?

MRI에 찢어진 섬유륜이 보이고 그것이 시간이 지나면서 아물어서 상처가 없어진 것을 볼 수 있는 경우는 흔치 않다. 필자의 진료실에서 MRI로 찢어진 섬유륜이 힐링된 것을 확인한 경우는

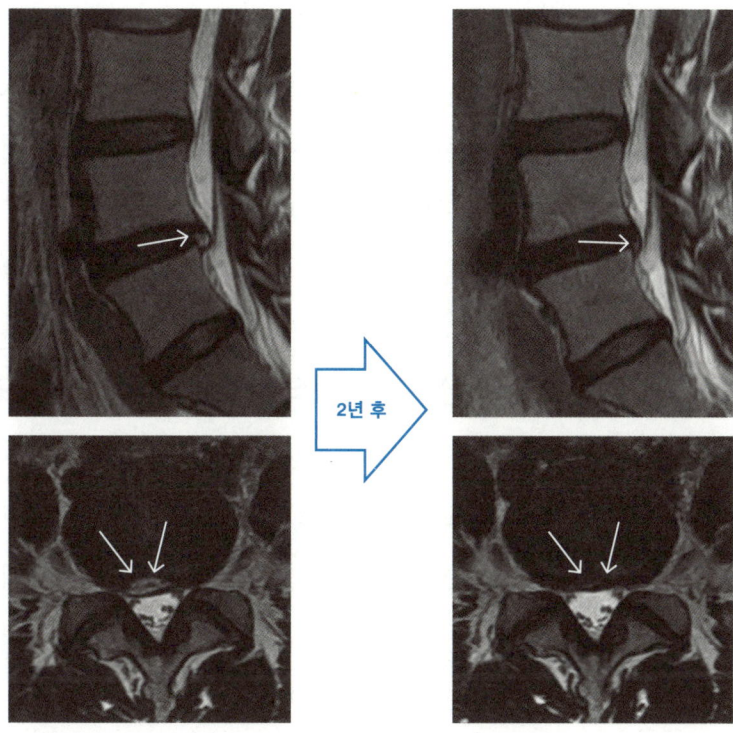

10.1 찢어진 섬유륜의 상처(화살표가 가르키는 흰색 부위)가 2년 만에 많이 줄어든 모습

손에 꼽을 정도로 드물다. 그 이유는 통증이 호전된 경우에 값비싼 MRI를 다시 찍어 보는 것은 적절치 않기 때문이다. 과잉진료에 해당한다. 그뿐만 아니라 MRI는 흉터와 상처를 구분하지 못하기 때문이다 2권 8장의 '상처와 흉터를 구분하지 못하는 허리 MRI' 참조.

아래는 외부 병원에서 수차례 찍은 허리 MRI 영상을 가지고 온 40세 여성을 진료하면서 확인한 내용이다. 2년 사이에 섬유륜에 생긴 흰색 상처가 많이 줄어든 것을 볼 수 있다 **10.1 참조**. 물론 그 사이에 허리 통증도 많이 좋아졌다. 찢어졌던 디스크가 아물어 붙는 것은 아주 흔히 일어나는 현상이 분명하지만 이처럼 직접 눈으로 확인하는 경우는 드물다.

그럼, 내 허리 디스크의 상처가 힐링되는 것은 어떻게 아나요?

MRI를 찍어 보지 않아도 내 허리 디스크의 상처가 아물어 가는 것을 알 수 있는 정확한 방법은 바로 허리 디스크가 보내는 신호에 귀를 기울이는 것이다. 우리 몸의 자세와 동작이 변할 때 허리에서 나오는 통증을 확인해 보면 된다.

허리 디스크가 아물 때 흔히 볼 수 있는 현상은 다음과 같다. 내 허리 디스크 상처가 아무는 징조이다.

- 세수하려고 허리를 구부리면 뻐근하던 증상이 줄거나 없어졌다.
- 앉았다가 일어서면 늘 허리가 뻐근했는데 그런 일이 줄어들었다.
- 앉았다가 일어설 때 허리를 바로 펼 수 없었는데 이제 쉽게 펴진다.
- 의자에 앉으면 허리가 아파 금방 일어나야 했는데 의자

에 앉아 있는 시간이 길어졌다.
- 걷다가 허리가 아파 쉬어야 하는데 한번에 걸을 수 있는 거리가 길어졌다.
- 화장실에서 대변보려고 힘을 쓸 때 허리가 아팠는데 이제 덜하다.
- 재채기를 하면 허리가 끊어질 듯 아프던 것이 덜 아프다.
- 1년에 한두 번 허리가 아파 1주일간 드러누웠는데 이제 그런 일이 없어졌다.
- ……

허리가 아프던 사람이 위와 같이 구체적인 상황에서 통증이 줄어드는 것을 느낀다면 '아, 이제 내 허리 디스크의 상처, 섬유륜 찢어진 부분이 붙어 들어가고 있구나!' 하고 생각하면 된다. **지금 열심히 지키고 있는 척추위생을 좀 더 유지하면 하나도 안 아프게 살아갈 날이 반드시 올 것이라는 뜻이다.**

그날이 언제일까?

수많은 병원과 셀 수 없이 많은 치료를 받아도 몇 년째 허리 통증으로 고생하는 분들은 **'척추위생으로 내 허리 디스크가 나을 날이 언제일까?'**를 제일 궁금해하신다. 아픈 허리를 참으며 요추전만을 유지하려는 노력을 하면서 '과연 이게 효과가 있을까? 어제나 오늘이나 아픈 것은 비슷한 거 같은데…'라는 생각도 든다.

떡가래를 썰다가 칼을 잘못 놀려 손가락을 베여도 반창고만 붙이고 1~2주 지나면 상처가 저절로 아물어 간다. 손가락 피부에는 혈류가 풍부하고 상처를 치유하는 세포의 신진대사가 활발해 빨리 아물게 된다. 그러나 **척추 디스크의 상처를 아물게 할 세포는 신진대사가 매우 느리다.** 이는 디스크가 충격을 받아도 혈관이 터지지 않도록 디스크 내부에 혈관분포가 최소화되는 방향으로 진화하면서 적응한 디스크 세포의 세련된 면모이다. 우아한 세포라 절대로 서두르는 법이 없다. 따라서 찢어진 디스크를 다시 붙이는 공사도 아주 천천히 진행된다. 오스티 박사의 동물실험에 따르면 한 달 정도 지나면 섬유륜 바깥쪽에 아주 얇은 흉터가 생기고, 1년 반이 지나야 섬유륜의 상당 부분이 붙게 된다는 것이다 『백년운동』 451쪽, 20.11 참조. 아무리 큰 상처나 골절도 3개월이면 완전히 아물게 되는 피부나 뼈에 비해서 물렁뼈는 참으로 오래 걸린다는 것을 알 수 있다.

진료실에서 보면 디스크 손상으로 오래 고생한 **젊은 사람의 경우 척추위생을 제대로 지키면 통상 3개월 정도면 효과를 본다.** 앞에서 설명한 '디스크 상처 아무는 징조'를 볼 수 있게 된다. 디스크의 퇴행이 진행된 연세 드신 분, 즉 **척추관협착증을 가진 분은 좀 더 오래 걸린다.** 6개월 정도는 걸린다. 3개월에서 6개월 정도 지나면 아프던 허리가 **전혀 안 아프게 된다는 뜻이 아니라 척추위생을 알기 전보다는 나아졌다는 것을 의식할 만하게 된다는 뜻**이다.

일상생활에서 완전히 안 아프게 되는 데는 얼마나 걸리냐고? 사람마다 다르다. 나이, 선천적인 디스크의 강도, 나쁜 운동과 나쁜 자세로 얼마나 디스크를 오랫동안 괴롭혔는지, 여러 가지 방법으로 디스크에 얼마나 큰 손상이나 충격을 주었는지 등에 따라 달라진다. **빠르면 6개월, 길면 2~5년 걸린다.** 참고로 필자는 5년 가까이 걸렸다. 나쁜 운동으로 허리에 지속적인 손상을 가한 기간이 6년 정도였으니 자업자득(自業自得)이라 억울함은 없다.

무슨 소리, 나는 1년이 지났는데도 조금도 낫지 않아!

남들은 3개월, 길어도 6개월이면 아픈 것이 좋아지는 기미가 보인다는데 1년이 지났는데도 좋아질 기미가 보이지 않아! 도대체 무엇이 문제인가?

찢어진 디스크는 자연경과로 다시 붙는다. 가만히 내버려 둬도 다시 안 아프게 된다는 뜻이다. 그런데 웬걸, 1년이 지나도 좋아질 기미가 보이지 않는 것은 왜일까?

가장 흔한 원인으로는 **찢어진 디스크가 아물어 가는 동안**

에 다시 찢는 행동을 하는 것이다. 아물던 상처가 다시 덧나게 되니 상처가 좋아지지 않는다. 디스크를 다시 찢는 행동이 무엇이냐고? 나쁜 운동, 나쁜 동작, 나쁜 자세가 바로 디스크를 찢는 행동이다. 요추전만을 없애는 동작이나 자세가 가장 흔한 원인이고, 허리 운동을 한다고 허리를 구부렸다 폈다 하는 반복 동작을 하는 것이 그다음으로 흔한 요인이다. 요추전만이 있어도 상처난 디스크가 감당할 수 없는 강한 부담을 가하는 것이 자주 보는 원인이다. **아물던 디스크 상처를 다시 찢는 스스로의 동작, 운동, 자세를 찾아내어 생활 속에서 제거해야만 디스크가 다시 붙을 수 있다.**

디스크 찢는 범인을 찾기 어려운 이유

내 소중한 허리 디스크에 생긴 상처가 아물어 가는 것을 막는 범인을 찾아야만 허리가 나을 텐데 그게 생각처럼 쉽지 않다. 이유는 아물어 가던 디스크 상처를 다시 찢는 데는 큰 힘이 들지 않기 때문이다. 요추전만이 무너진 상태로 아주 짧은 시간만 지나쳐도 쉽게 다시 찢어진다. **상처 난 디스크가 다시 붙는 데 1년 반이 걸리지만 찢는 시간은 1.5초면 충분하다.** 게다가 찢어졌을 때 바로 통증을 느끼지 못하므로 스스로 디스크를 찢었다는 사실조차 모르고 지나가는 경우가 많다. 그러다 보니 자기도 모르게 자꾸자꾸 디스크를 찢는 행동을 하게 된다.

요즘은 신용카드로 모든 결제를 하므로 '소매치기'를 당하는 일이 거의 없지만, 1970~80년대에는 사람들이 북적이는 거리를 다녀오면 다반사로 겪는 일이 '소매치기'였다. 주인 모르게 감쪽같이 돈지갑을 **빼** 가는 기술이 대단한 '꾼'이 많아 지갑을 잃어버리고도 몇 시간 동안 알아채지 못하는 경우가 많았다. 상처난 디스크를 다시 찢는 행동도 능수능란한 소매치기와 비슷하다. 전혀 눈치를 채지 못하는 상태에서 디스크가 다시 찢어진다.

척추위생을 교육한 지 3~6개월이 지나도 나을 기미가 보이지 않는 분들이 진료실에 오면 디스크 찢는 '소매치기'를 찾아내는 것이 필자의 주업무가 된다.

디스크 상처 다시 찢는 '소매치기' 찾아내기

나도 모르게, 은연중에, 깜쪽같이 디스크 상처를 다시 찢는 '소매치기'를 찾아내려면 자신의 생활을 찬찬히 되짚어보는 수밖에 없다. 남이 도와줄 수 없고 본인만이 할 수 있는 일이다. 스스로 '소매치기'를 찾아내는 데 약간의 도움이 될까 해서 필자가 진료실에서 찾아낸 몇 가지 경우를 정리해 본다.

디스크 상처 다시 찢는 흔한 경우이다.

운동 관련

나쁜 운동 윌리엄스 운동을 포함한 허리를 구부리는 스트레칭, 허리 근력 강화 운동 등 『백년허리』 초판에서 나쁜 운동이라고 알려드린 내용은 이제 대부분 잘 알고 있다. 그렇지만 최근 해외에서 오래 거주한 사람은 아직도 나쁜 운동을 하고 있는 분이 있다. 나쁜 운동은 제거해야 한다.

너무 빠른 운동 진도 『백년허리』 1판에서 추천했던 맥길의 빅3 운동이나 브리징운동, 자연 복대로 걷기 등도 디스크 손상이 심한 경우에는 디스크에 치명적인 손상을 가할 수 있다. 허리 운동에는 선행학습이란 없다. 절대로 앞서 나가지 말라. **맥길운동, 브리징운동, 자연 복대도 조심해야 한다.** 『백년허리』 초판을 읽었는데도 허리가 낫지 않는 분들은 반드시 체크해야 할 포인트이다.

너무 과한 운동 걷기가 허리 디스크를 아물게 하는 데 도움이 된다고 하니 하루에 3시간씩 걸으면서 허리가 낫지 않는다고 찾아오신 분이 있었다. 아무리 좋은 음식도 너무 과하게 먹으면 탈이 나듯이 걷기 운동도 마찬가지이다. 걷기로 디스크 내부의 세포를 활성화한들 무슨 소용이 있나? 너무 많이 걸어서 디스크 자체가 찌그러지는데…. 디스크를 무너뜨리지 않는 범위에서 세포를 활성화해야 한다. 『백년운동』 6장의 '아픈데 어떻게 걷나, 이 사람아!'를 참조하라.

은연중에 복근에 힘이 들어가는 운동 다리오므리기, 턱걸이, 벤치프레스 같은 운동도 복근의 수축을 유발할 수 있다. **'소매치기'일 수도 있다는 뜻**이다.

작업 관련

몸에 맞지 않는 사무환경 하루 종일 컴퓨터 작업을 하는 현대인들은 의자, 책상, 모니터 높이 등을 꼼꼼히 챙겨야 한다. 은근한 힘을 받아 디스크가 조금씩 찢어지게 된다.

쪼그려 앉아서하는 작업 생업에 종사하느라 쭈그리고 앉아 작업을 해야 하는 분들이 여기에 해당한다. 조선소에서 배의 하부 강판 작업을 하던 분이 있었는데 어쩔 수 없이 허리를 구부려야만 하는 안타까운 상황이었다. 그렇지만 **'안적천-신의 원칙'** 2권 11장의 **'안적천을 못 지키면 신전동작!' 참조**을 최대한 지키면서 척추위생을 유지해 조금씩이라도 낫게 하는 것이 최선의 방법이다.

반려동물 돌보기 반려동물도 체크포인트이다. 반려동물을 돌보려면 허리를 자주 구부려야 하기 때문이다.

일상생활 관련

생리현상 변비가 심하면 디스크가 잘 찢어진다. 좌변기에 오래 앉아 있어 요추 전만이 잘 무너진다. 변을 보려고 용을 쓰면 복압을 올려 디스크 압력이 높아진다. 약이나 음식, 운동 등으로 변비를 해결해야 한다.

생리현상 처리 한국이 낳은 격투기 스타 정찬성 선수와 같이 키에 비해 팔이 아주 긴 사람은 괜찮지만 팔이 평균적인 길이인 대부분의 사람들은 변을 보고 뒤처리를 할 때 허리를 좀 구부리게 된다. 이 동작 역시 디스크에는 해롭다. 양손을 번갈아 사용하는 것도 좋은 방법이다.

머리감기 세면대에 머리를 감으면 허리를 구부릴 수밖에 없다. 허리가 아프면 서서 샤워하면서 머리를 감아야 한다.

방바닥에 앉아 있기 "혹시 낮에 방바닥에 앉아 생활하세요?" 좌식 생활에 익숙하신 연세 드신 어르신들께는 꼭 여쭤 봐야 하는 질문이다. 의자와 침대를 사용해야 한다.

딱딱한 침대 예로부터 '허리가 아픈 사람은 마룻바닥에서 자야 한다.'라는 격언이 있다. 틀린 말이다. 편안히 누웠을 때 요추전만, 경추전만을 잘 유지해 주는 어느 정도의 쿠션이 있는 침대가 좋다. 딱딱한 침대는 척추에 해롭다. 좋은 매트리스를 방바닥에 깔고 자는 것도 좋지 않다. 방바닥에 깔린 매트리스에 눕기 위해 내려가면서 한 번, 아침에 일어나 방바닥에서 일어서면서 또 한 번, 하루에 두 번씩 허리 다칠 행동을 하기 때문이다. 어느 정도 높이가 있어 서 있다가 엉덩이만 침대에 걸쳐 놓으면 바로 누울 수 있어야 한다.

잠자는 자세 모로 자는 것은 척추에 좋지 않다. 관절에도 좋지 않다. 엎드려 자면 허리에는 좋지만 목디스크 손상이 잘 온다. 가능하면 많은 시간을 하늘을 보며 바로 누워 자도록 하고 허리 밑에 쿠션을 넣는 것이 좋다. 무릎 아래 쿠션은 허리에 나쁘다.

교수님, 혹시 외계인이세요?

전방전위증으로 고생하시는 외과 교수님이 몇 달 만에 진료실을 찾았다. 아픈 게 좀 낫기는 하지만 여전히 상당히 괴로운 표정이다. '디스크 상처가 제대로 아물지 않는다.'라는 느낌이 필자의 대퇴부를 타고 올라 견갑골 사이를 지나서 뇌리를 스친다.

"교수님, 디스크 상처 아물어 가는 시간이 너무 오래 걸립니다."

좀 이상한데요. 외과 수술 상처는 통상 1~2주면 아물지 않습니까? 그보다 더 걸리면 뭔가 이상한 것 아닙니까?"

"예, 그렇지요. 상처에 세균 감염이 생겼거나 환자의 면역기능에 문제가 있거나 뭐 그런 특별한 이유가 있지요."

"교수님 허리 MRI를 보니 디스크에 감염은 없는데요, 혹시 면역기능에 문제 있나요?"

"아닌데요. 그럴 만한 일은 없는데요."

"충분한 시간이 지나도 아물지 않는 디스크 상처는 자꾸 상처를 덧나게 하는 행동이 생활 속에 도사리고 있기 때문입니다. 척추위생을 제대로 지키지 않는 것 아닙니까?"

"시키신 대로 정말 철저히 하고 있어요!"

"흠… 감염, 면역 이상이 아닌데도 디스크 상처가 아물지 않는 경우는 외계인밖에 없습니다. 교수님 외계인이세요?"

물론 지구인의 평균적인 생물학적 조건을 가지고 있다면 디스크 상처가 아물지 않을 수가 없다는 말을 강조하기 위해 농담으로 던진 말이었다.

확인해 보니 그 교수님은 하늘 보고 누워 엉덩이를 높이 치켜드는 브리징 동작 2권 12장의 '마라 3. 허리 운동 진도 앞서 나가지 마라!' 참조을 열심히 하고 계셨다. 『백년허리』 초판에서 좋은 운동이라 소개했지만 엉덩이를 너무 높이 들면 허리를 구부렸다 펴는 동작이 반복되어 디스크를 짓이길 수 있다. **척추위생을 잘 지키면서**

3개월이 지나도 디스크성 통증이 낫지 않는다면 의심스러운 운동은 모두 중지해야만 한다.

디스크에 새 생명을 주는 '참회의 시간'

한 번씩 심하게 허리 통증이 찾아와 고생을 하거나, 충분한 시간이 지났는데도 나을 기미가 보이지 않는 허리 통증이 있다면 디스크에 새 생명을 주는 '디스크 상처에 대한 참회의 시간'을 마련해야 한다. 참회를 통해 디스크를 찢는 잘못된 행동이 무엇인지를 잘 찾아내야 한다. 그렇지 않으면 디스크가 점점 더 크게 찢어져 혹독한 단죄(斷罪)를 받을 수 있기 때문이다.

디스크 상처에 대한 참회를 하기 위해서는 **매트리스 침대에 누워 허리 밑에 푹신한 쿠션을 깔고 하늘을 보고 똑바로 눕는다. 그 자세에서 숨을 천천히, 깊게 들이쉬고 내쉬면서 자신의 생활을 찬찬히 돌아보며 디스크를 괴롭히는 잘못된 행동이 무엇인지를 찾아내는 것이다.** 운동, 작업, 일상생활 등 자신이 하는 모든 행동을 샅샅이 뒤져서 찾아내야 한다. 내가 무슨 잘못을 해서 이 통증이 오는지? 내가 어떤 동작과 자세를 할 때 디스크를 다시 찢었는지를 가슴에 손을 얹고 참회해야 한다. 그 과정에서 디스크는 붙어 가고, 다시 나쁜 행동을 하지 않을 수 있으므로 허리에 쿠션 깔고 누워 참회하는 과정이야말로 일석이조이다.

왜 재발하는지 아는 60대 여성

5번 요추와 1번 천추 사이의 디스크가 오른쪽으로 탈출되어 제1 천수 신경뿌리 통증이 심한 66세 여성이 진료실을 찾았다. 오른쪽 발바닥이 많이 아파 다른 병원에서 족저근막염 치료도 받고 허리에 고주파 시술도 받았으나 큰 호전이 없다고 한다. 디스크 탈출이 아주 크지는 않으나 오른쪽 제1 천수 신경뿌리 바로 위쪽으로 치우친 것이 많이 아파 보인다 **10.2 참조**.

그러나 지금은 통증 점수가 4점 정도라고 하니 바로 신경뿌리 스테로이드 주사를 할 정도는 아니라고 판단하고 척추위생을 잘 유지해 볼 것을 추천했다. 6주 후에는 통증 점수가 3점으로 줄었고 석 달이 지나면서 진통제 없이도 별로 아프지 않게 지낸다고 한다. 척추위생의 효과가 제대로 먹힌 것이다. 아물어 가는 디스크를 다시 찢지만 않으면 잘 치유되는 것을 보여준다. 초진 후 6개월째 다시 방문했을 때의 대화이다.

"이제 많이 좋아져서 평소에는 거의 아프지 않는데 한 번씩 오른쪽 발바닥이 아플 때가 있어요."

"그것은 나쁜 행동 때문에 아물어 가던 디스크가 다시 삐져 나온다는 뜻입니다. 어떤 행동 때문에 그렇게 되는지를 반드시 찾아내 그 행동을 생활에서 제거해야 합니다. 그렇지 않으면 가끔씩 삐져 나왔다 금방 들어가던 수핵이 어느 날 크게 튀어나오면서 다

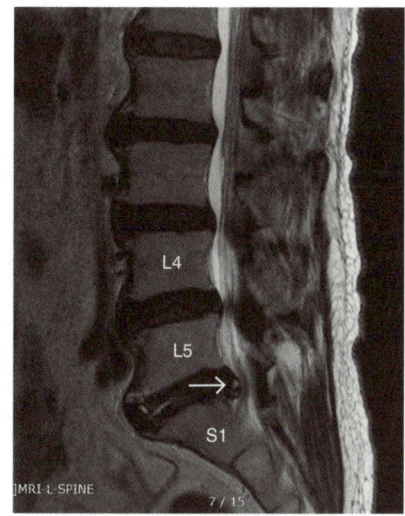 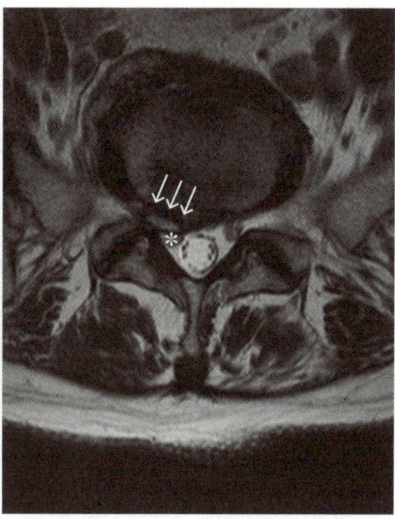

10.2 디스크 탈출 때문에 생긴 방사통을 척추위생으로 잘 해결했지만 가끔 재발하던 60대 여성의 MRI 영상. 재발할 때마다 탈출된 디스크 물질(화살표)이 더 튀어나오면서 신경뿌리(*표시)를 미는 것이다. 다행스럽게도 어떤 행동으로 디스크 물질이 더 튀어나오는지를 정확히 알고 있었다.

시 돌아가지 않는 상황이 올 수도 있기 때문입니다. 나쁜 행동을 그대로 방치하면 옛날로 돌아갈 수 있다는 뜻입니다."

"무엇 때문에 다시 아프게 되는지 잘 압니다. 척추위생을 배우고부터는 바닥에 떨어진 것을 주울 때 항상 집게를 사용하는데 급해서 손으로 주우면 꼭 좌골신경통이 발바닥으로 와요!"

이 정도면 척추위생 개념 '완전 정복'이다.

척추위생 한 달 만에 좋아진, 험상 궂은 척추관협착증

걷기 시작하면 허리와 오른쪽 허벅지가 아파 5분 이상을 걷지 못한다는 60대 후반 남성분이 진료실을 찾았다. 걷는 동안 허벅지 바깥쪽을 바늘로 찌르는 아픔이 너무 심해 통증 점수 7점이 넘는다고 한다. 걸음을 걷는 동안 좌골신경통이 심해지면서 더는 걷지 못하게 되는 상황으로 간헐적(間歇的) 파행(跛行)의 전형적인 양상이다. 멀쩡히 잘 살다가 열 달 전쯤 특별한 이유도 없이 찾아온 고통이라 난감하다는 표정이었다.

외부에서 촬영한 MRI 영상을 보니 5번 요추와 1번 천추 사이에 전방전위증이 있고 4-5번 요추 사이의 디스크가 탈출되고 후관절과 황인대가 두꺼워져 전형적인 척추관협착증이 와 있는 상태이다 **10.3 참조**.

"내 나이 60대라 아직 팔팔한데 5분도 못 걸으니 답답하기 짝이 없습니다. 수술을 받아야 할까요?"

"아직 다리 힘이 빠지는 상태는 아니므로 척추위생을 철저히 지키면서 좋아지기를 기다려 보시지요."

"척추위생? 그게 뭔데요?"

"칼질을 잘못해서 손가락이 베이면 상처가 벌어지지 않도록, 또 세균이 침범하지 않도록 일회용 반창고를 붙이지 않습니까? 그와 마찬가지로 찢어진 허리 디스크가 더는 찢어지지 않도록 요

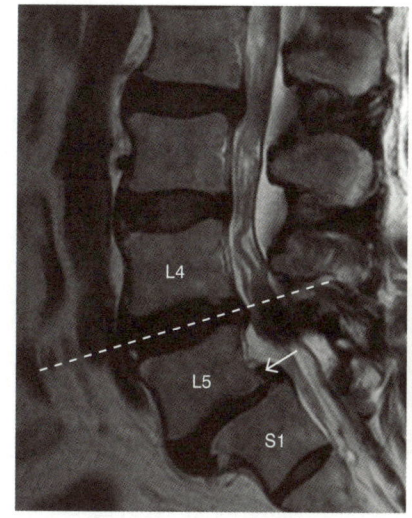 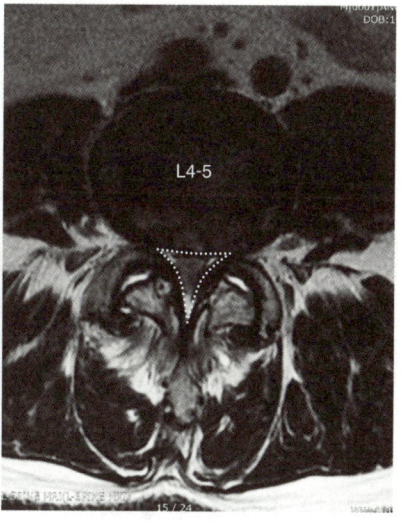

10.3 전방전위증을 동반한 척추관협착증 환자의 MRI 영상. 활기찬 인생을 살던 60대 후반 남성이 10개월 전부터 5분도 못 걷는 상태가 되었다가 한 달간의 척추위생으로 간헐적 파행을 해결한 경우이다. 5번 요추(L5)와 1번 천추(S1) 사이에 전방전위(화살표)가 있고 4-5번 요추 디스크 부위(왼쪽 그림 긴 점선)에 척추관이 좁아진 것(오른쪽 그림 짧은 점선)이 확인된다.

추전만을 유지하는 것이 척추위생입니다. 허리 디스크에 붙이는 척추 반창고라고 생각하시면 됩니다. 24시간 내내 허리에 무리한 힘을 가하지 않고, 좋은 자세를 유지하는 것입니다."

"어? 나는 디스크 문제가 아니라 척추관협착증인데요?"

"예, 4-5번 요추 디스크 부위에 척추관협착증이 있습니다. 그런데 그 협착은 이미 몇 년 동안 아무 탈없이 가지고 계셨던 것이고요, 열 달 전에 허리와 다리가 아픈 증상이 새로 생긴 이유는 협착된 허리에 있는 디스크를 열 달 전에 살짝 찢으셨기 때문입니다. 지금이라도 찢어진 디스크가 다시 아물도록 노력하시면 됩니다."

척추위생 교육을 수차례 받고 한 달 열흘 후 다시 진료실에서 만났다. 이제 통증이 거의 없어져서 20~30분은 너끈히 걷는다고 한다. 잠잘 때 허리 베개가 큰 도움이 되더라고 즐겨 찾는 척추위생 방법도 부연하였다.

험상 궂은 허리 MRI 영상에 열 달 동안 5분만 걸어도 허벅지가 아파 못 걷던 분이 한 달 만에 심한 통증에서 벗어날 수 있었던 '척추위생'은 과연 무엇인가?

신이 내린 척추 반창고, 척추위생!

면역결핍증이 있거나 심한 당뇨로 혈관이 망가지는 등 특별한 질병이 있는 사람이 아니라면 손가락에 난 상처는 반창고를 2주간 붙여두면 저절로 낫는다. 상처 부위에 염증이 생기고 그 염증이 섬유화되면서 흉터가 만들어지고, 그 흉터는 시간이 지남에 따라 점차 주변의 정상 조직으로 바뀌어 나간다.

허리 디스크도 마찬가지이다. 섬유륜이 일부만 찢어지는 디스크 내장증이나 완전히 찢어져 수핵이 밖으로 터져 나오는 디스크 탈출증 모두 디스크에 상처가 생기는 것이고 디스크 상처도 반창고를 잘 붙여 두면 시간이 지나면서 염증, 섬유화, 흉터, 정상 조직으로 바뀌는 과정을 겪으며 저절로 붙게 된다. 그토록 아프던 허리가 척추위생만 잘 지켜도 훨씬 덜 아프게 되는 이유이다.

척추위생이 도대체 뭐냐고? 어떻게 하는 것이냐고? 11장과 12장을 보면 된다.

요점 정리

1   손가락에 난 상처와 마찬가지로 디스크에 생긴 상처도 저절로 아물게 된다. 단, 아주 오래 걸린다.

2   디스크 상처가 아물어 가는 것은 디스크성 요통이 줄어드는 증상으로 확인할 수 있다.

3   요추전만을 유지하는 척추위생을 잘 지키면 젊은 사람은 3개월, 연세 드신 분들은 6개월 정도면 통증이 완화되고 호전을 보이기 시작한다.

4   통증이 완전히 없어지는 데 걸리는 시간은 사람마다 크게 다르다. 짧으면 6개월, 길면 5년도 걸린다. 단, 척추위생을 정확히 지키는 조건 하에서 그러하다.

5   디스크 상처가 다시 붙는 데는 1년 반이 걸리고 붙어 가던 상처를 찢는 데는 1.5초면 충분하다.

6   디스크 상처가 아물어 갈 때 절대로 다시 찢지 않으려고 노력하는 것이 척추위생이다.

7   척추위생이 무엇인지는 11장과 12장을 보면 된다.

11장
허리 치료의 왕도
— 척추위생

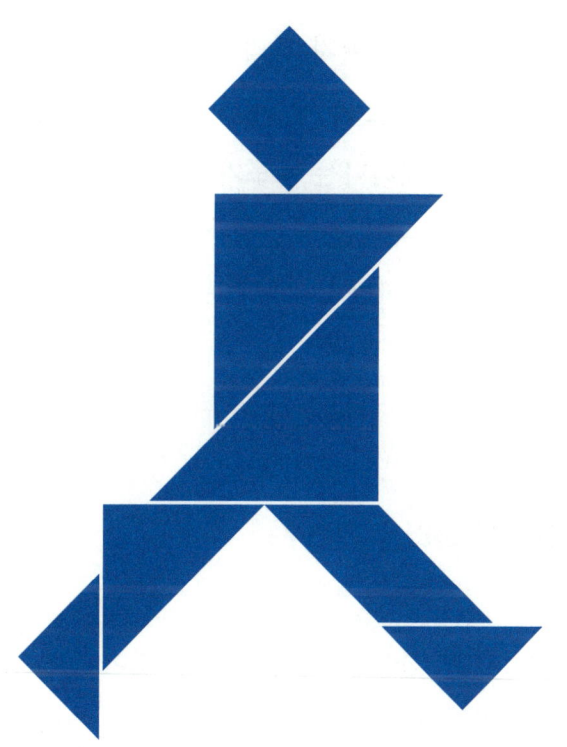

척추위생? 그게 뭔데?

척추위생의 기본 원칙은 '상처 난 디스크를 더는 괴롭히지 않으면 저절로 낫는다.'라는 것이다. 찢어진 디스크를 더 찢지만 않으면 언젠가는 디스크 상처가 다 나아서 안 아프게 된다. 디스크를 괴롭히는 행동을 최소화하는 척추위생이 최고의 허리 치료 방법이다.

손이 더러우면 코로나 바이러스 같은 것이 묻어 나쁜 병에 걸리기 쉬우니 손을 깨끗이 씻는 것이 손 위생(衛生)이다. 현대인의 건강을 지키는 왕도이다. 척추 디스크에 나쁜 힘을 가하는 행동을 하면 디스크가 찢어져 허리 통증이 생기므로 디스크에 나쁜 스트레스를 최소한으로 줄이는 것이 척추위생(脊椎衛生)이다. 허리 통증에서 벗어나는 왕도가 된다.

손 위생이 '손을 자주 씻어 손이 늘 깨끗한 상태로 유지하는 것'이라면 척추위생이란 '척추 디스크에 해로운 힘을 가하지 않는 것'이다.

척추위생 어떻게 하라는 건가?

허리 디스크에 나쁜 힘을 가하지 말라는 것이 척추위생이라는 것은 알겠다. 그럼, 허리 디스크에 나쁜 힘이라는 것은 무엇인가?

허리 디스크는 섬유륜이라는 껍질 속에 수핵이라는 젤리 덩어리를 품고 있는 물방석이다 1.4 참조. 물방석에 너무 큰 압박을 가하면 터질 수밖에 없다. 따라서 너무 강한 힘으로 디스크를 찍어누르는 것이 디스크에 나쁘다. **너무 강한 압박, 나쁜 힘**이다.

디스크라는 물방석이 찢어지는 방향도 중요하다. 디스크의 **앞쪽보다는 뒤쪽이 찢어지는 것이 더 큰 문제이다**. 물방석이 뒤쪽으로 찢어지면 더 아프고, 신경 손상도 잘 일어난다. **전방 섬유륜보다 후방 섬유륜에 더 많은 통증 신경이 분포**하기 때문이다.[25] 아마도 척수신경(脊髓神經)이 뒤쪽에 있으니 이를 보호하기 위해 후방 섬유륜에 통증을 느끼는 신경분포가 많은 방향으로 척추동물이 진화되었을 것이다. 따라서 물방석을 누를 때도 뒤쪽을 누르는 것보다 앞쪽을 누르는 것이 더 나쁘다. 물방석의 앞쪽을 누르면 수핵이 뒤로 밀리면서 후방 섬유륜을 찢기 때문이다 2.6, 2.7 참조. 후방 섬유륜이 찢어지는 것이 더 아프고, 많이 찢어져 탈출되면 신경뿌리 통증까지 생기고, 신경 손상에까지 이를 수 있기 때문에 뒤쪽으로 찢어지는 것을 최대한 막아야 한다. 따라서 **디스크의 앞쪽을 누르는 압박을 피해야 한다**. 요추 전만이 무너지는 것, 허리를 구부리는 것이 디스크 앞쪽에 압박을 가하는 것이다. **나쁜 힘**이다.

디스크라는 물방석을 너무 큰 힘으로 짓누르지 말아야 하고 특히 디스크의 앞쪽을 압박하는 것은 피해야 한다. 그것이 **척추위생의 기본 원칙**이다.

척추위생 — 요추전만을 최대화하라

일상생활 중에는 디스크에 강한 압박을 가하는 동작보다는 디스크의 앞부분에 압박을 가하는 동작과 자세가 가장 크게 문제된다. **디스크의 앞부분에 가해지는 압박을 피하기 위해 가장 중요한 것은 요추전만이다.** 요추전만 곡선은 허리 디스크의 수핵을 앞쪽으로 밀고, 후방 섬유륜을 두껍게 만들며, 후방 섬유륜에 찢어진 상처를 서로 붙여 준다 **2.7 참조**. 요추전만이 있으면 요추전만이 없을 때에 비해 디스크가 견딜 수 있는 힘이 17배로 커진다.[26]

척추위생 — 최대한의 요추전만을 최대한 오랫동안 유지하는 것이다 11.1 참조.

방사통은 없이 허리 가운데만 아픈 전형적인 디스크성 요통으로 고통을 호소하는 40대 남성 환자가 진료실을 찾았다. 외부 병원 영상을 확인해 보니 디스크가 두껍고 종판이 미끈하다. 선천적으로 튼튼한 디스크를 타고난 것이다. 허리를 많이 쓰는 노동일을 하는 직업은 아니라고 한다. 그렇다면 무엇이 부모님에게서 받은 튼튼한 디스크를 손상시키는지 그 이유를 알아내야 한다.

몇 마디 대화를 나누기도 전에 환자가 진료실 의자에 앉으면서 정답이 나왔다. 젊은 나이에 비해 평소에 구부정하게 앉는 것이 버릇이 되어 버린 것이다.

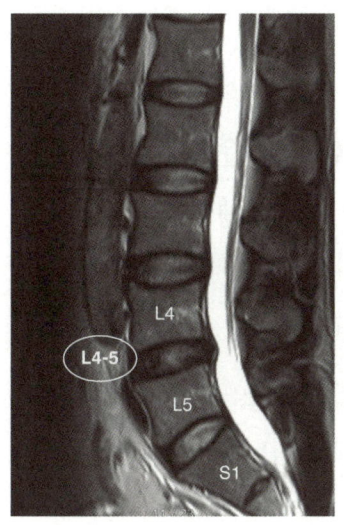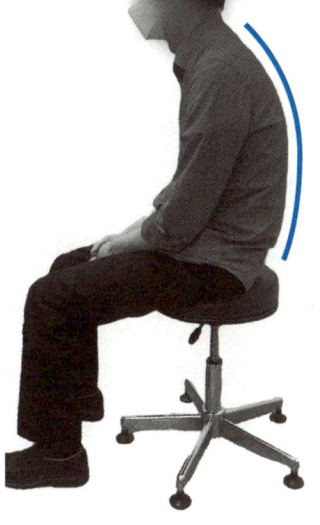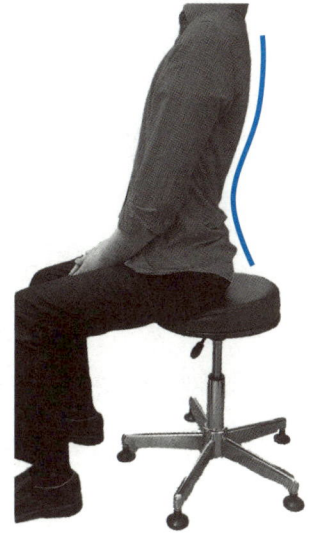

잘못된 허리 자세   좋은 척추 위생 자세

11.1 선천적으로 튼튼한 디스크를 타고났으나 늘 허리를 구부정하게 있는 자세 때문에 디스크가 찢어진 40대 남성 환자의 허리 MRI 영상(왼쪽). 잘못된 허리 자세(가운데)를 고쳐서 척추위생을 위한 신전자세(오른쪽)를 만든 모양이다.

"선천적으로 튼튼한 디스크를 타고났으나 늘 허리를 구부정하게 있는 자세 때문에 디스크가 찢어져서 아픈 것입니다. 이렇게 허리를 펴야 됩니다."

뒤에서 환자의 허리를 밀면서 최대한의 요추전만을 잡아준다.

"헉…, 이만큼 젖혀야 하나요?"

"예, 평생 그러고 있으라는 것은 아니고 디스크가 붙을 때까지는 이 정도 젖히고 있는 것이 좋습니다."

허리를 뒤로 젖히는 신전동작으로 최대한의 신전자세, 즉, 최대한의 요추전만 자세를 만드는 것, 그것이 척추위생이다.

늘 허리를 구부정하게 구부리는 분들은 허리를 갑자기 펴면 아플 수 있다. 척추위생의 첫 번째 장애물이다. 척추위생을 위해 요추전만을 잡을 때 통증이 생기는 것을 잘 잡는 것이 매우 중요하다. 2권 11장의 '척추위생의 두 번째 관문 — 아픈데 어떻게 허리를 펴?' 참조.

나는 요추전만 하면 안 되는데!

진료실에서 최대 요추전만을 유지하는 척추위생을 가르쳐 드리면 "내 허리는 신전하면 안 된대요. 구부려야 한대요!"라고 주장하며 거부의 눈빛을 보내는 분들이 있다. 아래와 같은 이유에서다.

"전방전위증이라 허리를 펴면 더 심해진대요!"
"척추관협착증이라 허리를 구부려야 좋아진대요!"
"후방관절증이라 허리를 펴면 후방관절이 더 망가진대요!"
"요추전만이 심한 과전만(過前彎) 상태라 허리를 구부려야 해요!"

모두 틀린 말이다. 왜 틀렸는지 알고 싶으면, 전방전위증은 2권의 '천골경사와 요추전만 그리고 전방전위증', 척추관협착증은 1권의 '척추관협착증이 디스크와 반대라고 생각하는 이유', 후방관절증은 2권의 '후방관절 때문에 아픈 것은 아닌가요?', 과전만은 2권의 '과전만(過前彎)은 해롭지 않나요?'를 참조하라. 최대의 요추전만 자세를 취할 때 통증이 있다면 2권 11장의 '척추위생의 두 번째 관문 — 아픈데 어떻게 허리를 펴?'를 참조하라.

맥켄지 신전동작보다 천배, 만배 중요한 척추위생

많은 분이 맥켄지 신전동작을 잘 알고 있다. 진료실에 오면 "신전동작 하루에 몇 번 해야 하나요?"라고 묻는다. 답은?

"당연히 많이 할수록 좋습니다. 그런데 맥켄지 신전동작을 무한히 하는 방법이 있는 거 아세요?"

"아. 그렇게 좋은 방법이 있습니까? 가르쳐 주세요. 당장 배울래요!"

"바로 척추위생입니다. 최대한의 요추전만을 24시간 유지하는 것이지요. 신전동작을 수백 번, 수만 번 하는 것보다 효과가 더 강력합니다!"

그렇다. 신전동작을 자주 하는 것보다 아예 허리를 펴서 최대의 요추전만을 유지하고 다시는 구부리지 않는 것, 그것이 훨씬 더 강력한 무기이다.

신전자세, 요추전만을 24시간 유지하는 것, 그것이 바로 허리를 낫게 하는 좋은 자세이다.

척추위생의 첫 번째 관문 — 나도 모르게 자꾸 허리가 구부러져!

"나도 허리를 펴고 있으면 덜 아픈 거 같아. 그렇게 하려고 노력하지…. 그런데 나도 모르게 자꾸 허리가 구부러져!"

이런 말씀을 하시는 분을 자주 뵙는다. 수십 년간 허리를 구부린 자세로, 편안하게 살아오신 분들이다. 허리를 펴려면 허리 근육에 힘을 줘야 하는데 늘 허리를 구부리고 있으니 허리 근육 힘을 쓸 일이 없어 편했던 것이다. 그러나 근육이 놀고 몸이 편한 동안 상체의 무게는 허리 디스크의 후방 섬유륜이 도맡아 버티고 있었던 사실을 알아야 한다 **2.6 참조**. 그 긴 세월 동안 상체의 무게를 떠받치고 있다 보니 차츰 차츰, 한 가닥 두 가닥 찢어지고 있었던 것이다.

어느 날 아침에 일어나니 허리가 뻐근해 세수하기 힘들다가 점심때쯤 좋아졌던 그 '급성 요통', 그것이 바로 후방 섬유륜의 섬유 한 가닥이 찢어진 바로 그다음 날이었다. 그런 날이 모이고 쌓여 후방 섬유륜이 여러 가닥 찢어졌던 것이 바로 몇 년 전 허리 아파 1주일 동안 병가를 내고 집에서 누워 있었던 바로 그 상황이었다.

이번에 여러 병원을 돌아다니며 MRI를 찍고 난리를 치면서 대학병원까지 찾아오게 된 것은 그동안 허리 근육은 전혀 사용하지 않고 후방 섬유륜만을 너무 오랫동안 혹사한 결과인 것이다. 이제 찢어지고 너덜너덜해진 뒤쪽 섬유륜을 좀 쉬게 해줄 때가 된 것이다. 섬유륜의 상처가 아물 때까지 좀 도와줘야 할 때가 온 것이다.

평생 구부린 자세가 익숙하던 분이 갑자기 허리를 펴고 사는 것은 하루아침에 되지는 않는다. 새로운 자세가 몸에 익숙해질 때까지 1~2개월은 걸린다. 그냥 시간만 지나면 몸에 배는 것이 아니라 **끊임없이 스스로, 의식적으로 자세를 바로 잡으려고 노력해야 한다.**

허리를 바로 세워 최대한의 요추전만 자세를 만들도록 도와주는 가장 중요한 우군(友軍)은 '허리 통증'이다. **허리가 아플 때마다 자세를 바로잡고 가다듬도록 하라. 그것이 우리 몸이 수억년 동안 진화하면서 허리 통증을 간직하고 있는 가장 중요한 이유**이다.

척추위생의 첫 번째 관문을 여는 열쇠는 "허리 통증에 귀를 기울이라."이다.

척추위생의 두 번째 관문 — 아픈데 어떻게 허리를 펴?

허리 통증에 귀를 기울여 허리가 아플 때마다 허리를 곧게 펴고 요추전만 각도를 최대한으로 잡아보려고 할 때 '억' 소리가 나게 아픈 경우가 많다.

척추위생을 시작할 때 두 번째 관문이다. 요추전만으로 생기는 통증은 크게 두 가지로 나눈다. **허리를 펼 때 허리 가운데가 뻐근한 경우와 엉덩이와 다리 통증이 생기는 경우**이다. 전자는 대부분의 경우 디스크성 통증이고 아주 드물게는 후방관절증 통증이다. 후자는 방사통(좌골신경통, 신경뿌리통증)이다.

먼저 요추전만 자세를 취할 때 허리 가운데가 뻐근한 경우는 다시 두 가지로 나뉜다. 처음에 뻐근하던 통증이 **시간이 지나면서 점점 줄어드는 경우와 통증이 유지되거나 점점 더 심해지는 경우**이다. 대부분의 경우 전자에 해당한다. 이는 **요추전만을 만들 때 후방 섬유륜의 찢어진 상처가 서로 맞닿는 통증**이다 **2.7 참조**. 칼에 베인 손가락의 상처가 벌어져 있다가 반창고를 붙이려고 상처의 양쪽 면을 서로 맞붙일 때 아픈 것과 똑같은 상황이다. **찢어져서 벌어진 상처가 맞붙느라고 아픈 것이니 당연히 좋은 통증이다.** 그 통증을 참고 요추전만을 유지하면 통증이 점차 사라지는 것을 느끼게 된다. 후방 섬유륜의 상처가 아물기 시작하는 것이다. 따라서 **요추전만을 만들려고 허리를 펼 때 허리 가운데가 뻐근하면 감사의 눈물을 흘려야 한다.** 그토록 고생하던 내 디스크가 이제야 붙어서 아물게 될 실마리를 찾은 것이다. 아픈 것을 참고 요추전만을 유지하면 새 세상이 오게 된다.

아주 드물게 **요추전만 자세에서 허리 가운데 통증이 없어지지 않고 지속되거나 더 심해지는 경우**가 있다. 이런 경우 **후방관절증으로 오는 통증일 가능성**이 있다. 이런 경우는 **요추전만을 살짝 줄여 통증을 좀 완화하는 것이 좋다. 그렇다고 허리를 구부리면 안 된다. 신전하는 정도를 약간 줄이라는 뜻이다.**

요추전만을 만들려고 허리를 펴는데 엉덩이가 아프고 다리로 방사통이 느껴지는 것은 **신경뿌리에 아직 염증이 있고 요추전만 자세에서 그 신경뿌리가 당겨지거나 눌린다는 뜻이다**^{1권 3장의 '신경뿌리 속의 희한한 짐승 배측신경절' 참조}. **좋지 않은 현상이다.** 요추전만을 계속 유지하면 방사통이 점점 더 심해질 수 있다. 염증 있는 신경뿌리에 기계적인 자극이 가해져서 염증이 더 심해지기 때문이다. **방사통을 참고 요추전만을 유지하는 것은 절대로 피해야 한다.**

그러면 이런 경우에는 디스크를 아물게 하는 척추위생을 포기해야 하는가? 그렇지 않다. **최대 요추전만이 아닌 방사통을 느끼지 않는 범위까지만 요추전만을 세운다.** 허리를 조금만 펴도 방사통이 오는 경우는 신경뿌리 염증이 심하고 디스크 탈출이 심한 경우이다. 이때는 **소염제나 스테로이드 주사로 신경뿌리 염증을 제거하고 척추위생을 충실히** 하는 것이 좋다. 병원의 도움이 필요하다는 뜻이다.

척추위생의 두 번째 관문을 여는 열쇠는 "허리 통증을 잘 해석하라."이다.

홀로 서기보다는 기대는 것이 유리한 척추위생

서 있거나 등받이가 없는 의자에 앉는다면 당연히 스스로의 허리 힘으로 허리를 세워 최대의 요추전만 각도를 유지해야 한다. 요추전만 홀로 서기이다. 그런데 서 있을 때는 어쩔 수 없이 허리를 홀로 세워야 하지만 앉을 때는 가능하면 등받이에 기대는 것이 좋다. 등받이 없는 의자에 앉아야만 하는 상황이라면 구부리고 있는 것보다 홀로 서기가 훨씬 더 좋지만, 등받이 있는 의자를 선택할 수 있다면 등받이에 기대는 것이 더 유리하다는 뜻이다.

이유는 두 가지이다. 첫 번째 이유는 요추전만을 홀로 서기를 위해서는 내 허리 근육이 어느 정도 수축해야 한다. 허리 근육의 수축은 디스크의 압박으로 작용하기 때문이다. 디스크 손상이 심한 사람은 이런 힘만으로도 디스크 상처가 더 심해질 수 있다. 두 번째 이유는 홀로 서기로 하고 앉아 있는 시간이 길어지면 자신도 모르게 허리가 서서히 구부러지기 때문이다 **11.2 참조**. 요추전만 각도가 자신도 모르게 서서히 줄어들어 디스크 상처를 덧나게 할 수 있다.

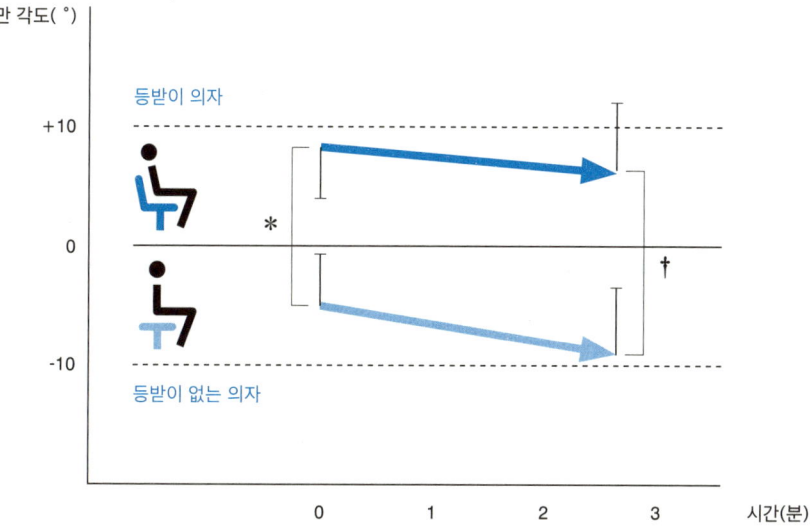

11.2 앉아 있는 의자의 등받이 유무에 따라 요추전만이 유지되는 정도가 다름을 보여주는 필자의 연구실 데이터. 등받이 의자에 비해 등받이 없는 의자에 앉으면 앉은 직후의 요추전만 각도도 작을 뿐만 아니라(*) 자신도 모르게 허리가 점점 구부러지는 것(†)을 볼 수 있다. *와 †는 통계학적으로 의미있는 차이를 뜻한다.

오래 앉아 있어야 할 때는 반드시 등받이 의자를 찾도록 한다. 등받이가 앞쪽으로 휘어졌다면 금상첨화이다.

허리 디스크 안전하게 보관하는 법: '안적천'을 기억하라

심하게 손상된 디스크는 단 한 번만 허리를 구부려도 조금씩 아물던 부분이 다시 찢어져 버린다. 1년 반 동안 아물었던 후방 섬유륜의 상처가 다시 찢어지는 데는 1.5초면 충분하다. 상처 난 허리 디스크를 다시 붙이기 위해서는 허리 구부리는 것을 절대로 피해야 하는 이유이다.

이를 위해 필자는 '안적천'의 원칙을 주장한다. 허리 구부리는 동작으로부터 디스크를 보호하는 원칙이다. **안·적·천**의 원칙은 아래와 같다.

○ 허리를 구부려야 하는 일이 있어도 웬만하면 **안** 구부린다. 길바닥에 돈이 떨어져 있어도 100만 원 이하이면 줍지 않는다는 마음가짐으로 살아야 한다. 내 허리 디스크가 100만 원보다는 비싸지 않은가?

○ 허리를 꼭 구부려야 한다면 **적**게 구부린다. 허리 구부리는 각도를 최대한 줄인다는 뜻이다. '100만 원 이하의 돈은 줍지 말라'는 것은 '원칙'이다. 그렇지만 세상을 '원칙대로'만 살 수는 없지 않은가? 현실에서는 1만 원짜리 하나라도 그냥 지나치기 힘들다. 이럴 때 줍기는 하되 허리 구부림을 최소화하여 줍는 것이다. 구체적인 방법은 2권 '12장 깨알 같은 척추위생'을 참조하라.

○ 어차피 허리를 어느 정도 구부려야 한다면 가능한 한 **천**천히 구부린다. 구부리는 동작으로 디스크에 충격이 가해질 때 그 충격량은 속도에 비례한다. 천천히 구부리면 그만큼 손상의 위험성을 낮출 수 있다.

허리를 **안** 구부리고, 꼭 구부려야 한다면 **적**게, **천**천히 구부리라는 것이 **안·적·천**의 원칙이다. 디스크라는 물방석을 일상생활 중에 잘 보호하기 위해서는 '안적천'의 원칙을 반드시 지켜야 한다.

'안적천' 경진대회 최우수작

정년퇴직 후 주말농장을 가꾸면서 지내는 60대 초반의 남성 환자분이 왼쪽 허리가 아프고 그 통증이 발끝까지 뻗쳐 간다는 증상으로 진료실을 찾았다. 주말농장에서 며칠간 일을 한 것도 무리가 된 것 같고, 골프를 하면서 몇 번 허리가 삐끗한 적도 있었다고 하니 허리가 아플 만한 조건은 모두 갖춘 셈이다. 허리 엑스선 사진을 보니 5번 요추 뼈에 척추분리증이 있고 1번 천추에 비해 앞으로 밀려나간 전방전위증이 보인다. 전형적인 척추분리증으로 생긴 전방전위증이다. MRI 영상을 확인하니 5번 요수 신경뿌리가 좁아진 신경 구멍에 끼여 있었다 **11.3 참조**.

전방전위가 있으니 허리를 구부리는 주말농장 일은 하지 않는 것이 좋겠고, 신경 구멍 협착증이 있으니 아플 때까지 많이 걷는 것은 피하시라는 말과 함께 척추위생 원칙을 알려드렸다. 2개월 후에 다시 진료실에서 만났을 때는 좋아지기는 했으나 좌골신경통이 좀 남아 있었다. 뭔가 척추위생의 개념이 부족

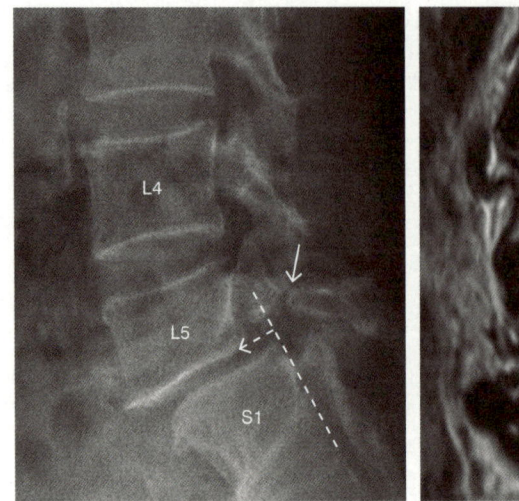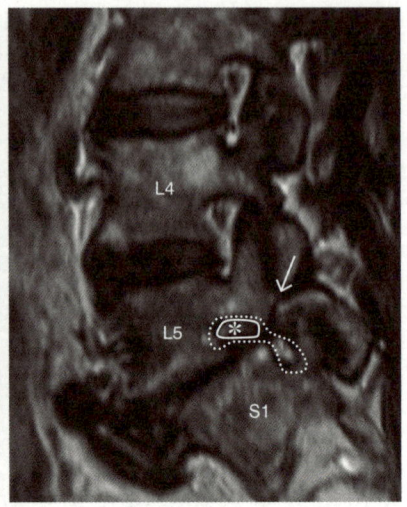

11.3 골프와 주말농장 가꾸는 일을 즐기는 60대 남성의 허리 엑스선 사진(왼쪽). 5번 요추 뼈(L5)의 협부에 결손(화살표)이 보이는 척추분리증이 있고 1번 천추에 비해 앞으로 밀려나간 전방전위증이 보인다(꺾인 점선). 오른쪽 MRI 영상에서는 좁아진 신경 구멍에 끼여 있는 5번 요수 신경뿌리가 보인다.

한 듯했다. 찬찬히 캐물어서 요추전만이 충분하지 않는 것과 모로 누워 자는 습관 등을 고치도록 처방했다. 그로부터 2개월 후 초진 시점으로부터 4개월째의 진료 상황이다.

"이제 많이 좋습니다. 평소에는 아프지 않습니다. 전에는 골프 한 번 하고 나면 2~3일 동안 아파서 고생했는데 이제는 골프 한 당일 아주 조금 아프고 그다음 날부터 안 아프네요."

"아… 예, 상처 난 요추 5번, 천추 1번 디스크가 많이 아물어서 충격을 견딜 수 있는 능력이 강해진 것입니다. 축하합니다. 그런데 골프 한 직후 좀 아프다는 것은 아직 상처가 남아 있다는 뜻입니다. 필드에서 라운딩은 하되 연습은 절대 하지 마십시오."

"예, 당연하지요. **라운딩할 때 가라스윙도 안 해요!**"

가라스윙은 본 스윙을 하기 전의 준비 스윙을 뜻하는 일본말이므로 사용하지 않는 것이 좋겠다. 타격의 정확도를 높이기 위해 누구나 한두 번씩 하는 준비 스윙도 하지 않는다는 뜻이다. 이 정도면 안적천 콘테스트 최우수상감이다. 한쪽 다리를 치켜 들고 소리친다.

"합격~~!"

'안적천'을 지켰는데도 아파요!

3-4번과 4-5번 허리 디스크의 후방 섬유륜이 왼쪽으로 찢어지면 살짝 팽윤되어 **11.4 참조** 걸음을 걸을 때 왼쪽 골반이 아픈 44세 남성 환자가 척추위생 교육을 잘 받고 통증이 좋아졌다. 그런데 어느 날 통증이 다시 심해져서 진료실을 찾았다. 소파 밑에 들어간 물건을 부인이 꺼내는 동안 소파의 한쪽을 들었다가 다시 내려 놓고 나서 통증이 생겼다는 것이다.

"무거운 소파를 들어 올리면서 디스크가 다시 찢어진 것 같습니다."

"아니, 허리를 전혀 구부리지 않고 다리 힘만으로 들었는데요. 속도도 아주 천천히 들었다가 내리기만 했어요!"

이 정도면 안적천 개념도 확실히 통달한 상황이다. 그렇지만 한 가지 더 추가로 알아야 할 것이 있다.

"요추전만을 아무리 충실하게 하고, 허리를 구부릴 때 천천히, 적게 구부려도 허리에 걸리는 힘이 너무 강하면 디스크가 다시 찢어질 수 있습니다."

디스크가 아물어 가는 동안은 아무리 자세가 좋아도 강한 힘을 쓰는 것은 피하는 것이 좋다는 뜻이다.

'안적천'을 못 지키면 신전동작!

안적천, 즉 안 구부리고, 적게 구부리고, 천천히 구부리라는 원칙이 말로는 쉬운데 실제 상황에서는 그리 쉽지 않다. 직업 특성상 안적천의 원칙을 지킬 수 없는 경우가 허다하기 때문이다. 필자의 진료실에 찾아온 분 중에 직업상 도저히 안적천 원칙을

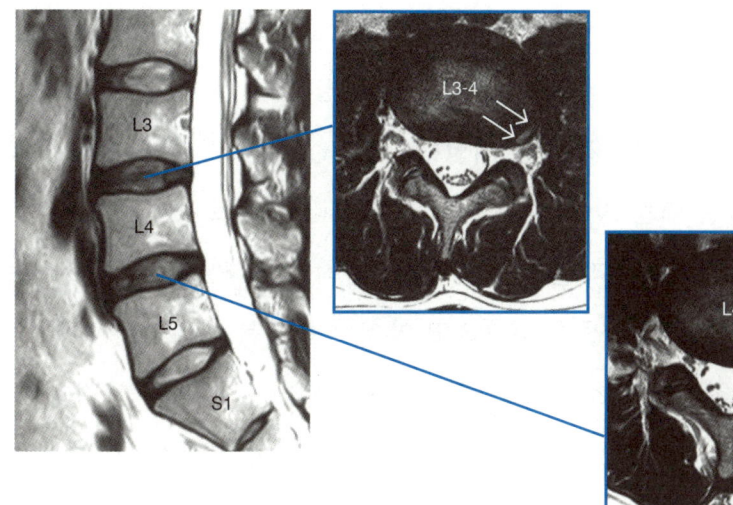

11.4 걸을 때 왼쪽 골반이 아팠던 44세 남성. 3-4, 4-5 허리 디스크의 뒤쪽 섬유륜이 왼쪽으로 찢어져 있다. 흰색 작은 화살표가 가르키는 희끄무레한 부분이 섬유륜이 찢어지고 팽윤된 부분이다. 통증이 좋아지던 중 요추전만 자세로 소파를 살짝 들었다 내려 놓으면서 통증이 재발했다.

지킬 수 없었던 분들이 생각난다.

가장 기억에 남는 경우는 조선소에서 선체 바닥에 볼트를 박는 작업을 하는 젊은 남성이었다. 웬만한 크기라면 작업대에 올려 놓고 의자에 앉거나 서서 작업하라고 권유하겠건만 큰 배를 번쩍 들 수도 없고 난감할 따름이었다. 선체 바닥에 쭈그리고 앉지 않을 수 없는 상황이었다. 그 외에도 병원에서 환자 검사를 하기 위해 허리를 구부려야만 하는 임상병리사, 치과 진료를 위해 늘 허리를 숙이고 있어야 하는 치과의사, 병원 근처에서 식당을 경영하는 사장님, 바닥 공사를 하는 인테리어 사장님 등 직업상 허리를 숙이고, 무거운 것을 들어야 하는 경우에는 척추위생을 지키기가 참 어렵다.

이럴 때는 자주 자주 일어서서 허리를 뒤로 젖히는 신전동작을 하는 것이 최선의 대책이다. '안적천-신'의 원칙이라고 부를 수도 있겠다. 물론 쭈그리고 앉거나 허리를 구부리는 작업을 할 때 허리를 최소한으로 구부리고 천천히 구부리는 안적천의 원칙은 가능한 한 지켜야 한다는 것은 두말 하면 잔소리이다.

허리가 인생(人生)을 만날 때

필자가 2019년 출간한 『백년운동』을 쓰게 된 중요한 동기 중 하나는 '허리가 운동(運動)을 만날 때' 일어나는 상황을 정리하기 위함이었다. 많은 사람이 운동을 하면서 허리를 다치고, 운동을 하면서 아물어 가는 디스크를 다시 손상시키는 모습을 무수히 접하면서 '허리가 운동을 만날 때' 어떤 일이 일어날 수 있고 또 어떻게 대처해야 하는지를 정확히 알릴 필요성을 절감했던 것이다.

그렇다면 '허리가 인생(人生)을 만날 때'는 어떤 일이 일어날까? '허리가 인생을 만날 때' 생기는 문제로 필자의 진료실을 찾은 분 중 아래와 같이 기억나는 분이 있다.

○ 허리가 아픈 로스쿨 학생, 공무원 시험 응시생, 대입 앞둔 고3 학생, 회계사 시험 준비생, 석사·박사 과정 학생, 컨설턴트·기자·법조인·의사 등 전문직 종사자 …….

○ 허리가 아파 결혼 후 출산이 겁난다는 미혼 여성, 첫 출산 후 겪은 심한 요통에 둘째 출산을 망설이는 새댁, 어린아이 돌보는 젊은 엄마, 유아원 교사 …….

○ 하루 종일 서 있고 무거운 물건을 들어야 하는 식당 사장님, 좌판에 쭈그리고 앉아 나물 파는 할머니, 바닥재 공사하는 인테리어 사장님 …….

○ 중병 앓는 배우자를 돌보는 남편이나 부인, 어린 손주를 건사하는 할머니 …….

다들 **더 나은 인생을 위해 혹은, 사랑하는 가족을 위해, 허리에 해로울 것이 분명한 일을 해 나가야 하는 경우**이다. **인생의 무게가 허리 디스크에 오롯이 걸리는 상황**이다. 허리를 위해 인생의 무게를 회피해야 할지 말지를 고민하는 분도 많고, 피할 수 없는 상황이라 진퇴양난(進退兩難)의 어려움으로 눈물을 흘리는 분도 있다.

필자가 인생상담을 할 정도의 내공은 없지만 허리는 좀 아는 관점에서 이런 분들께 드릴 수 있는 말씀은 **"허리보다는 인생이 중요하므로 허리 통증 때문에 인생의 중요한 일을 회피하지는 말라!"** 하는 것이다.

필자가 감히 그렇게 말할 수 있는 것은 **우리의 디스크가 힘겨운 인생의 무게로 찢어져도 다시 붙일 수 있는 '척추위생'이 있기 때문**이다. 당장은 인생의 무게로 어쩔 수 없이 디스크를 찢는 동작을 하지만 안적천-신의 원칙으로 손상을 최소화하고 그 이후 열심히 척추위생을 유지하면 찢어진 디스크를 다시 붙일 수 있기 때문이다. 필자가 진료실에서 늘 목도하는 '허리가 인생을 만날 때'의 상황이다.

허리 통증 때문에 인생의 중요한 일을 회피하지는 않아도 되는 이유는 또 있다. 보통 한 가지 요인만으로 심한 디스크 손상이 오지는 않기 때문이다. 진료실까지 찾아 올 정도로 심하게, 오랫동안 허리가 아픈 분들은 대부분 **인생의 몇 가지 중요한 일이 우연히 겹치면서 극한 상황까지** 가게 된다. 예를 들면 변호사시험 공부를 열심히 하는 중에 어쩔 수 없이 이사를 해야 한다거나, 하루에 12시간 이상씩 컴퓨터 작업을 하는 격무에 시달리는 상황에서 상사와 불화를 첨예하게 겪게 되는 경우 등이다. **허리에 나쁜 몇 가지 일이 동시에 일어나면서, 갑자기 디스크 손상이 심해져, 고생을 하게 된다는 뜻이다.** 때로는 한 가지 일을 너무 오래 해도 생길 수 있다. 요점은 참으로 다행스럽게도, **보통 사람의 인생에서는 그토록 고통스러운 디스크 손상이 일생에 여러 번 일어나지는 않는다는 것이다.** 기나긴 인생 길을 가다가 잠시 발을 헛디뎌 수렁에 빠졌던 상황이 대부분이다.

그걸 어떻게 아냐고? 심한 요통으로 진료실에서 만났던 분들의 몇 년 후 소식을 들어보면 잘 지내는 분이 대부분이었기 때문이다.

허리가 인생(人生)의 변곡점(變曲點)을 만날 때

찢어진 디스크 때문에 큰 고생을 하면서 인생의 변곡점을 만날 때가 있다. 찢어진 디스크를 잘 보호하기 위해 어쩔 수 없이 행동 양식을 바꿔야만 하는 상황이 생기기 때문이다.

　　허리가 아파 선수 생활을 중단해야 할지 고민하는 프로 운동 선수들이 대표적인 경우이다. 허리 디스크 탈출증으로 프로 생활을 중단했던 프로골퍼, 프로 경륜 선수 등이 기억에 남는 환자들이다. 허리 통증으로 인생의 변곡점을 만날 때 40대 스님이 허리 통증으로 진료실을 찾았다. 선천적인 디스크 강도가 높지는 않았는지 40대에 이미 디스크 손상이 꽤 진행된 상태였다. 서너 달 동안의 척추위생을 통해 통증이 많이 좋아진 어느 날 신료실에서 받은 질문이다.

　　"108배를 꼭 하고 싶은데 절대로 하면 안 되나요?"
　　"흠… 진료 테이블 위에서 절하는 동작을 한 번 보여 주세요."

　　동작을 보니 허리를 낮추는 마지막 단계에 요추전만이 무너지면서 허리가 구부러지는 것이 확연히 보인다. 그렇지만 승려의 기본적인 활동을 완전히 금하는 것도 옳은 일은 아니라는 생각이 들었다.

"흠…, 천천히 18배부터 시작해 보세요. 통증이 없다면 서서히 횟수를 높이면 됩니다. 디스크가 한 번에 크게 손상되지는 않습니다. 큰 고통이 오기 전에 수차례 가벼운 통증으로 경고를 보내게 되어 있습니다. 그 작은 경고를 무시하지 말고 겸허하게 받아들이면 큰 고통을 겪지는 않으실 것입니다."

디붕은 하루아침에 오지 않는다. 로마가 하루에 무너지지 않았듯 디스크도 한 번에 만신창이가 되지는 않는다. 큰 손상이 오기 전에 미리미리 신호가 오게 되어 있다. 그 신호에 귀를 기울이면서 안적천-신의 원칙을 잘 지키면 백전백승(百戰百勝)이다.

깨알 같은 척추위생으로 일년 365일, 하루 24시간 요추전만을 유지하라

필자가 진료실에서 환자분에게 가장 자주 하는 말은 "24시간 최대한의 요추전만을 유지하십시오."이다. 그런데 이 기본 원칙만 알려드려서 척추위생에 성공하는 분은 거의 없다. 수많은 장애물이 있기 때문이다. 요추전만을 유지하는 것을 자꾸 잊어버리는 분도 있고, 허리를 오랫동안 펴고 있을 허리 주변 근육의 힘이나 지구력이 약한 어르신도 많다. 무엇보다 흔한 장애물은 무심코 하는 자신의 행동이 요추전만을 무너뜨려 디스크를 찢고 있다는 생각을 전혀 못 하는 것이다.

후방 섬유륜이 찢어져 수핵이 탈출되어 방사통으로 오랫동안 고생하던 분이 진료실에 와서 "설거지를 하다 보면 왼쪽 발등이 칼로 찌르듯 아파요!" 하면서 허리를 푹 수그려 발등을 만지는 것을 보면 가슴이 철렁 내려 앉는다. "아이고, 저 디스크가 또 찢어졌네."

허리 디스크의 수호천사 요추전만을 24시간 유지하는 원칙에 덧붙여 우리의 삶 속에서 요추전만을 유지하는 구체적인 방법을 가르쳐 드려야만 해결이 되는 경우가 대부분이다.

'깨알 같은 척추위생'을 반드시 터득해야 하는 이유이다.

요점 정리

1   척추위생이란 24시간 최대의 요추전만을 유지하고 있는 것이다.

2   신전동작을 24시간 유지하는 것이 척추위생이다.

3   요추전만을 할 때 허리 가운데가 아픈 디스크성 통증이 생기는 것은 찢어진 디스크가 붙는 통증이다. 그 통증을 참고 요추전만을 유지하면 디스크가 잘 붙게 된다. 요추전만 하는 동안 허리 가운데 통증이 더 심해진다면 후방관절에 압박이 심해진 상태일 수 있다. 요추전만을 약간 줄이면 된다.

4   요추전만을 할 때 방사통(좌골신경통)이 생기면 신경뿌리염증을 치료하고 척추위생을 열심히 하는 것이 좋다. 신경뿌리염증이 있는 동안은 방사통이 생기지 않는 범위에서만 요추전만을 한다.

5   내 허리 힘만으로 요추전만을 만드는 것보다 등받이나 쿠션에 기대는 것이 더 유리하다.

6   안적천의 원칙, 안적천-신의 원칙을 반드시 숙지하고 실천.

7   아무리 안적천의 원칙을 지켜도 너무 강한 힘을 쓰면 디스크가 다시 찢어질 수 있다.

8   허리보다는 인생이 중요하다. 허리 통증 때문에 인생의 중요한 일을 회피하지는 말라. 우리에게는 척추위생이 있다.

9   척추위생은 원칙도 중요하지만 구체적인 실천으로 효과를 본다. 깨알 같은 척추위생을 알아야 한다.

12장
깨알 같은 척추위생

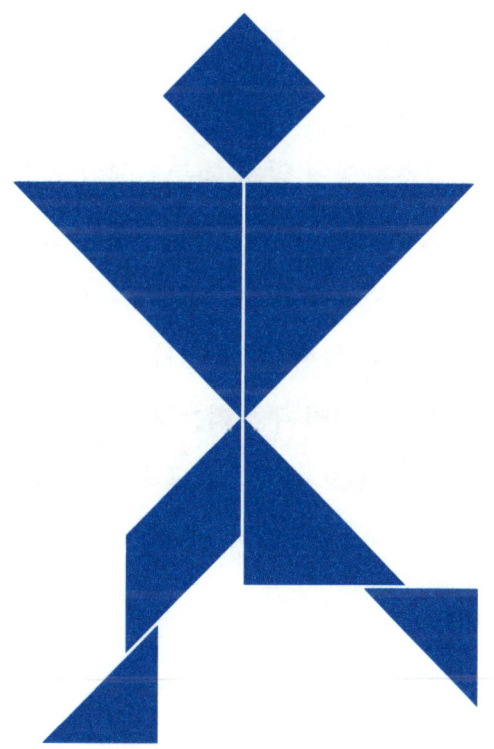

깨알 같은 척추위생, 왜 필요한가?

디스크의 상처를 아물게 하려고 최대의 요추전만 각도를 유지하는 것은 쉬운 일이 아니다. 다양한 활동을 하면서 살아가야 하는 현대인은 시시각각으로 도전을 받는다. 깨알 같은 척추위생은 각각의 도전을 슬기롭게 대처하는 구체적인 방법이다. 허리가 아픈 사람이 삶 속에서 맞닥뜨리는 실전(實戰)을 잘 헤쳐 나가도록 도와주는 실전 가이드이다.

크게 일상생활, 직업, 취미·사회생활 그리고 운동으로 나눠서 기술한다. 필자가 진료실에서 경험한 많은 환자의 실제 상황이 기초가 된다. 따라서 여기서 기술한 것은 전부가 아니며 앞으로 끊임없이 추가되고 업데이트되어야 할 내용이다.

깨알 같은 척추위생에 앞서 척추위생의 기본 자세에 대한 이해가 필요하다. 태권도를 처음 배울 때 몸통지르기, 아래막기, 앞차기 등 기본 동작을 배우고 익혀 실전에 사용하는 것과 똑같은 이치이다. **척추위생의 기본 자세는 신전동작, 서 있는 자세, 앉아 있는 자세, 허리 구부리는 자세** 등이다. 이들 자세의 기본 원칙을 잘 이해하고, 기본 자세가 몸에 배도록 일상생활 중 늘 자신의 자세를 살피는 것이 중요하다.

신전동작

운동으로 낫는 허리는 없다. 허리는 좋은 자세로 좋아진다 **「백년운동」 20장의 '허리가 심하게 아픈 분에게 추천하는 '아픈 허리 백년운동 1단계' 참조**. 좋은 자세는 신전동작으로 만드는 요추전만 자세이다. 평소 요추전만이 전혀 없이 허리가 구부정한 사람은 신전동작을 꾸준히 반복해야 한다 **12.1, 2, 3 참조**. **신전동작을 할 때 심한 통증이 생기는 사람은 엎드려 하는 신전동작 12.3 참조으로 조금씩 요추전만을 회복하는 것이 좋다.** 일단 요추전만 자세를 하루 종일 유지할 수 있다면 굳이 신전동작을 하지 않아도 된다.

서서 하는 신전동작

허리춤에 손을 대고 코로 숨을 들이마시며 허리를 뒤로 젖힌다. 숨을 참고 5초 정도 유지한 다음 허리를 바로 세우며 입을 오무려 숨을 내쉰다. 오래 앉아 있거나, 서있거나, 걷는 동안 아플 때 한 번씩 해주면 좋다. 한 번에 3~4회 정도 신전동작을 한 다음 원래 하던 자세나 동작으로 돌아간다.

12.1 서서 하는 신전동작

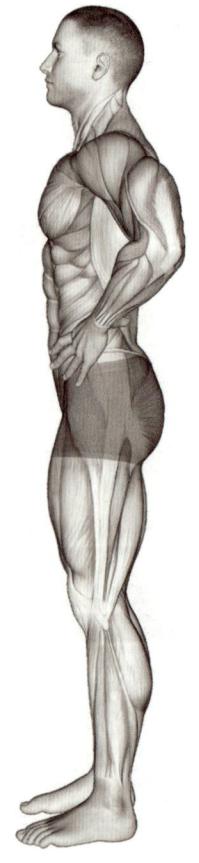
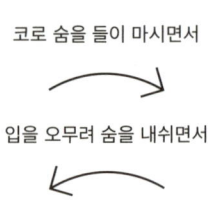
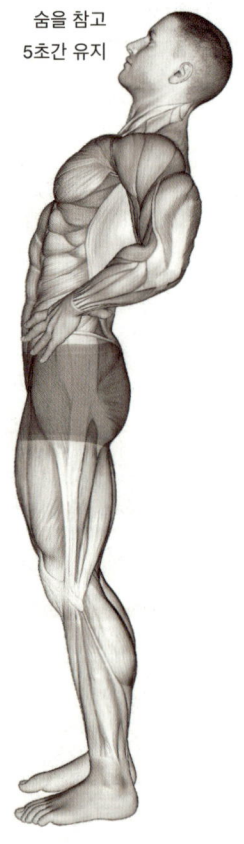

코로 숨을 들이 마시면서

입을 오무려 숨을 내쉬면서

숨을 참고 5초간 유지

앉아서 하는 신전동작

팔을 뒤로 젖히며 양쪽 견갑골이 서로 붙도록 가슴을 활짝 열고 허리를 젖힌다. 숨쉬는 것은 서서 하는 신전동작과 동일하다. 앉아 있을 때 30분에 한 번 정도는 하는 것이 좋다.

12.2 앉아서 하는 신전동작

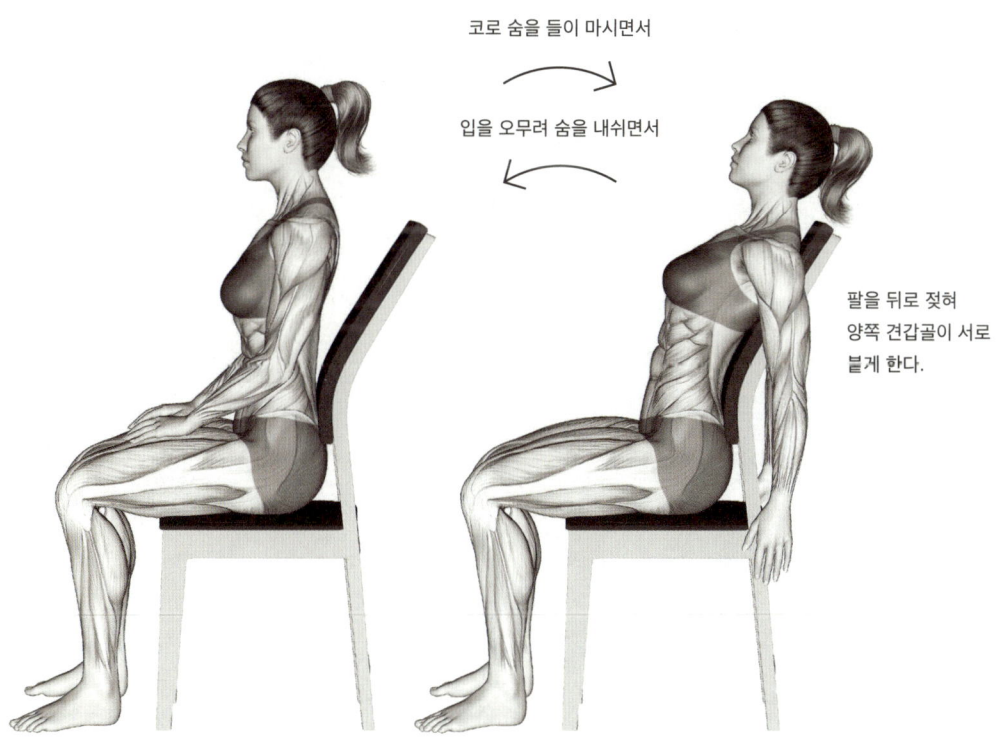

엎드려 하는 신전동작

신전동작 할 때 통증이 심한 경우 이 방법이 도움 된다. 엎드려 코로 숨을 크게 들이마시고 입을 오무려 천천히 숨을 내쉰다. **숨을 내쉴 때 허리뼈가 요추전만 곡선을 서서히 회복하게 되므로 가능하면 천천히, 끝까지 숨을 내쉬는 것이 중요**하다. 통상 2단계에서 시작하여 숨을 들이마시고 내쉬는 것만으로도 통증이 유발되면 1단계로 내려가고 통증이 없으면 3, 4단계로 올라간다. 대부분의 경우 3단계까지만 올라가도 충분하다. 굳이 4단계까지 갈 필요는 없다. 적절한 단계에서 5분 정도 숨을 들이마시고 내쉬면서 요추전만을 회복하고 디스크를 편안한 상태로 유지하는 것이 좋다.

12.3 엎드려 하는 신전동작

1 단계

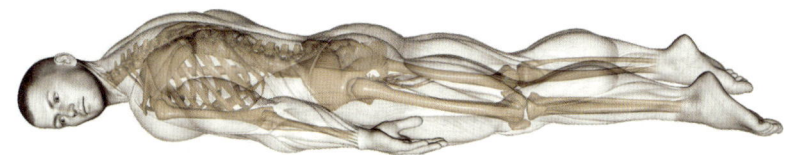

고개는 아무쪽으로 돌려도 된다.

2 단계

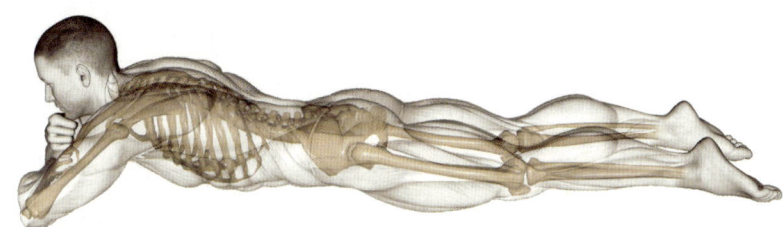

3 단계

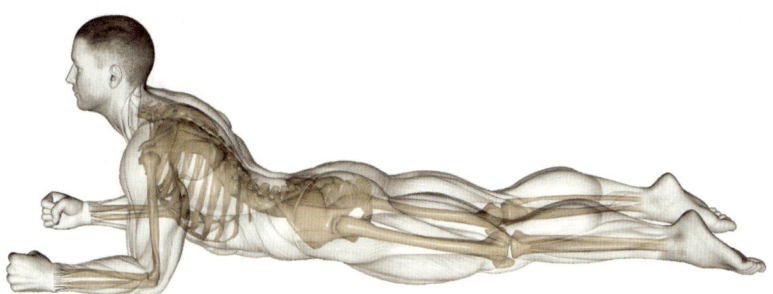

팔꿈치가 어깨 바로 아래에 위치하여
위팔이 바닥에 수직이 되도록 한다.

4 단계

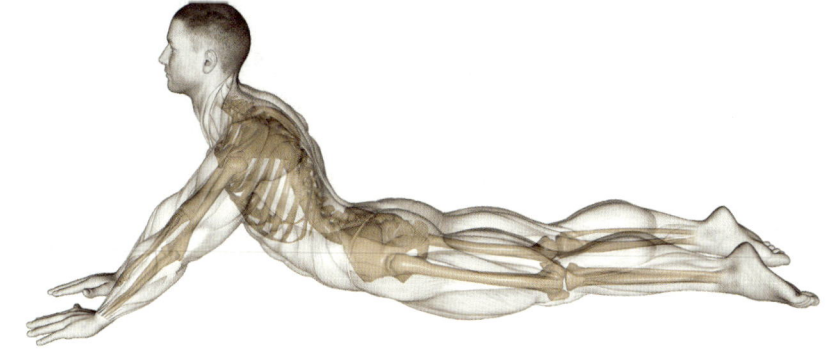

척추위생으로 서 있는 자세 — 당당한 가슴법과 오리궁둥이법

서 있을 때 최대한의 요추전만을 만들면 상처난 허리 디스크가 아물게 된다. 서서 최대한의 요추전만을 만드는 데는 두 가지 방법이 있다. **골반은 그대로 두고 가슴을 내밀어 허리를 뒤로 젖히는 '당당한 가슴'법**과 골반을 앞으로 돌리면서 엉덩이를 뒤로 내미는 '오리궁둥이'법이다. **당당한 가슴법**이 척추위생에 더 좋다 **12.1 참조**. 그 이유는 **상체의 무게가 허리 뒤로 떨어져 척추주변근의 수축 없이 요추전만을 유지할 수 있으므로 근육 피로도도 낮고 디스크 압력도 올라가지 않는다**. 천골경사각 **9.6 참조**을 낮게 유지하는 장점도 있다. 가슴을 활짝 펴서 등 뒤 견갑골을 모으는 것도 중요하다. 팔의 무게가 뒤로 떨어져 좀 더 도움이 된다. 복부비만이 있는 사람은 아랫배가 약간 앞으로 나올 수 있다. 이렇게 서 있는 것이 척추위생에 좋은 자세이다. 요추전만이 병(病)이라고 오해하여 골반을 뒤로 돌리는 골반 후방경사 자세를 가르치는 경우가 있는데 허리 아픈 사람은 절대로 따라 하면 안 된다. **요추전만을 최대로 만들 때 골반을 앞으로 돌려 오리궁둥이를 만드는 것은 상체의 무게가 허리 앞으로 떨어져 척추주변근의 강한 수축을 유발한다. 이는 디스크를 심하게 압박하여 손상의 원인이 된다. 오리궁둥이 요추전만은 오히려 해롭다. 허리 아픈 사람은 절대로 피해야 한다. 당당한 가슴 요추전만이 척추위생에 가장 좋은 자세이다.**

12.4 척추위생으로 서 있는 자세

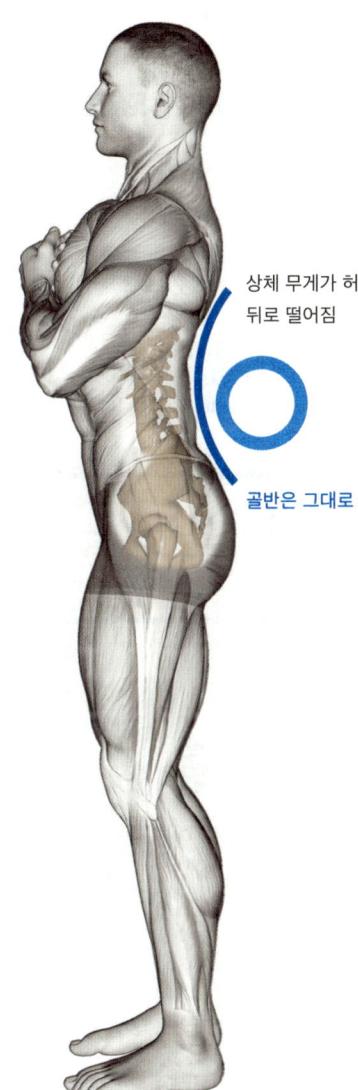

당당한 가슴 견갑골 붙인 자세

상체 무게가 허리 뒤로 떨어짐

골반은 그대로

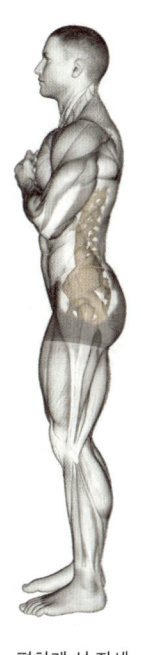

편하게 선 자세

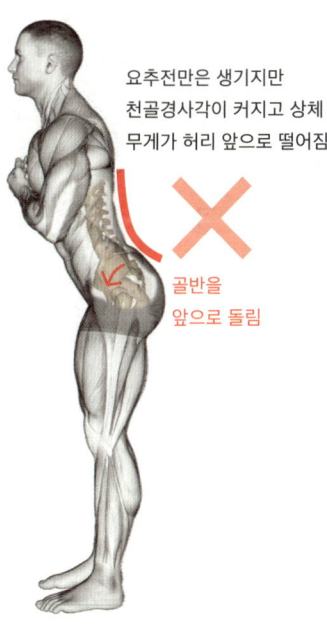

오리궁둥이 (골반전방경사) 자세

요추전만은 생기지만 천골경사각이 커지고 상체 무게가 허리 앞으로 떨어짐

골반을 앞으로 돌림

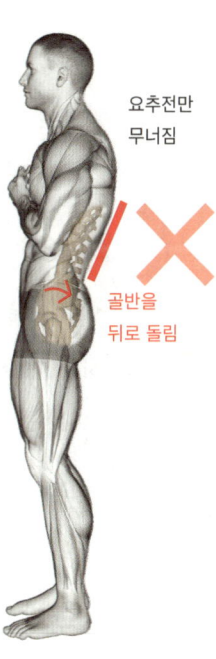

골반 후방경사 자세

요추전만 무너짐

골반을 뒤로 돌림

척추위생에 좋은 기립 자세 — 당당한 가슴법으로

당당한 가슴법으로 요추전만을 만들고 양쪽 견갑골을 등 뒤에 붙여 **상체와 팔의 무게가 허리 뒤쪽으로 내려오면 허리 근육에 힘을 쓰지 않고 자연스럽게 요추전만을 유지할 수 있다.** 디스크 압력이 최소화된다.

12.5 척추위생으로 서 있는 가장 좋은 자세

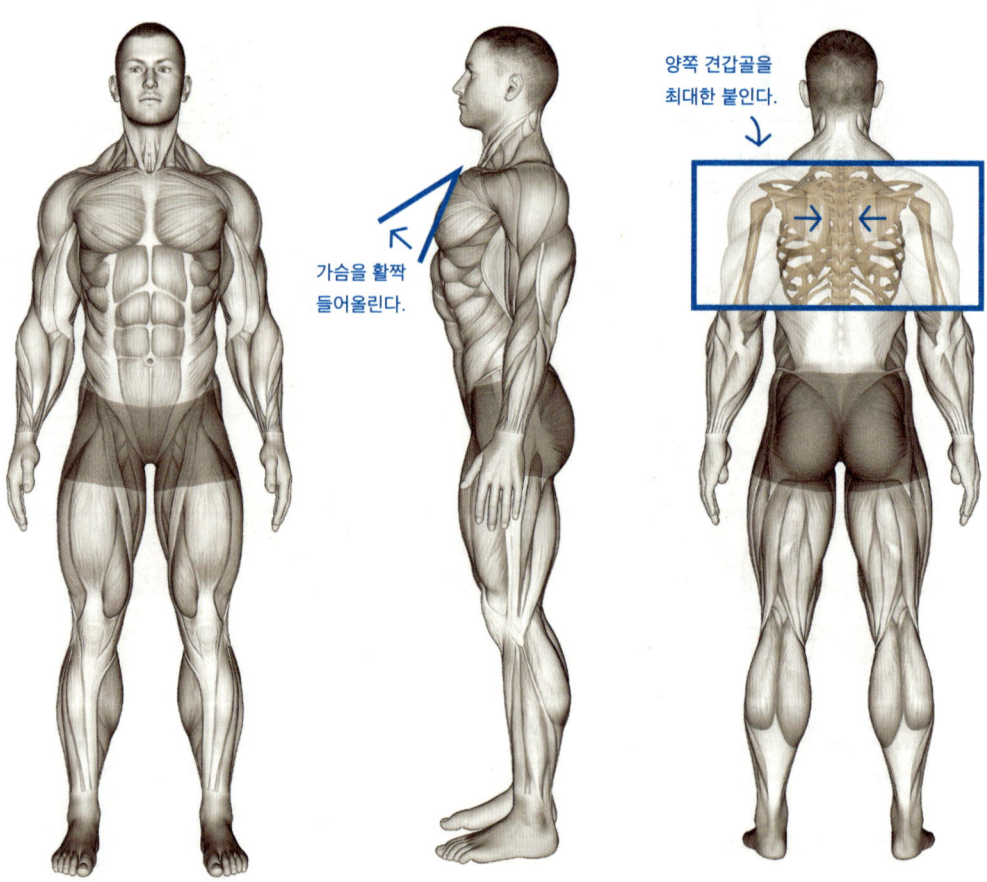

척추위생으로 걷는 자세 — 당당하고 우아하게

당당한 가슴법으로 서 있는 자세로부터 당당한 걸음을 걸으면 된다. 등 뒤 양쪽 견갑골을 붙이고, 가슴을 활짝 열고, 턱을 치켜들고 걷는 것이 척추에 가장 좋다.

12.6 당당하고 우아하게 걷는 자세

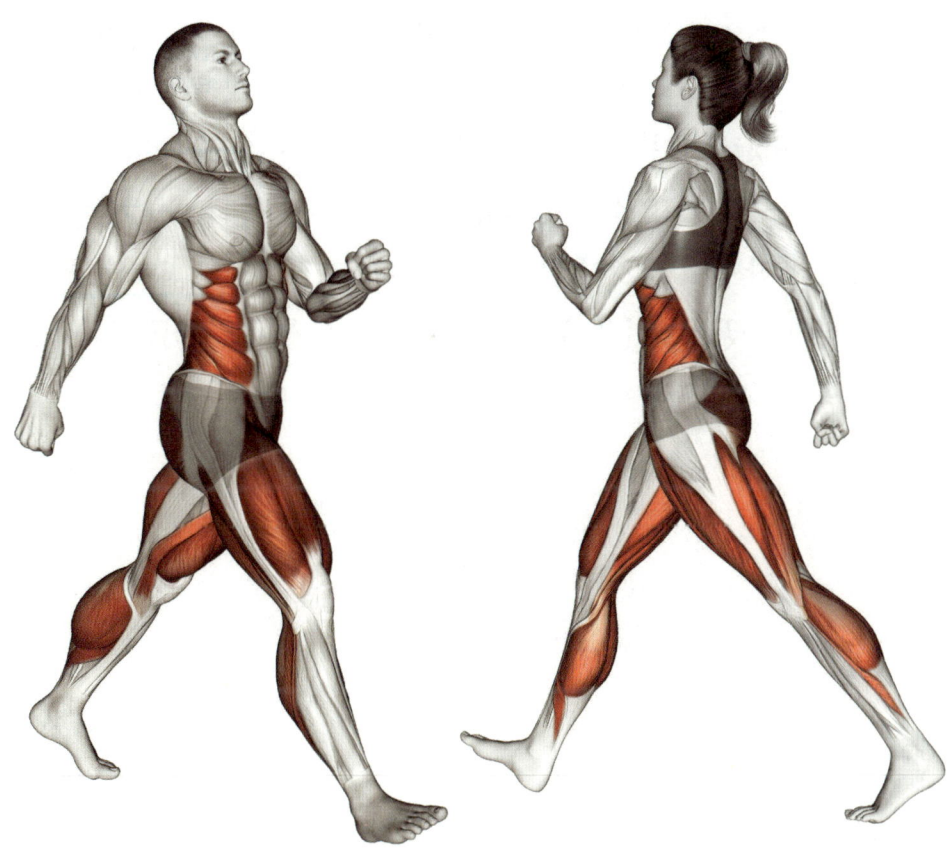

의자에 앉아 있는 자세 — 무릎과 골반 그리고 등받이

의자에 앉는 자세에는 두 가지 중요한 원칙이 있다. 첫째, **무릎을 골반(엄밀하게는 골반의 회전축인 엉덩관절)보다 낮게 유지해야 한다**[12.7 참조]. 무릎의 중심(▲표시)에 비해 골반의 중심(엉덩관절, ■표시)이 낮으면 골반이 뒤로 돌면서(화살표) 요추전만이 무너진다. 낮은 의자에 앉거나, 방바닥에 쭈그려 앉거나 퍼질러 앉는 것이 해로운 이유이다. 앉을 때도 오리궁둥이 요추전만은 피해야 한다. **오리궁둥이 요추전만으로 앉으면 허리를 펴기 위해 척추주변근이 강하게 수축하게 된다. 근육도 피로해지고 무엇보다 디스크 내부의 압력이 높아져서 나쁘다.** 디스크 손상의 원인이 된다. 둘째, **등받이가 없는 의자보다는 등받이가 있는 의자에 앉는 것이 척추위생에 좋으며 등받이가 요추전만 곡선처럼 생기면 더욱 좋다.** 허리와 등받이 사이에 푹신한 쿠션을 넣는 것이 가장 좋다.

12.7 의자에 앉는 자세

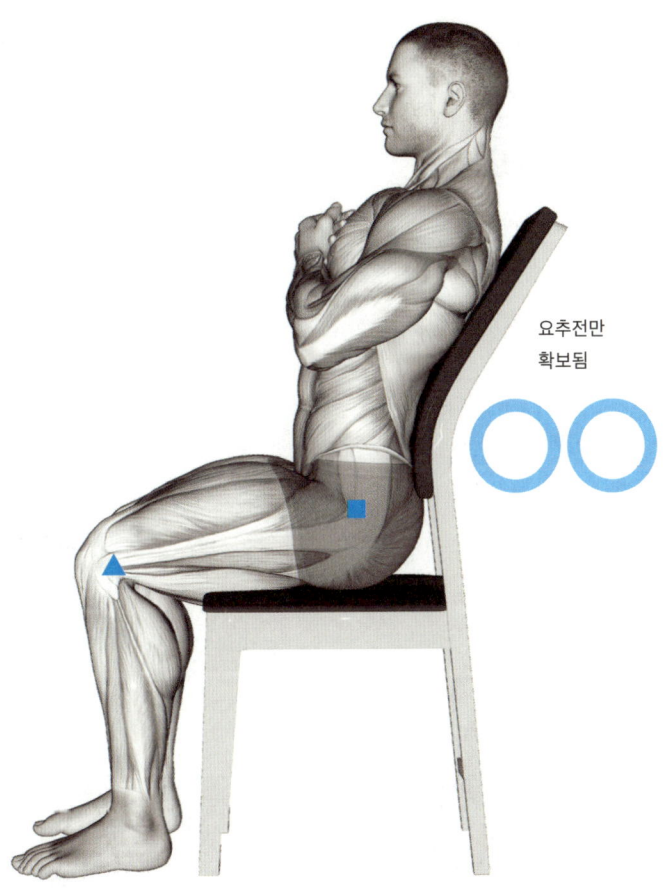

요추전만
확보됨

등받이 의자에 허리 펴고 기대어 앉기 — 당당한 가슴법

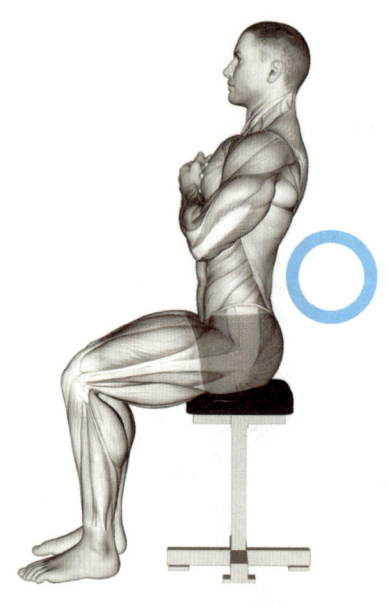

등받이 없는 의자에 허리 펴고 앉기
— 당당한 가슴법

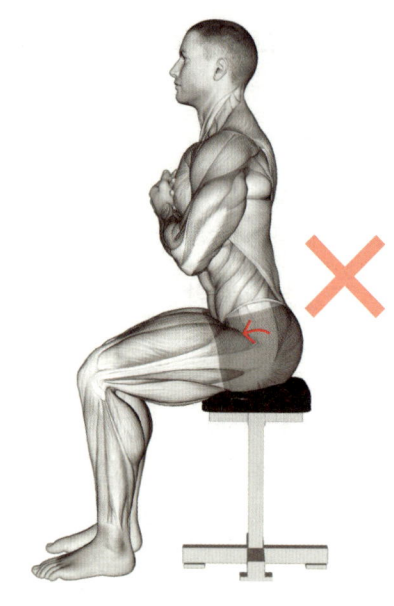

등받이 없는 의자에 골반을 앞으로 돌려 허리 펴고 앉기
— 오리궁둥이법

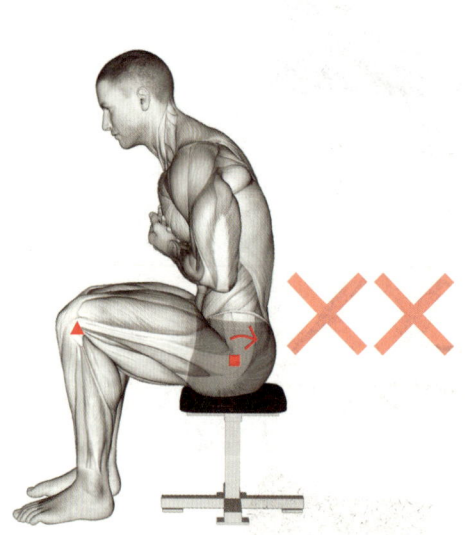

낮은 의자에 허리 구부려 앉기

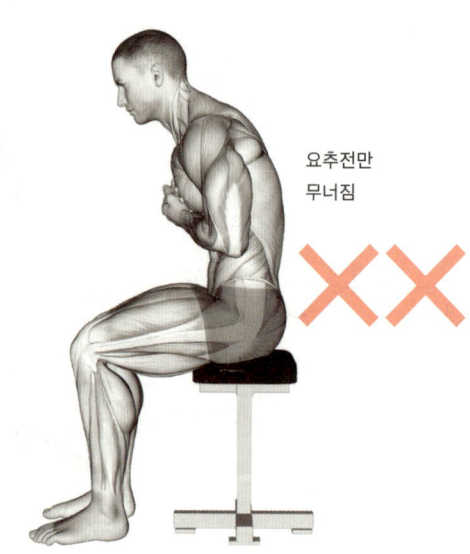

요추전만
무너짐

등받이 없는 의자에 허리 구부려 앉기

바닥에 앉아 있는 자세 — 무릎과 골반 그리고 방석

바닥에 앉는 다양한 자세에 따른 요추전만의 변화. 무릎이 골반보다 높을수록 요추전만을 유지하기 힘들다. 바닥에 앉으면 무릎이 골반보다 높을 가능성이 높다. 무릎의 중심(▲표시)에 비해 골반의 중심(엉덩관절, ■표시)이 낮으면 골반이 뒤로 돌면서(화살표) 요추전만이 무너진다. 허리가 아픈 사람은 가능하면 바닥에 앉는 것을 피하는 것이 최선이다.

12.8 바닥에 앉는 자세

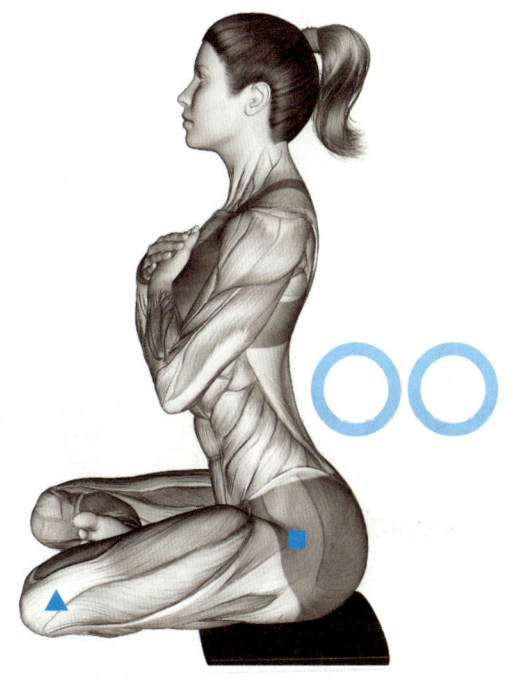

엉덩이 아래 방석을 받치고 양반다리로 허리 펴고 앉기

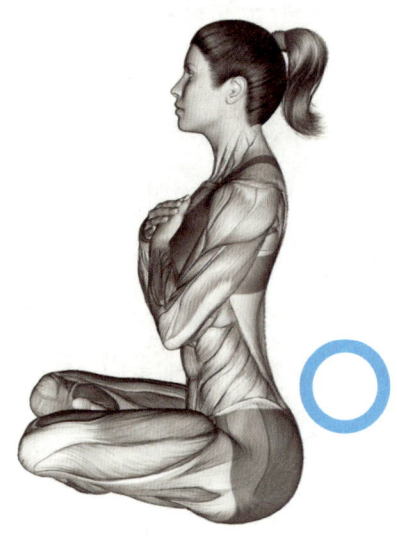

양반다리로 허리 펴고 앉기

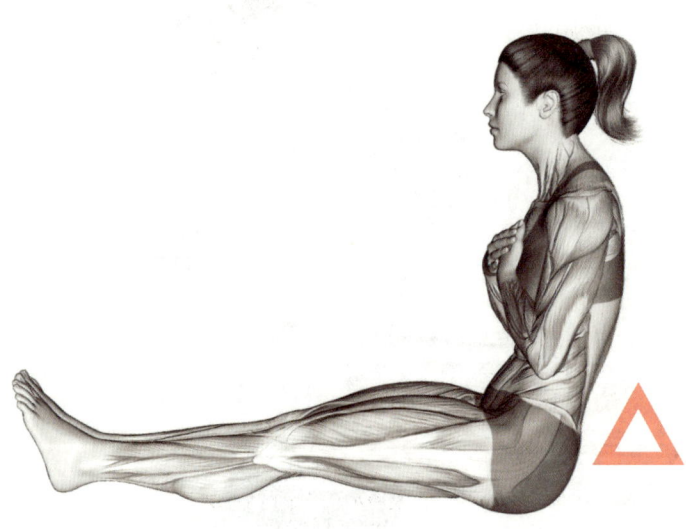

다리 뻗고 퍼질러 앉기

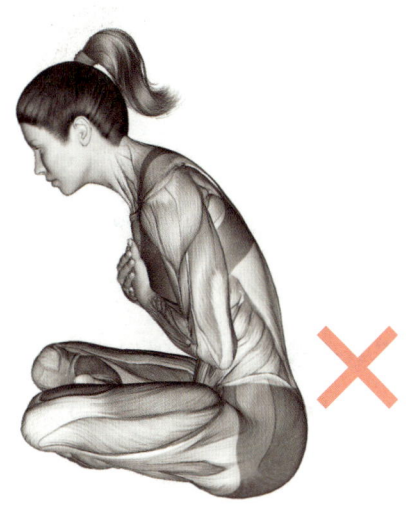

양반다리로 허리 구부정하게 앉기

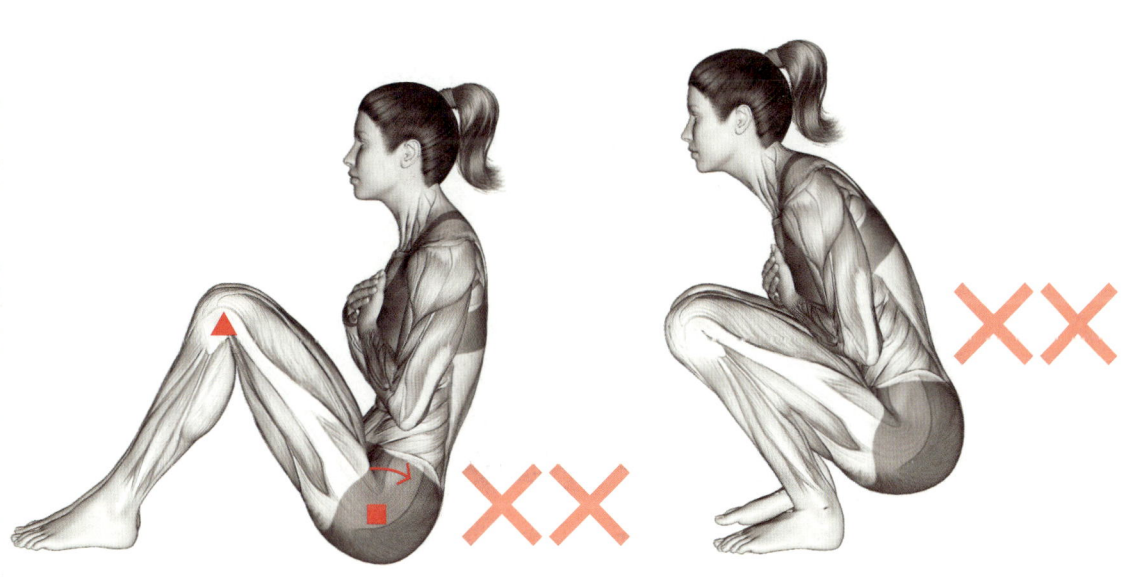

다리 오므려 앉기   쪼그려 앉기

12장 깨알 같은 척추위생

척추위생으로 허리 구부리기 — 엉덩이 빼는 스쿼트와 짝다리 스쿼트

허리를 전혀 구부리지 않고 살아갈 수는 없다. '안적천'의 원칙에 따라 구부리되 허리보다는 엉덩관절을 구부려 요추전만을 유지하는 것이 중요하다. 어쩔 수 없이 허리를 구부려야 할 때 허리 대신 **엉덩관절을 구부려 엉덩이를 뒤로 빼는 스쿼트법과 무릎을 구부리는 짝다리 스쿼트법**이 있다. 물건의 크기나 무게, 자신의 무릎 상태 등에 따라 적절히 취사선택하는 것이 좋다. **물건이 작으면 짝다리 스쿼트법을, 무릎이 약하면 엉덩이를 뒤로 빼는 스쿼트법을 추천**한다. 일어서거나 앉을 때 요추전만을 유지하려면 엉덩이 뒤로 빼는 스쿼트법을 잘 익혀 두는 것이 좋다. 허리를 구부리지 않고 엉덩이 관절을 구부려 의자에 앉고 일어서는 것이다.

12.9 허리를 구부려야 할 때

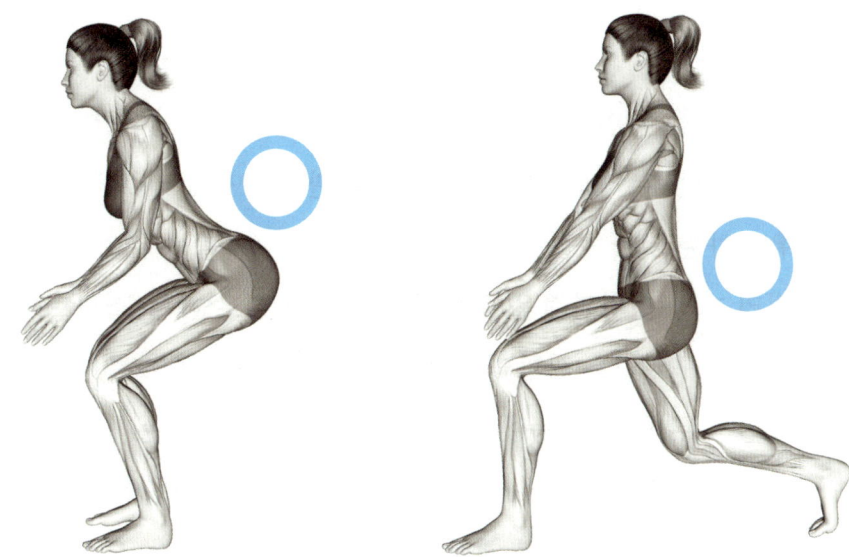

엉덩이 뒤로 빼는 스쿼트 동작으로 작업   짝다리 스쿼트 동작으로 작업

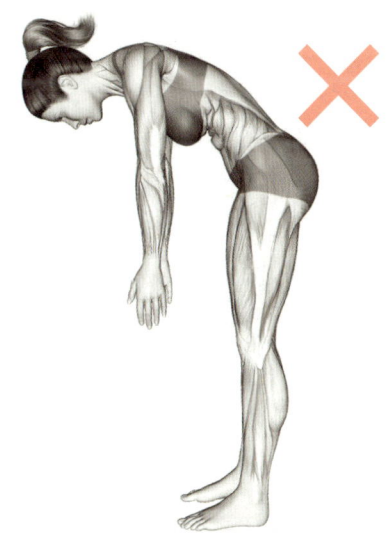

허리 구부려 작업

세수, 머리 감기

세수, 양치질, 머리 감기 등을 위해 세면대 앞에서 허리를 구부리는 자세는 피해야 한다. 특히 아침 시간에는 금기이다. 잠을 자는 동안 디스크 내부에 수분 함유량이 늘면서 아침에는 디스크라는 물방석이 좀 더 부은 상태가 된다. 허리를 앞으로 구부려 부어 있는 수핵을 뒤로 밀어내는 행위는 후방 섬유륜을 찢는 지름길이다. 많은 사람이 '세수할 때' 허리 통증을 생애 처음 느끼는 이유가 여기에 있다. 허리 대신 엉덩이와 무릎을 구부려 얼굴을 세면대에 갖다 대거나 아니면 아예 샤워를 하면서 얼굴을 씻고 머리 감기를 권한다.

12.10 세수, 머리 감기

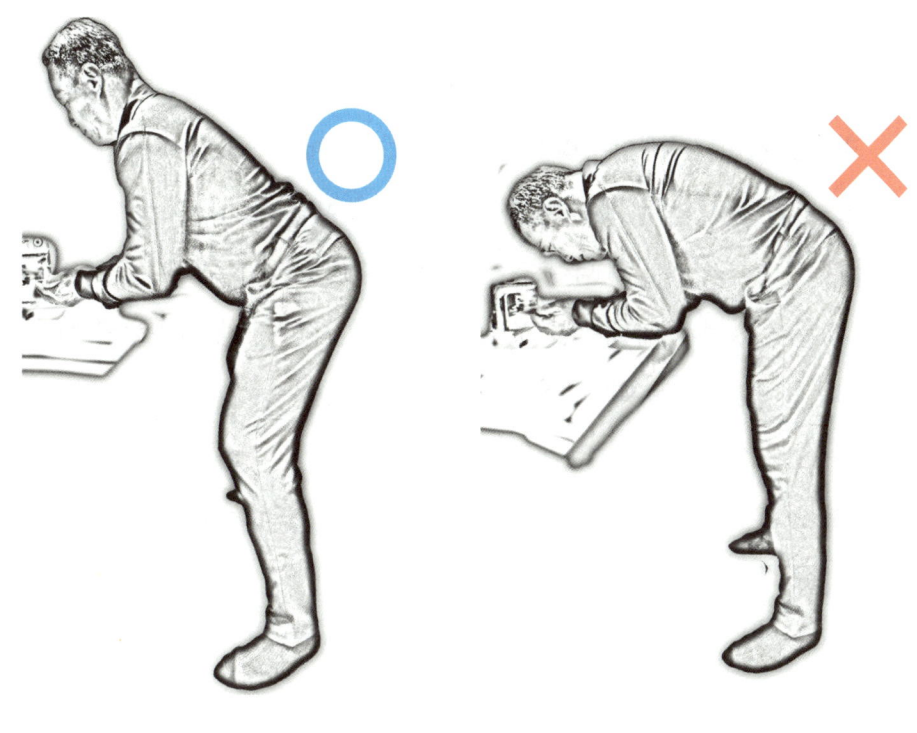

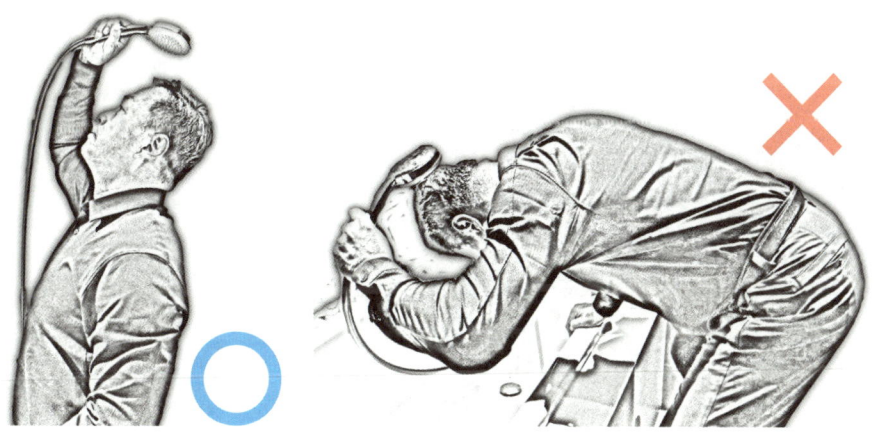

12장 깨알 같은 척추위생

발톱 깍기

아픈 허리에서 회복되는 과정에서 반드시 거쳐야 하는 과정이 바로 '허리가 뻣뻣해 발톱 깎기가 어려운' 시기이다. 찢어진 디스크가 아물면서 생기는 일시적인 현상이다. 일시적이긴 하지만 몇 달 이상 걸릴 수도 있다. **이 상황을 극복하기 위해 허리 유연성을 키우는 운동을 하는 것은 절대 금물**이다. 디스크가 다시 찢어져 통증 지옥의 구렁텅이로 빠질 수 있다. 대책은 파트너에게 깎아 달라고 부탁하는 것이 제일 좋은 방법이다. 파트너가 없는 사람은 딱한 상황이 된다. 혹시 네일숍 같은 곳에서 해결할 수 있는지 문의가 필요하다.

12.11 척추위생으로 발톱 깍기

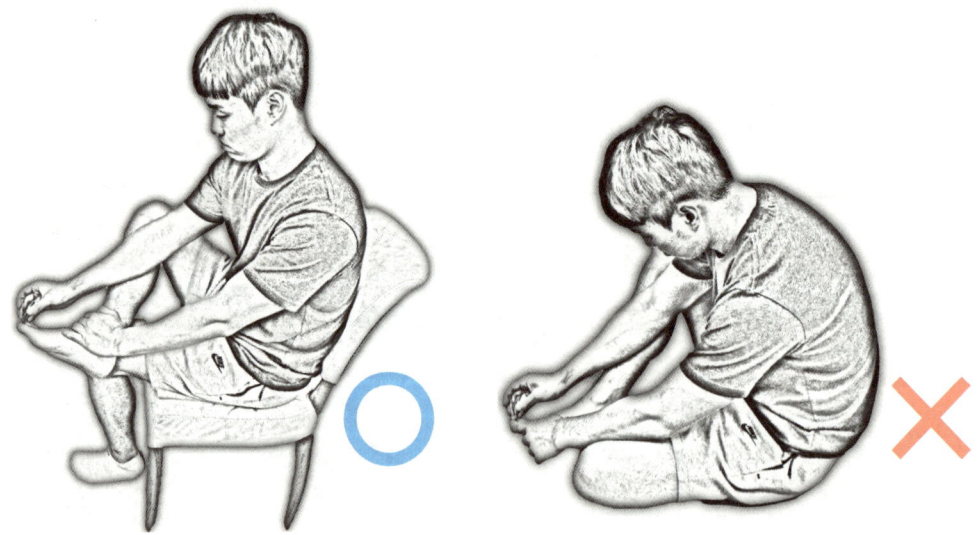

용변기 사용

쭈그리고 앉아야 하는 푸세식보다 의자처럼 앉는 좌변기가 유리하다는 것은 허리 좀 아파 본 사람들은 모두 안다. 좌변기 중에도 의자방석이 높은 것이 허리에 더 좋다. 허리가 심하게 아프면 좌변기 의자방석을 높게 하는 부스터시트를 사용하는 것도 고려해 볼 만하다. 좌변기에 앉아 발판에 발을 올리는 자세는 쾌변에는 도움이 되나 척추위생에는 나쁘다. 때로는 척추위생을 위해 적극적으로 변비를 해결하는 것도 필요하다.

용변 후 뒤처리도 중요하다. 코리안 좀비 정찬성 선수처럼 키에 비해 팔 길이가 매우 긴 사람이 아닌 일반인은 뒤처리를 할 때 허리가 앞과 옆으로 구부러진다. 사용하는 손 쪽으로 구부러지게 된다. 그 과정이 허리 통증을 유발한다면 반대쪽 손을 사용하는 것이 좋다. 양손을 번갈아 사용하는 것도 추천한다. 손을 사용하지 않고 비데만으로 해결할 수도 있으나 비데가 없는 화장실을 사용할 경우도 많고, 비데만으로 대부분의 뒤처리를 해결하는 것은 시간도 오래 걸리며, 비데 청결에도 나쁜 영향을 줄 수 있다. 뒤처리 시간이 아주 짧은 것을 고려할 때 **선호수교체법**(選好手交替法)을 추천한다.

12.12 척추위생으로 용변 보기

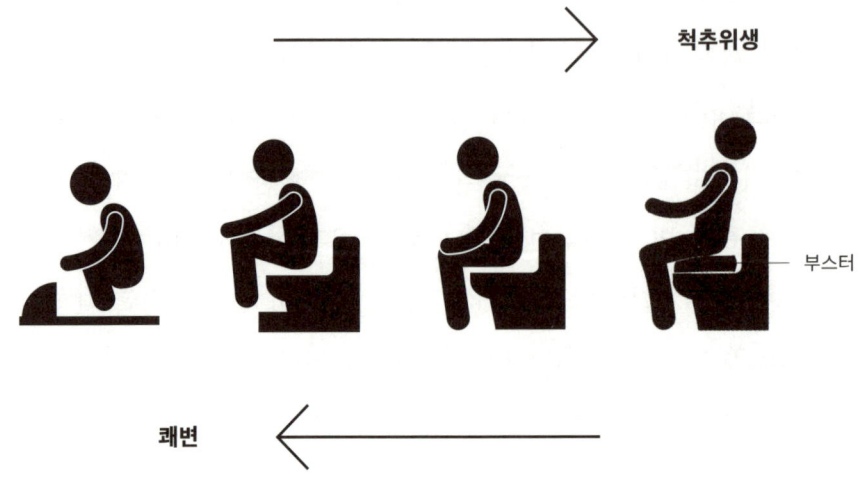

선호수교체법(選好手交替法)

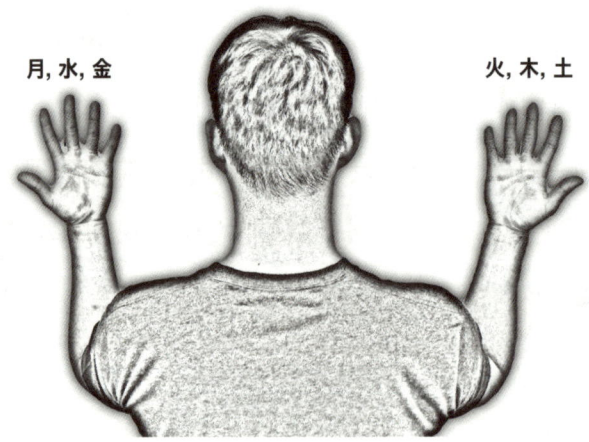

日요일은 덜 아픈 쪽으로!

기침, 재채기

강하게 재채기를 해서 디스크 탈출을 만든 사람이 상당히 흔하다. 겨우내 기침을 하다 봄에 허리 통증으로 병원을 찾는 분도 많다. 기침과 재채기를 할 때는 반드시 요추전만을 최대한으로 세우자. 하늘을 쳐다보고 기침과 재채기를 하는 것이다. 단, 큰 손수건을 가지고 다니면서 자신의 침방울이 절대로 공중으로 퍼지지 않도록 막아야 한다.

12.13 재채기하는 자세

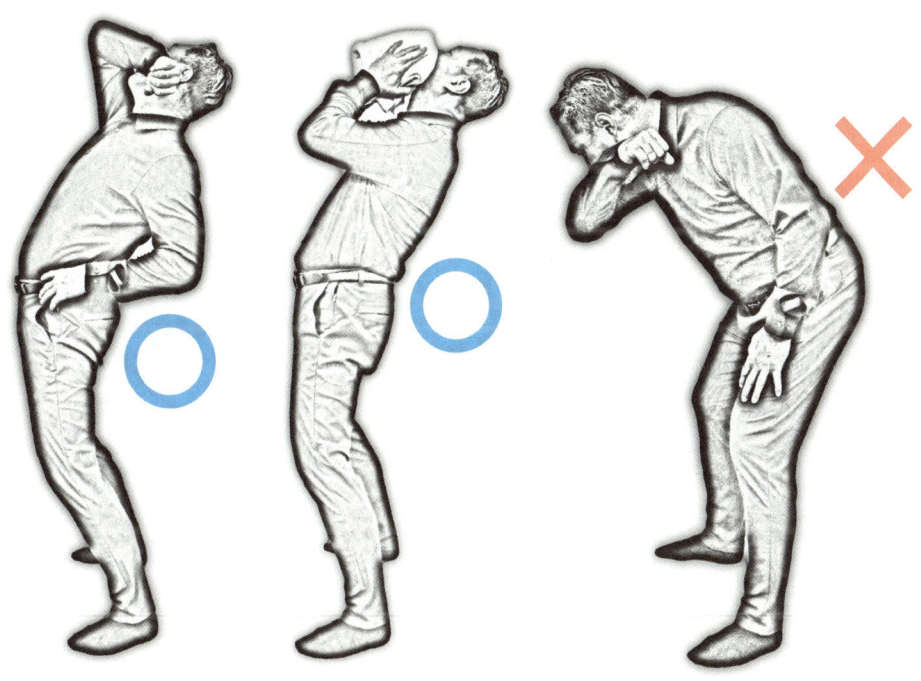

양말 신기

바지 입기보다 허리를 더 구부려야 하므로 아픈 허리에 더 큰 충격을 준다. 의자에 앉아 한쪽 발목을 반대쪽 무릎 위에 올리고 양말을 신는다. '안적천'의 원칙을 지킨다. 바지를 입고 나서 양말을 신으면 엉덩관절의 구부러짐이 적어서 허리를 더 구부려야 한다. 따라서 양말을 먼저 신고 바지를 입는 순서를 권장한다.

12.14 양말 신기

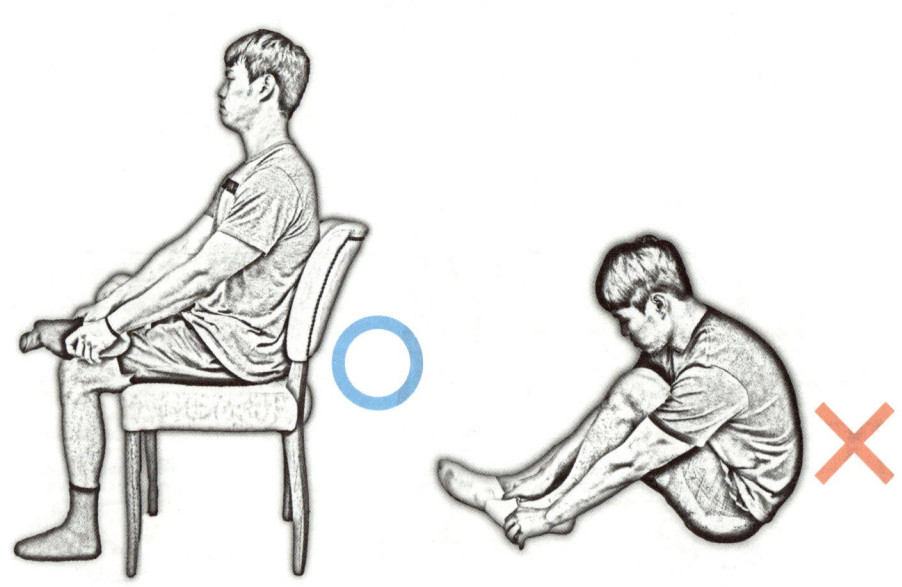

바지 입기

바닥에 앉아서 바지를 입으면 필연적으로 허리가 구부러진다. 허리 아픈 사람은 절대 금해야하는 동작이다. 서서 균형을 잘 잡으면서 한 쪽씩 발을 끼우는 것이 좋다. 이때 어쩔 수 없이 허리가 조금은 구부러진다. 그렇지만 '안적천'의 원칙을 최대한 적용하여 허리를 가능한 한 적게, 천천히 구부리도록 해야 한다. 옷 입는 과정에서 넘어지지 않게 주의해야 한다. 한손으로 벽이나 테이블을 짚는 방법도 있고 벽에 몸을 기대는 방법도 있다. 균형 잡기가 어려운 사람은 의자에 앉아서 같은 방법으로 입는다.

12.15 바지 입기

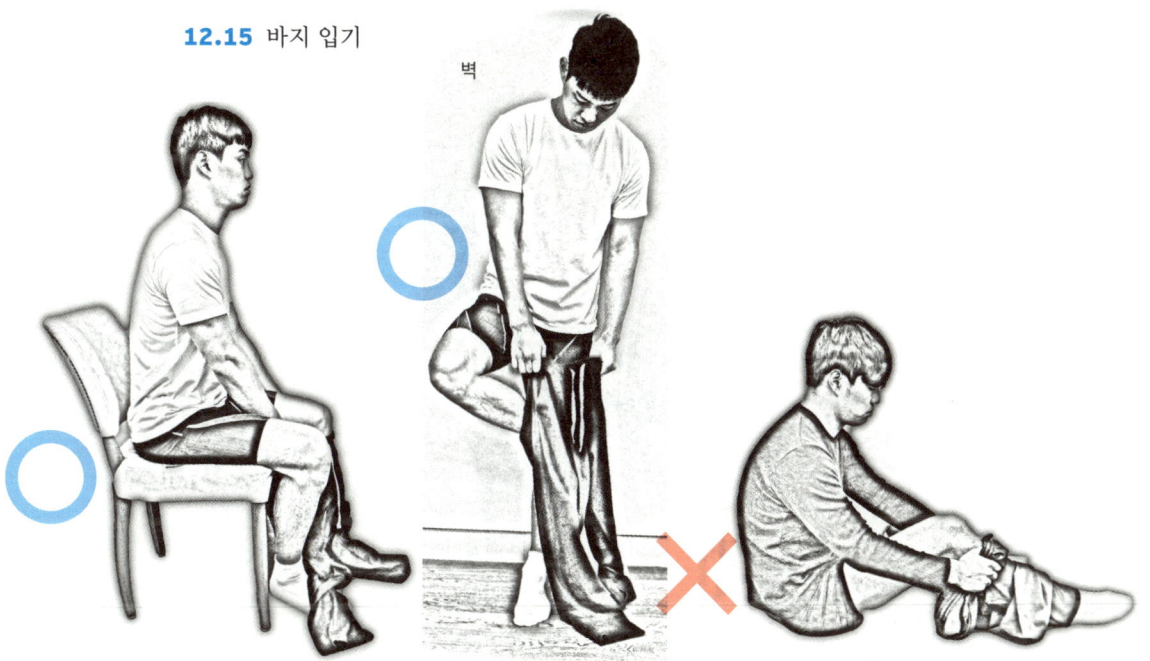

신발 신기

허리가 아프다면 매번 신발끈을 손으로 묶어야 하는 신발은 피하는 것이 좋다. 자신의 다리 길이만큼 긴 구두 주걱을 갖춰 두는 것도 필수이다. 어쩔 수 없이 끈을 묶는 신발을 신어야 한다면 신발을 들어 올려 끈부터 먼저 묶고 바닥에 내려 긴 구두 주걱으로 신발을 신도록 하라. 길을 걷다가 신발끈이 풀리면 발을 올려 놓을 지형지물이 나올 때까지는 신발끈을 묶지 않는 것이 좋다.

12.16 신발 신기

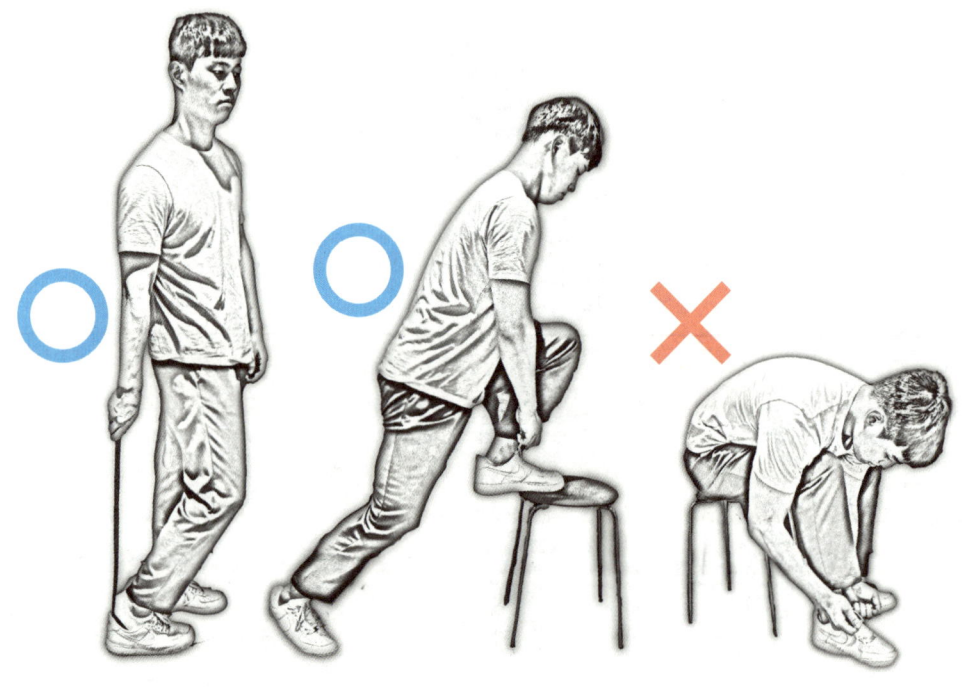

식사하기

허리를 꼿꼿이 펴고 앉아서 밥을 먹으면 허리 디스크에 해로울 것은 없다. 그러나 우리나라 전통 상차림은 바닥에 앉아서 먹는 것이 기본이라 허리에는 해롭다. 식탁을 이용하고 등받이 있는 의자에 앉아서 먹기를 추천한다. 아무리 치료해도 잘 낫지 않는 어르신께 꼭 여쭤 보는 질문이 "혹시 방바닥에 앉아서 식사하시나요?"이다. 식탁 이용만 해도 통증의 50%는 금방 줄어든다.

12.17 식사 자세

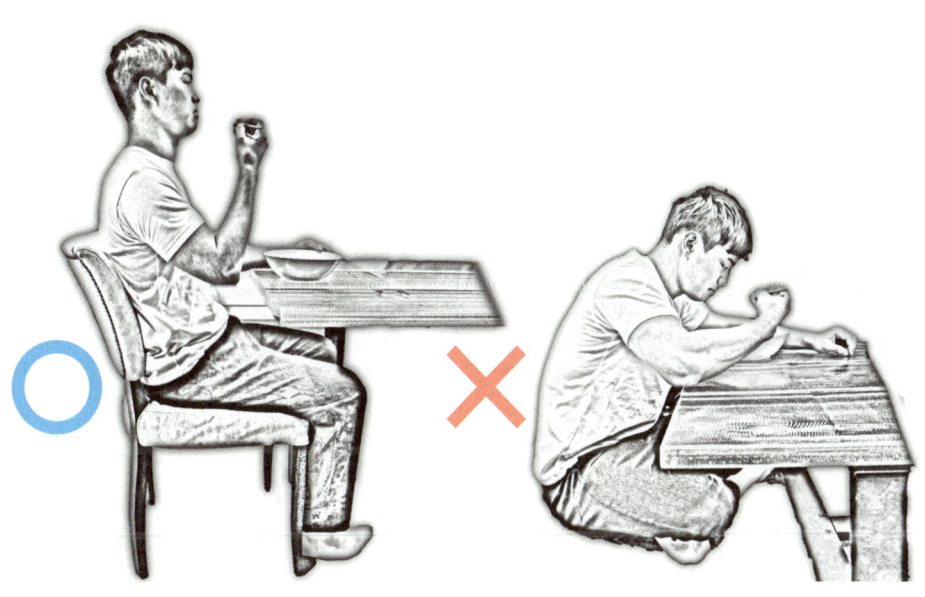

요리와 설거지

가능하면 높은 요리 테이블을 쓰는 것이 좋다. 요리 테이블이 낮다면 허리를 구부리는 대신 다리를 벌려 높이를 맞추는 것도 좋다. 요리 테이블은 아래가 막혀 있어 엉덩관절과 무릎을 구부릴 수 없는 경우가 많기 때문이다. 방바닥에 퍼질러 앉거나 쭈그리고 앉아서 마늘을 다듬고 허리 아파 오시는 어르신도 많다. 절대로 피해야 할 작업이다.

설거지도 요리와 마찬가지이다. 싱크대를 가능한 한 높이고 그래도 안 되면 다리를 벌려 허리 구부리는 것을 줄인다(안적천 원칙 준수). 허리가 나을 때까지 남편이 대신 해 주는 것도 좋다. 많이 아플 때는 손질된 음식재료, 간편 음식, 포장·배달 음식, 식기세척기 등 문명의 이기(利器)를 이용하는 것도 추천한다. 허리 아픈 것이 평생 가지는 않기 때문이다.

12.18 요리, 설거지

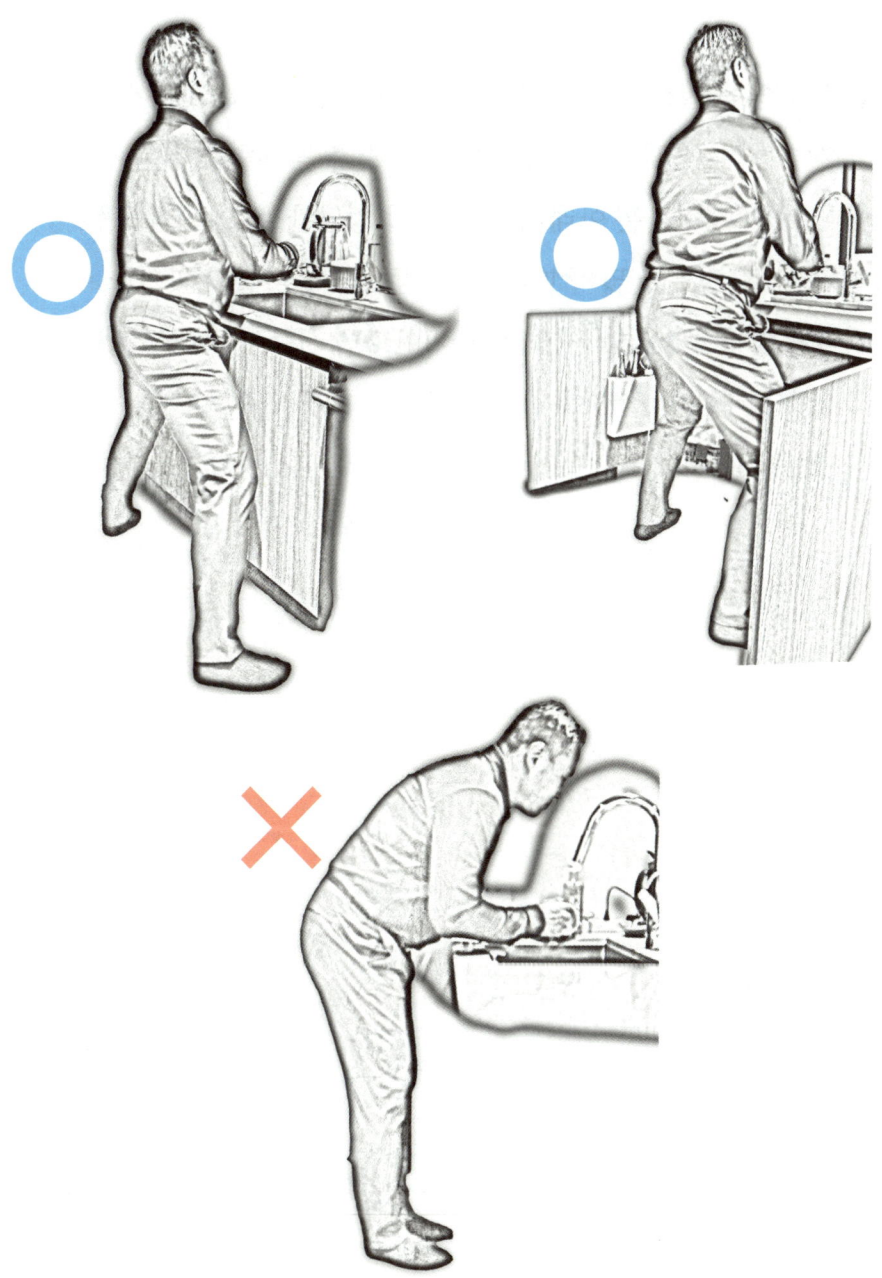

청소

손걸레보다는 대걸레를 이용하는 것이 당연히 허리에 좋다. 어쩔 수 없이 손걸레로 바닥을 닦아야 한다면 쪼그려 앉기보다 무릎을 꿇고 허리를 펴는 것이 좋다. 대걸레나 진공청소기를 사용해도 허리가 좀 구부러진다. 키가 크다면 길이가 충분히 긴 대걸레나 진공청소기를 이용하는 것이 좋다. 엉덩이와 무릎관절을 구부려 허리의 구부림을 최소화하는 자세(안적천의 원칙 준수)를 유지한다.

12.19 청소 하기

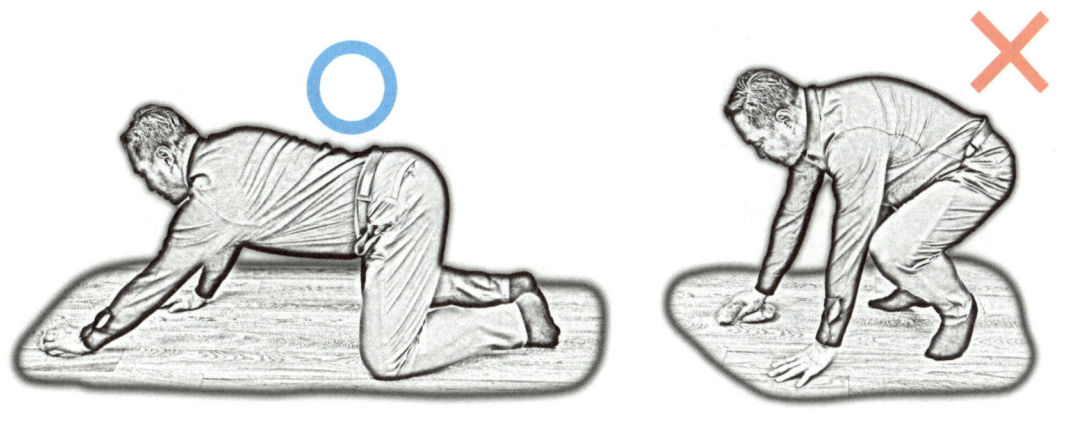

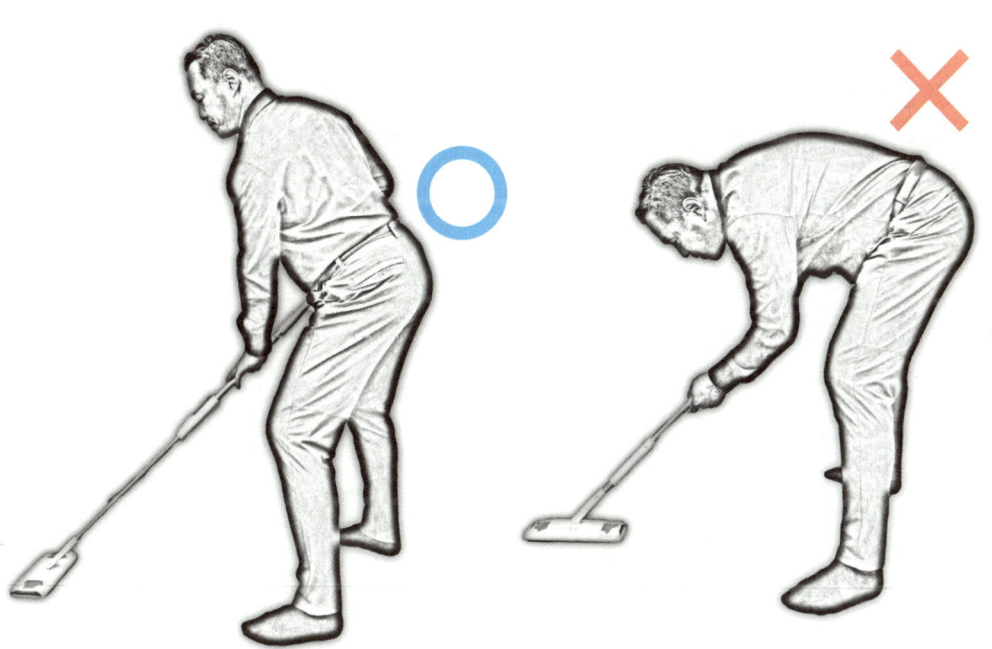

12장 깨알 같은 척추위생

수면(睡眠)

하루의 3분의 1에 해당하는 시간을 한 가지 일만 하는 것이 바로 수면이다. 척추건강에 매우 중요한 시간이다. 이 시간을 잘 보내면 상처 난 허리 디스크가 조금씩 아물게 되고 그렇지 않으면 점점 더 악화된다. 하루 중에는 별로 아프지 않은데 매일 아침에 일어날 때마다 더 아픈 사람은 류머티스 질환이거나, 매일 저녁 나쁜 운동을 하거나, 잠자리의 문제이다. 당연히 두 번째, 세 번째 경우가 대부분이다.

딱딱한 침대나 바닥에 누우면 요추전만이 무너질 위험이 높고 몸을 움직일 때 딱딱한 바닥에서 척추 디스크에 충격이 가해질 우려가 있다. 푹신한 매트리스 침대를 사용하는 것이 좋다. 너무 푹신해서 허리가 다리에 비해 가라앉아 몸이 V자가 되는 정도라면 오히려 해롭다. 요추전만이 무너지기 때문이다. 푹신한 매트리스에도 푹신한 허리 베개를 넣고 자면 더욱 도움이 된다.

12.20 침대

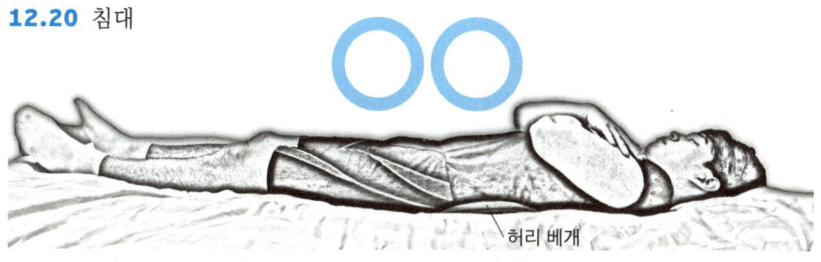

허리 베개

푹신한 매트리스에 푹신한 허리 베개 사용

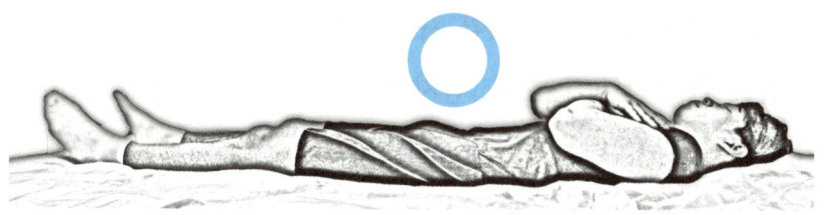

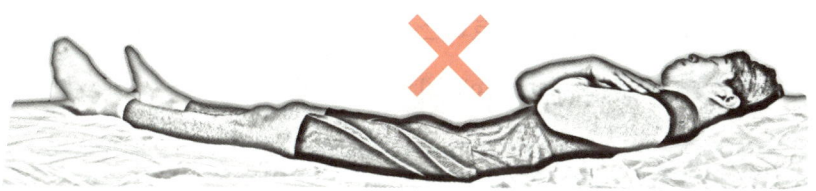

너무 푹신하여 허리가 구부러짐

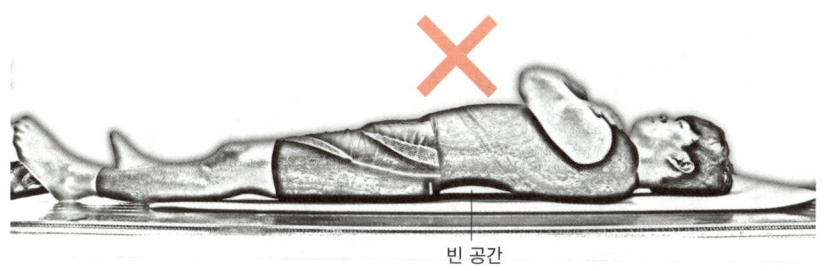

빈 공간

너무 **딱딱**하여 요추전만을 지지하지 못함

바닥과 침대

바닥에 누워 자는 것은 척추에 해롭다. 필자가 어릴 때는 '허리 아픈 사람은 나무로 된 바닥에서 자야 한다.'라는 속설이 있었다. 틀린 말이다. 평균수명이 60세를 넘지 못하던 시대에 나온 잘못된 속담이다. 바닥은 딱딱해서 해롭고 낮아서 해롭다. 아무리 좋은 쿠션이라도 바닥에 두면 허리에 해롭다. 저녁에 바닥에 눕기 위해 허리를 구부리고 아침에 바닥에서 일어나면서 또 허리를 구부렸다 펴는 과정을 거치므로 최소한 하루 2회 디스크 손상의 위험에 노출된다. 서 있다가 허리를 구부리지 않고 바로 몸을 눕힐 수 있는 높이의 침대가 제일 좋다.

12.21 바닥과 침대

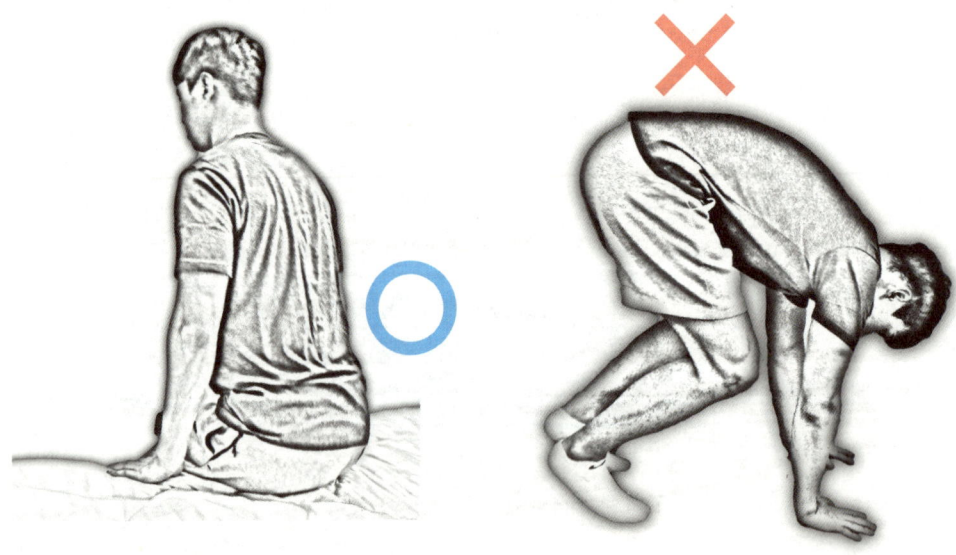

잠자는 자세

모로 잠자는 자세는 좋지 않다. 옆으로 누우면 아무래도 척추가 뒤틀리기 때문이다. 옆으로 누울 때도 허리 베개가 도움이 된다. 그렇지만 정상적인 수면에도 하룻밤에 40~50회 몸을 움직이므로 옆으로 눕는 것을 100% 막지는 못 한다. 최대한 하늘을 보고 잠을 청하는 것이 좋다. 엎드려 자면 허리에는 좋으나 목 디스크에는 해롭다. 고개를 한쪽으로 돌리고 오래 있기 때문이다.

12.22 수면 자세

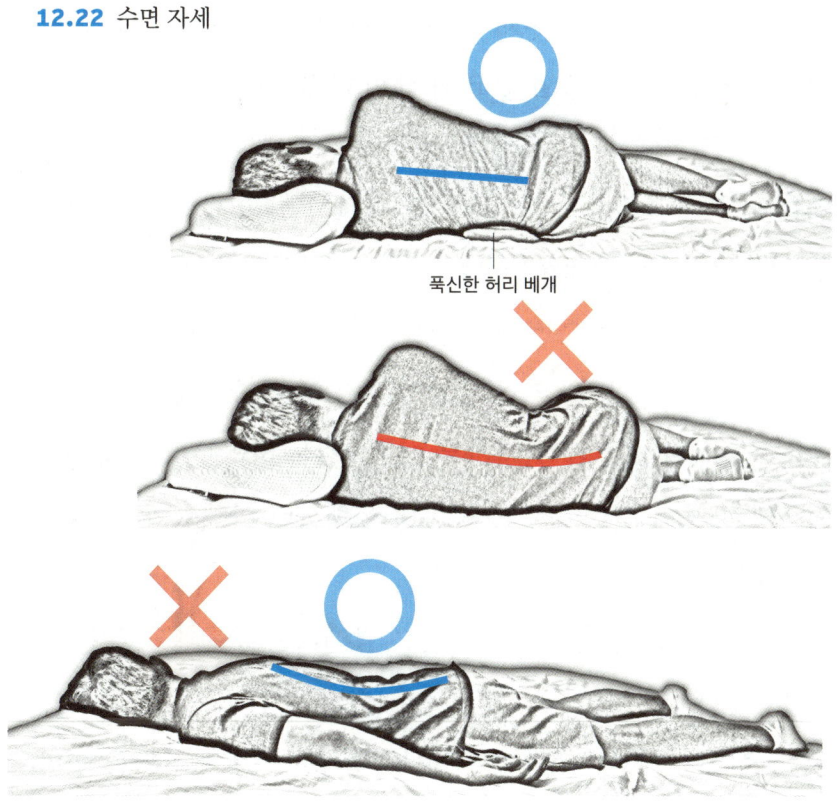

푹신한 허리 베개

허리 베개와 종아리 베개

하늘 보고 누워 허리 밑에 푹신한 베개를 두는 것은 아주 좋은 방법이다. 상처 난 디스크를 붙이는 지름길이다. 그런데 허리 베개를 넣고 자면 허리가 더 아픈 경우가 종종 있다. 베개가 너무 높거나 딱딱하기 때문이다. 아주 얇으면서 푹신한 재질로 된 베개로 시작해 안 아픈 범위에서 조금씩 높이는 것이 중요하다. 『백년허리』1판에서는 수건을 말아서 넣는 것을 추천했는데 **수건은 상당히 딱딱한 편이다. 푹신한 쿠션이 없을 때 궁여지책으로 사용할 수 있으나 사용해서 아프면 피하는 것이 좋다. 딱딱하면 해로우므로 나무와 같은 재질은 피해야 한다.** 허리 베개와 매트리스의 궁합도 중요하다. 사용하는 침대 매트리스에 어떤 허리 베개가 좋을지는 현재로서는 명확한 답이 없다. 시행착오를 겪으면서 찾는 수밖에 없다.

허리 베개는 요추전만을 만들기 위함이다. 따라서 베개 혹은 **쿠션의 가장 높은 부분이 요추전만의 가장 깊은 부분 즉, 3번 혹은 4번 요추에 위치하는 것이 좋다.** 허리끈이 지나가는 자리라고 보면 된다. 단, 1980년대 유행하던 아래위가 긴 배바지는 제외.

무릎 아래 베개는 허리 아픈 사람에게는 추천하지 않는다. 다리를 들어 올리면 골반이 뒤로 넘어가면서 요추전만을 없애기 때문이다. 다리에 생기는 부종을 없애기 위해 무릎이나 종아리 아래에 쿠션을 넣을 수는 있으나 허리 아픈 것을 낫게 하기 위해 넣는 것은 어불성설(語不成說)이다.

12.23 허리 베개와 종아리 베개

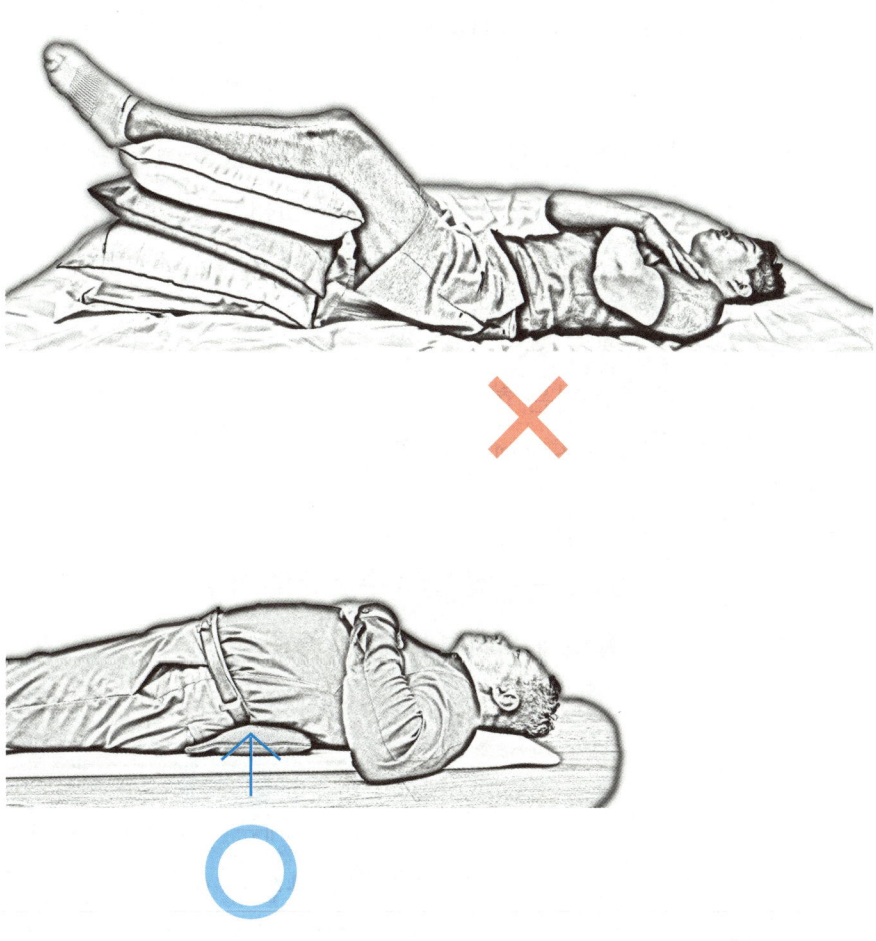

TV 시청

티비를 시청하거나 스마트폰을 사용할 때 방바닥에 앉거나 낮은 소파에 앉는 것은 금물이다. 허리가 구부러질 수밖에 없기 때문이다. 등받이 있는 식탁의자에 허리 쿠션을 넣고 앉기를 추천한다. 침대 헤드에 비스듬히 기대는 자세도 금물이다. 차라리 엎드리는 것이 허리가 신전되어 더 좋다.

12.24 TV 시청 자세

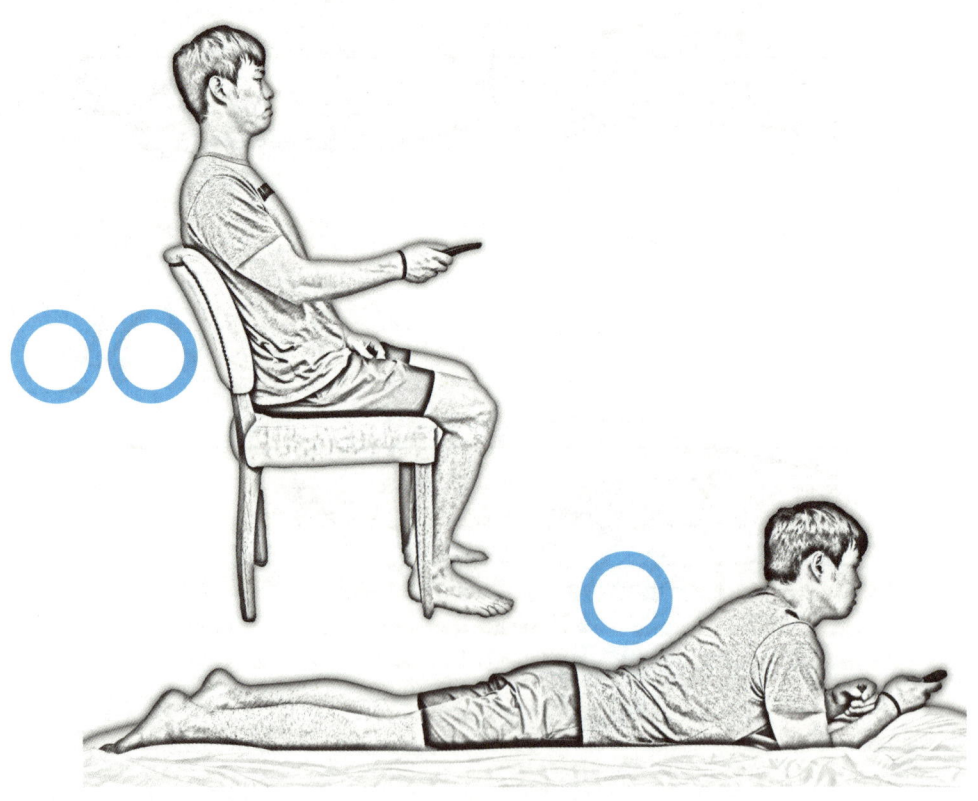

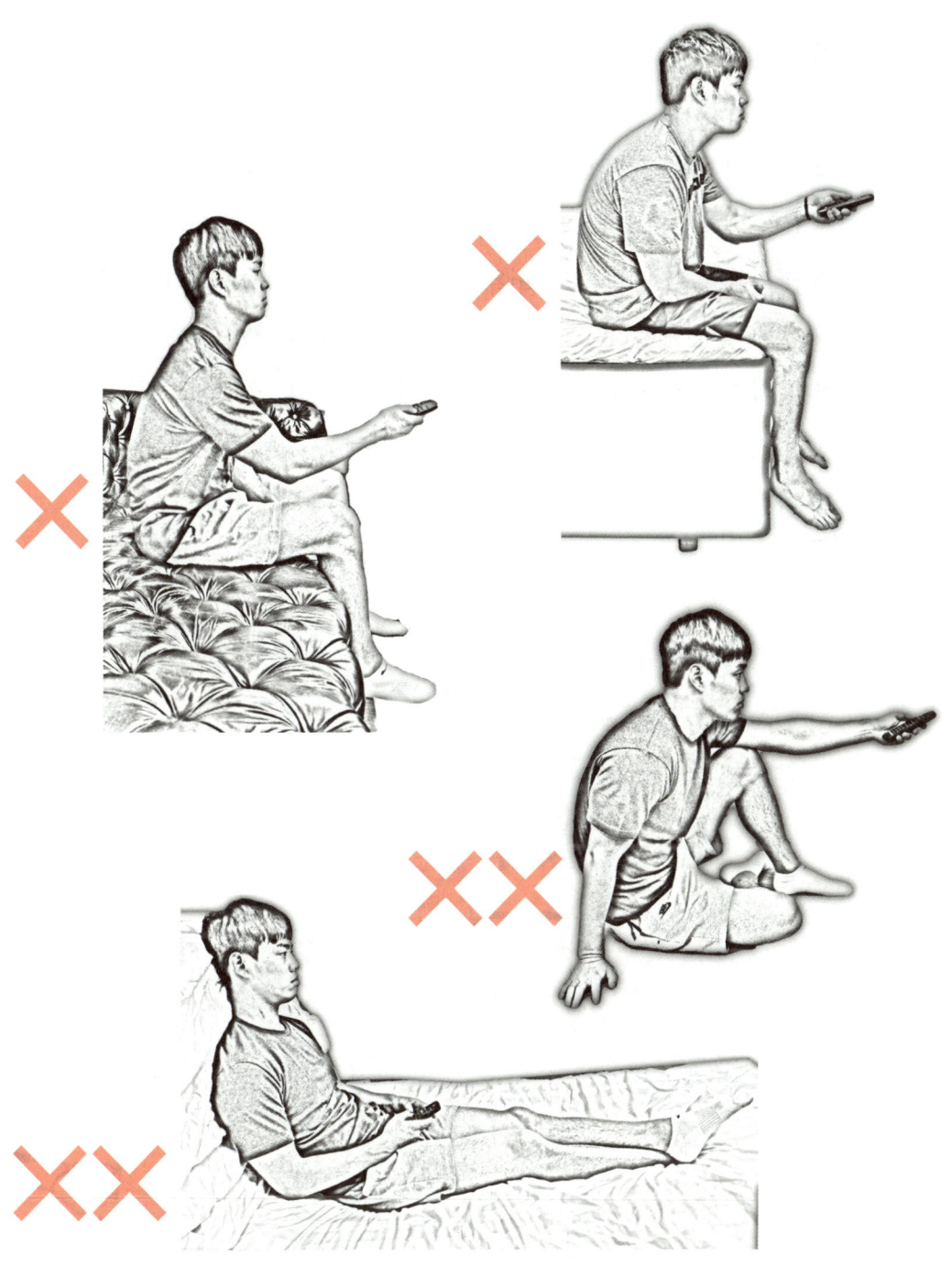

12장 깨알 같은 척추위생

책 읽기

오랜 시간 같은 자세로 공부를 하므로 자신의 몸에 맞는 의자와 책상이 필요하다. 책상에 책과 공책을 놓고 공부하면 목과 허리가 구부러져 해롭다. 모니터와 키보드를 이용하면 척추에는 더 좋은 자세가 나온다. 그러나 반드시 하드카피된 책으로 공부를 해야 하거나 책을 읽어야 하는 분은 독서대를 높이 올리기를 추천한다. 책은 독서대로 해결하지만 공책에 써야 하는 것은 어떻게 하나? 경사진 책상이 도움이 된다. 그것도 어려우면 자주 일어나서 맥켄지 신전동작을 수행하라. '안적천-신'의 원칙이다.

12.25 책 읽는 자세

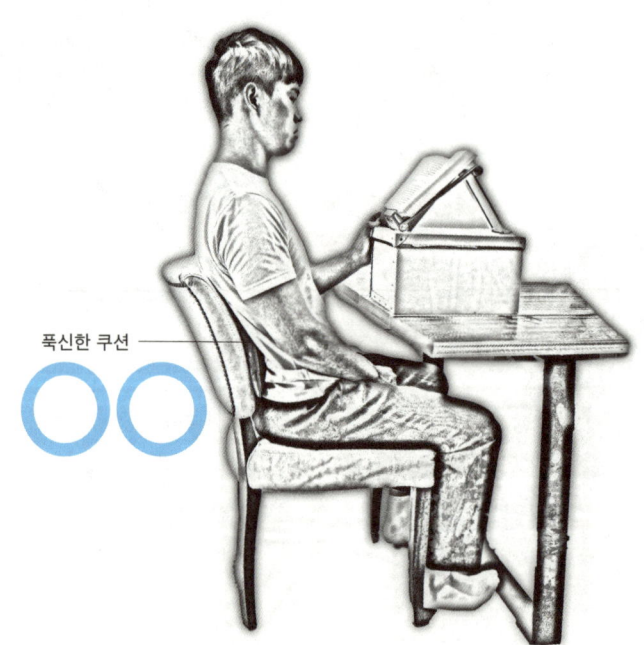

푹신한 쿠션

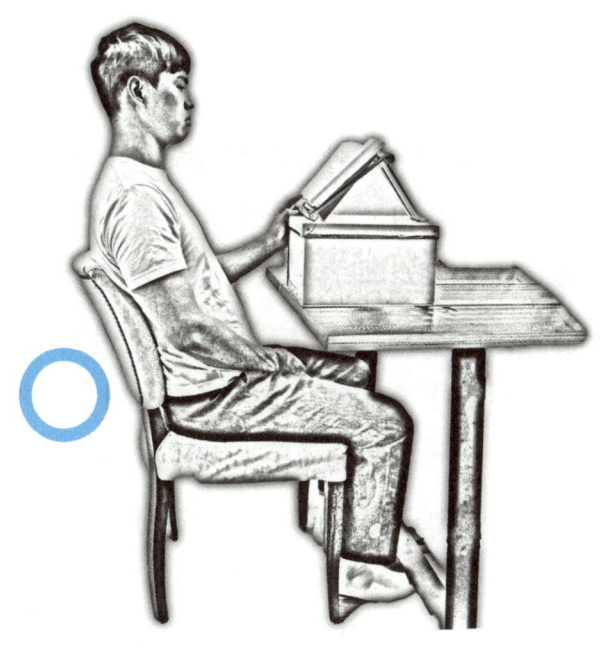

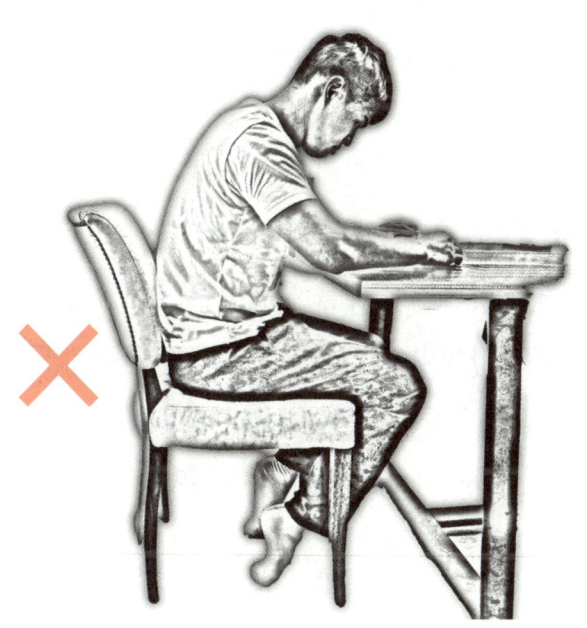

큰 물건 들어 올리기

무거운 물건을 자주 들어야 할 때: 한 번에 아주 무거운 물건을 드는 것보다는 작게 나눠서 여러 번 드는 것이 유리하다. 바닥에서 물건을 들어 올릴 때는 허리를 최대한 펴서 요추전만을 유지하고 무릎과 엉덩이를 구부려서 들어올리는 것이 좋다.

작은 물건 줍기

바닥에 떨어진 볼펜 하나 줍다가 허리 디스크 터지는 경우가 적지 않다. 물론 볼펜을 줍기 오래전부터 지속적으로 후방 섬유륜을 찢고 있다가 볼펜을 주우려고 몸을 구부리면서 발생하는 일이다. 볼펜의 무게가 아니라 자신의 상체 무게 때문에 디스크가 손상되는 것이다. '안적천'의 원칙에 따라 바닥에 떨어진 물건을 아예 줍지 않거나 아니면 집게를 사용하는 것이 가장 현명한 방법이다. 중요한 물건이라 줍지 않을 수도 없고 집게도 없는 상황이라면 한쪽 발을 뒤로 들면서 몸을 앞으로 기울이는 방법이 좋다. 이때 넘어질 수 있으므로 벽, 의자, 테이블 등을 한 손으로 살짝 잡아주는 것이 좋겠다.

12.26 큰 물건 들기

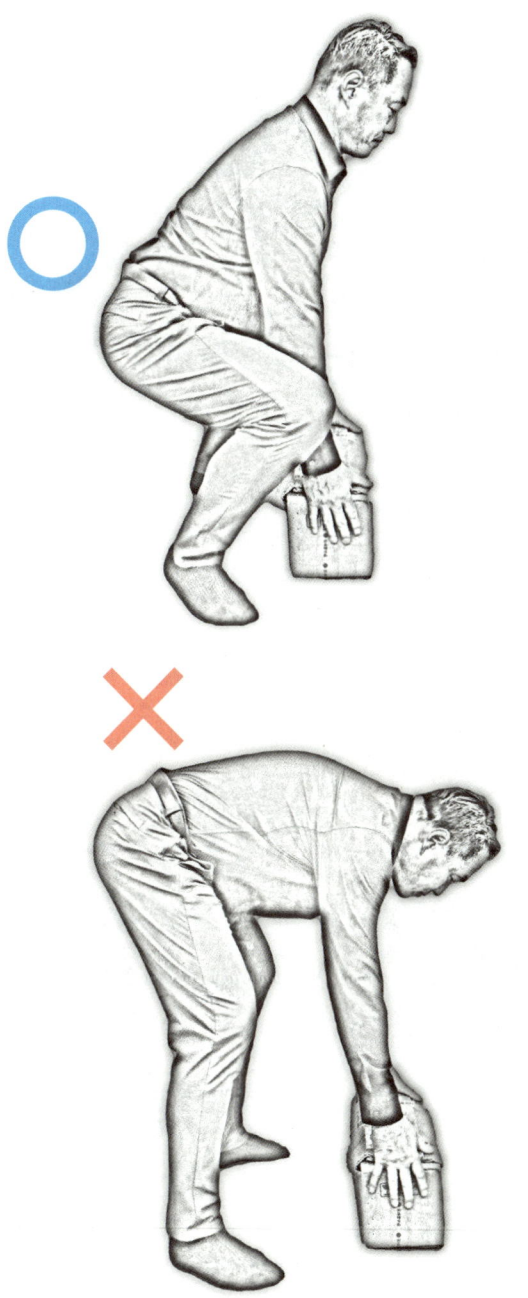

12.27 작은 물건 줍기

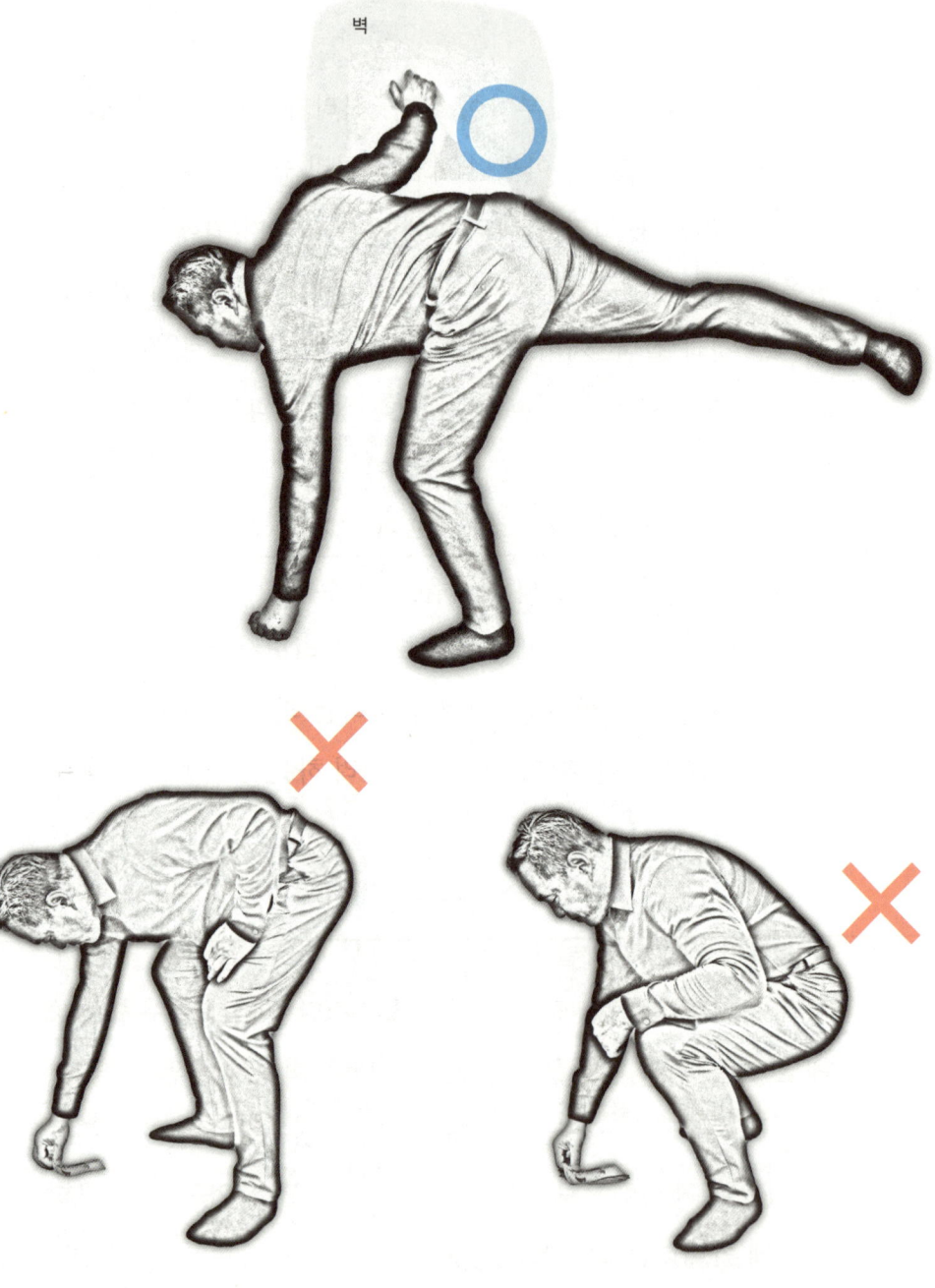

임신, 출산, 육아

임신과 출산은 허리에 부담이 된다. 허리가 아픈 사람은 좀 더 아프게 될 수 있고, 안 아팠던 사람도 허리 통증을 겪게 되는 계기가 될 수 있다. 그러나 허리 아픈 것을 피하기 위해 임신과 출산을 피하는 것은 적절치 않다. 치아(齒牙)가 불편하니 밥을 굶겠다는 것과 같다. 치아가 불편해도 안 아픈 쪽으로 씹거나 죽과 같은 연한 음식을 먹는 것처럼 허리가 아파도 새 생명을 잉태하고 탄생시키는 고귀한 일은 해야 한다. '안적천-신'의 원칙을 잘 적용하면 **'허리가 전혀 아프지 않게'는 어렵겠지만 '허리 덜 아프게' 임신과 출산의 과정을 거칠 수 있다.**

임신 말기가 되면 체중이 앞으로 쏠리면서 허리가 구부러지는 힘을 강하게 받는다. 이때는 허리를 최대한 뒤로 젖혀 늘 신전자세로 지내면 된다. 당연히 엎드려 하는 신전동작은 할 수 없겠다.

출산 때는 강력한 복압으로 아이를 밀어내야 하므로 허리 디스크가 강한 압박을 받게 된다. 이때 가능하면 허리 뒤에 쿠션을 넣거나, 본인이 허리를 펴서 요추전만이 최대로 유지된 상태로 힘을 주면 디스크에 걸리는 압박을 최대한 줄일 수 있다. 허리가 아플까 봐 자연분만 대신 제왕절개수술을 택하는 분들이 있는데 개인적으로 산부인과 교수들에게 물어본 결과 그런 선택에 반대하는 의견이 대부분이었다.

12.28 육아 자세에 따른 요추전만의 차이

아이를 돌보는 것과 자신의 허리를 돌보는 것이 양립할 수 없는 경우가 허다하다. 아이가 갑자기 차도로 뛰어들 때 허리를 구부려 막아야 하는 등 피치 못할 상황이 생긴다. 이때는 당연히 허리를 포기하고 아이를 구해야 한다. 아이를 구하면서 찢어진 허리 디스크는 추후에 척추위생을 잘 지켜 해결하면 된다. 그렇지만 수유하거나 아이를 침대에 눕히는 행동 등은 적절한 의자나 아기 침대 등을 잘 갖추어 '안적천'의 원칙을 적용할 수 있다.

허리 디스크가 약한 분들은 임신, 출산, 육아 과정에서 허리 통증으로 고생할 가능성이 높아진다. 그렇지만 **'안적천'의 원칙을 잘 지켜 척추위생을 유지하면 아주 심한 통증이 될 것을 견딜 만한 통증으로 바꿀 수 있다.** 또 한창때 많이 아팠던 허리도 이후에 최대한 척추위생을 잘 지키면 다시 전혀 아프지 않은 상태가 온다. **그런 희망을 가지고 어렵지만 중요한 일을 하는 것**이다.

종교 활동

교회나 성당에서 딱딱한 나무의자에 오래 앉아 있는 것, 절에서 가부좌로 앉아 있고 반복해서 절을 하는 동작 등은 허리에 무리가 될 수 있다. 선천적으로 허리가 튼튼한 분은 100세까지도 문제없지만 허리가 현재 아프거나 아픈 적이 있는 분은 몸 조심을 하는 것이 좋겠다. 그렇다고 종교생활을 하지 말라는 얘기가 아니다. 자신의 허리 상태에 적합하게 종교생활의 구체적인 방법을 바꾸는 것이 필요하다는 뜻이다. 딱딱한 의자에 앉아야 한다면 항상 푹신한 방석을 가지고 다니면 된다. 가부좌를 해야 하는 경우 엉덩이 밑에 받칠 수 있는 쿠션을 사용하는 것도 좋은 방법이다. 반복해서 절을 해야 할 때는 안적천-신의 원칙을 철저히 적용하여 절을 **안**하고 다른 방법으로 예를 표하거나(예: 시주), 꼭 절을 해야 한다면 허리를 **적**게 구부리고 **천천**히 절을 하며, 이후에 반드시 **신**전동작을 해 주는 것이 좋겠다. 평택의 어느 교회에 날마다 새벽기도를 다니면서 척추 통증으로 고생한 할머니 한 분이 계신다. 요추전만, 경추전만을 최대한 유지하는 척추위생을 가려쳐 드렸더니 '척추위생 준수 새벽기도'를 열심히 하신 후 진료실에 오셔서 "통증도 많이 좋아지고 기도빨도 더 잘 받더라." 하고 감사 인사를 하셨다. 이후 척추 문제로 진료실을 찾는 목사님들께도 척추위생 기도 자세를 적극 추천드린다.

운전

오랫동안 허리가 아파 고생하는 분 중에서 어떤 자동차가 허리에 좋은지를 묻는 경우가 있다. 본의 아니게 진료실에서 자동차 세일즈를 해야 하는 난처한 상황에 처한다. 물론 특정 브랜드를 권유하는 경우는 없고 차종만 알려준다. "세단이나 스포츠카보다는 SUV가 허리에는 더 편합니다." 무릎의 중심(▲표시)이 골반의 회전축(엉덩관절, ■표시)보다 높을수록 요추전만이 무너질 가능성이 높다. 허리가 아픈 사람에게는 세단보다 SUV가 더 좋은 이유이다. 일반적인 의자에 앉을 때와 마찬가지로 **등받이와 허리 사이에 푹신한 쿠션을 넣고 앉기를 강력히 추천한다.**

현대인이면 피할 수 없는 것이 자동차를 오래 타는 것이다. 특히 운전할 때는 팔과 다리가 오랫동안 특정 자세를 유지해야 하므로 허리에 부담이 많이 간다. 운전을 하다 휴게소에서 내릴 때 허리를 바로 펴지 못하는 증상이 있다면 본인의 허리 디스크 내부에 상처가 있다고 생각하면 된다. 운전하는 동안 디스크 내부 상처가 벌어졌다가 차에서 내려 일어서면서 다시 붙는 통증이다. 신전동작에서 허리 가운데가 아픈 것과 같은 통증이다. 이런 분은 **반드시 자동차 시트의 등받이와 허리 사이에 쿠션**을 넣어야 한다. **쿠션은 딱딱하면 안 된다. 딱딱한 쿠션은 허리를 더 아프게 할 수 있다.** 푹신한 쿠션을 사용하고 그래도 아프면 조금 더 낮은 것으로 바꾸는 것이 좋다. 쿠션의 높이는 허리끈이 지나

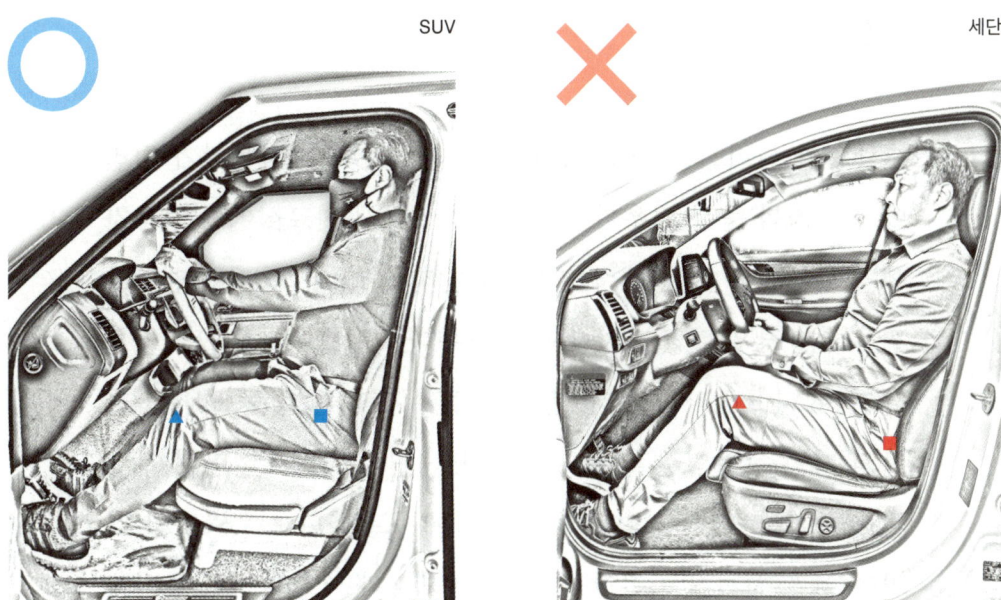

12.29 자동차 종류에 따른 요추전만의 차이 — SUV와 세단

가는 부분에 쿠션의 가장 두꺼운 부분이 위치하도록 한다. 운전석뿐만 아니라 조수석이나 뒷자리에 탈 때도 마찬가지이다. 허리가 아픈 분에게는 자동차 어디에 앉든지 상관없이 최대한의 요추전만을 유지할 수 있는 쿠션은 필수이다. 쿠션이 없으면 윗도리라도 벗어 돌돌말아 허리 뒤에 넣는 임시방편도 있다. 필자가 2017년 자동차로 유럽을 일주할 때 사용했던 방법이다.

대중교통

대중교통을 이용할 때도 똑같은 원리이다. 오래 앉아야 한다면 반드시 허리 쿠션을 준비해 등받이와 허리 사이에 넣고 앉는 것이 좋다. 의자의 의자방석(엉덩이 받침)이 너무 딱딱하면 디스크 상처가 금방 건드려져 앉자마자 허리가 아플 수 있다. 지하철 4호선이 대표적이다. 이런 분은 엉덩이 밑에 받칠 쿠션을 늘 들고 다니는 것이 좋다. 이렇게 말하면 "참, 답답하네. 어떻게 평생 지하철 탈 때마다 쿠션이나 방석을 들고 타나요?"라고 할 것이다. 평생 하라는 말은 아니다. 언젠가는 디스크가 아물게 되고 금속의자에 방석 없이 앉을 수 있는 날이 오기 때문이다.

반려 동물 돌보기

생각보다 많은 사람이 반려동물을 돌보는 것 때문에 허리 통증이 잘 낫지 않는다. 반려동물의 배설물 처리를 위해 허리를 자주 구부리는 경우, 덩치 큰 반려동물을 안고 이동하는 경우, 힘 좋은 반려동물의 목줄을 잡고 있다가 갑자기 당겨지는 경우 등은 새로운 디스크 손상의 원인이 될 수도 있고 붙어 가던 디스크를 다시 찢는 원인이 될 수도 있다. 배설물 처리는 가능하면 긴 손잡이가 달린 집게나 쓰레받기를 사용하는 것이 좋겠다. 너무 큰 반려동물의 경우는 허리가 건강한 다른 분의 도움을 받는 것이 좋을 것이다.

성생활

허리 아픈 분이 진료실에서 성생활에 관해 상담해 오는 경우는 드물다. 간혹 오랫동안 허리 통증으로 고생한 분 중에서 부부가 같이 와서 부부관계에 관한 질문을 꺼내는 경우가 간혹 있다. 이때도 똑같은 척추위생의 원칙이 적용된다. **부부관계를 하는 것은 허리 아픈 것보다 더 중요한 일이므로 허리가 아프다고 부부관계를 피하면 안 된다.** '안적천-신'의 원칙을 적용해 **요추전만을 최대한 유지한 상태**로 팔과 다리의 움직임만으로 부부관계를 하면 된다. 엉덩이 근육과 활배근이 중요한 또 하나의 이유이다. 구체적인 방법을 책에서 설명하기는 힘들고 추후 다른 매체로 가능할지 찾아보도록 하겠다.

사무 환경, 의자와 책상 최적화하기

거의 하루 종일 의자에 앉아 있는 직업에 종사하는 사람은 의자에 신경을 많이 써야 한다. 올바른 척추위생을 위해 의자만큼 중요한 아이템이 없는 만큼 조목조목 설명한다.

의자방석의 높이를 결정하는 것은 최적화의 시작점이다. 발바닥이 바닥에 편안히 놓인 상태에서 엉덩이를 대고 앉았을 때 무릎이 골반보다 약간 낮아야 한다. 의자방석이 너무 낮으면 안 된다는 뜻이다. 의자방석이 낮으면 무릎이 골반보다 높아지고 엉덩관절이 많이 구부러지면서 골반이 뒤로 넘어가는 자세가 된다. 이는 요추전만을 무너뜨리게 하는 주범(主犯)이다. 의자방석의 높이를 조정할 수 있는 의자라면 **앉을 때 제일 먼저 의자방석 높이부터 조절해야 한다.**

등받이와 의자방석이 만나는 코너에 엉덩이를 최대한 깊이 넣어서 앉는 것이 좋다. 그래야 자연스럽게 허리를 펴기만 해도 의자의 등받이가 허리를 밀면서 요추전만을 만들어 준다. 등받이 없는 의자에 앉아서 스스로의 힘으로 요추전만을 만드는 것보다 휘어진 등받이에 허리를 기대고 요추전만을 만드는 것이 훨씬 더 유리하다. 그런데 의자방석의 깊이가 너무 깊은 의자를 많이 본다. 의자를 선택할 때 중요성을 간과하기 쉬운 것이 의자방석의 깊이이다. **의자방석의 높이는 조절이 가능하지만 의자방석의 깊이는 너무 깊어도 조절 기능이 없는 경우가 많아 척**

추위생에 부적합한 경우를 많이 본다. 엉덩이를 등받이까지 넣고 싶어도 넣을 수가 없도록 디자인되어 있는 의자가 너무 많다는 것이다. **자신의 허벅지 길이에 비해 너무 깊지 않은 의자를 찾아야 한다.** 허리가 아픈 분은 의자를 구입할 때 잘 따져봐야 할 포인트이다.

의자방석이 너무 푹신하면 엉덩이가 아래로 내려가면서 골반이 무릎보다 낮아지게 되어 요추전만이 없어진다. 반대로 너무 딱딱하면 좌골(앉을 때 의자방석에 밀착되는 엉덩이 속의 뼈)을 통한 압박이 완화되지 않고 허리 디스크에 그대로 전해져 상처 난 디스크를 쉽게 아프게 할 수 있다. 사무용 의자의 의자방석 대부분은 적절한 쿠션을 제공한다. 너무 딱딱한 재질을 사용한 의자에 앉아야 할 때는 푹신한 방석을 추천한다.

등받이가 없는 의자보다는 등받이 있는 의자가 척추위생에 더 좋다. 편평한 등받이보다는 앞으로 휘어져 등을 기대면 자연스럽게 요추전만 곡선을 만들어 주는 의자가 좋다. 등받이가 만들어 주는 요추전만 곡선이 충분하지 않으면 푹신한 쿠션을 등받이와 허리 사이에 넣어주는 것이 필요하다.

컴퓨터 작업을 할 때 모니터를 따로 높일 수 있으므로 책상의 높이가 반드시 높을 필요는 없다. 자판이나 마우스를 지속적으로 사용한다면 허리를 구부리지 않고도 편안히 자판과 마우스 작업이 가능할 정도의 높이는 되어야 한다. 반대로 책상이 너무 높으면 손목이 꺾이게 돼 불편할 수 있다. 높낮이를 조절

12.30 사무실 의자 최적화하기

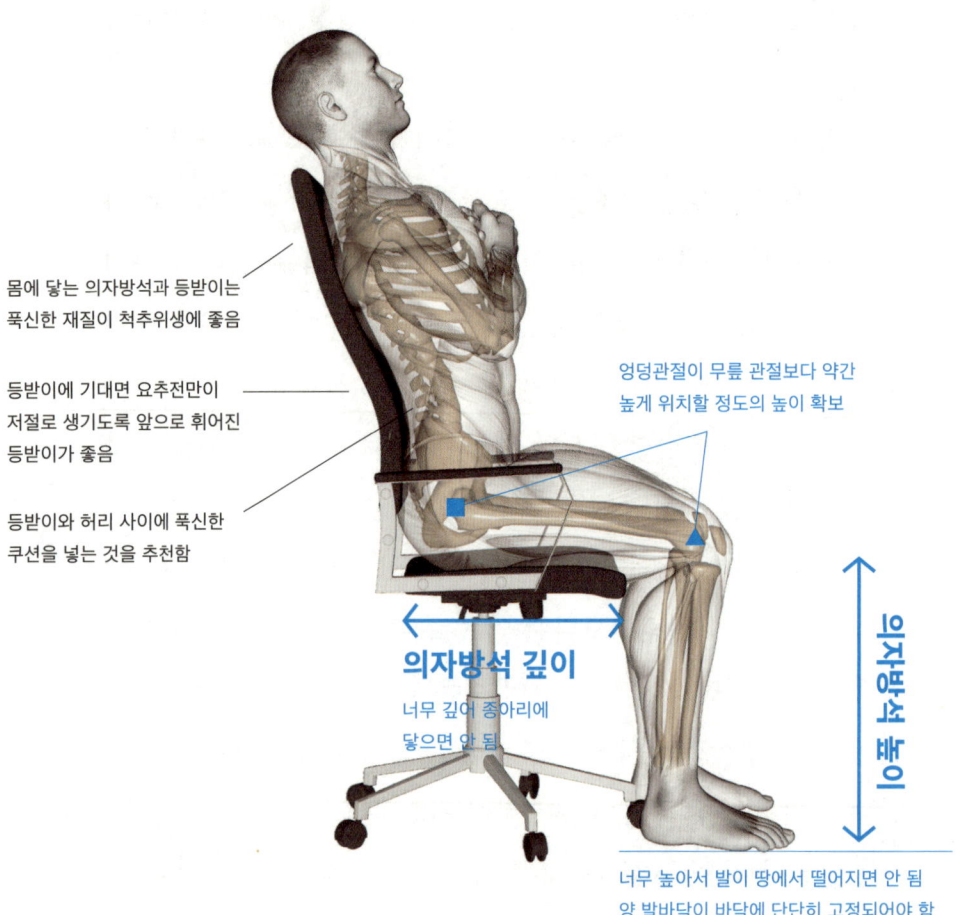

몸에 닿는 의자방석과 등받이는 푹신한 재질이 척추위생에 좋음

등받이에 기대면 요추전만이 저절로 생기도록 앞으로 휘어진 등받이가 좋음

등받이와 허리 사이에 푹신한 쿠션을 넣는 것을 추천함

엉덩관절이 무릎 관절보다 약간 높게 위치할 정도의 높이 확보

의자방석 깊이
너무 깊어 종아리에 닿으면 안 됨

의자방석 높이
너무 높아서 발이 땅에서 떨어지면 안 됨
양 발바닥이 바닥에 단단히 고정되어야 함

12.31 컴퓨터 작업

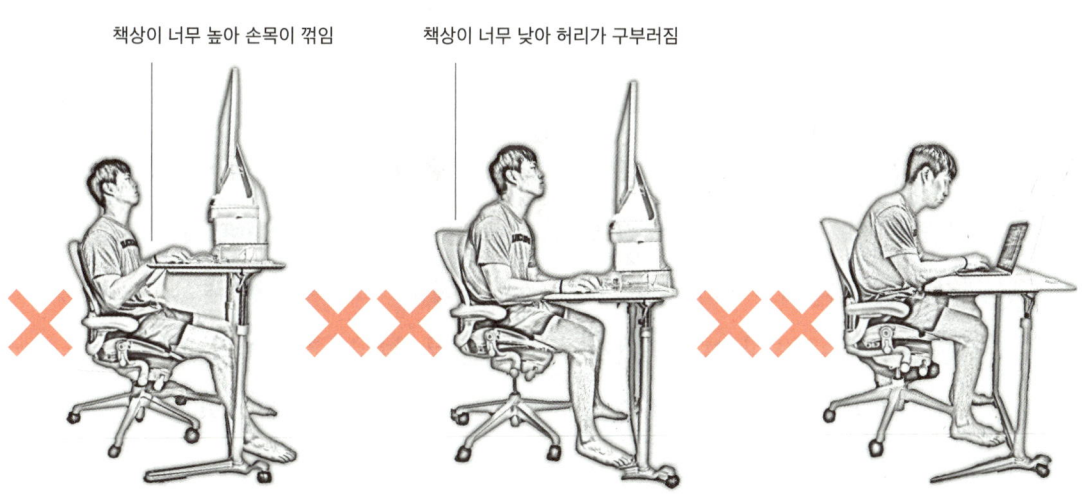

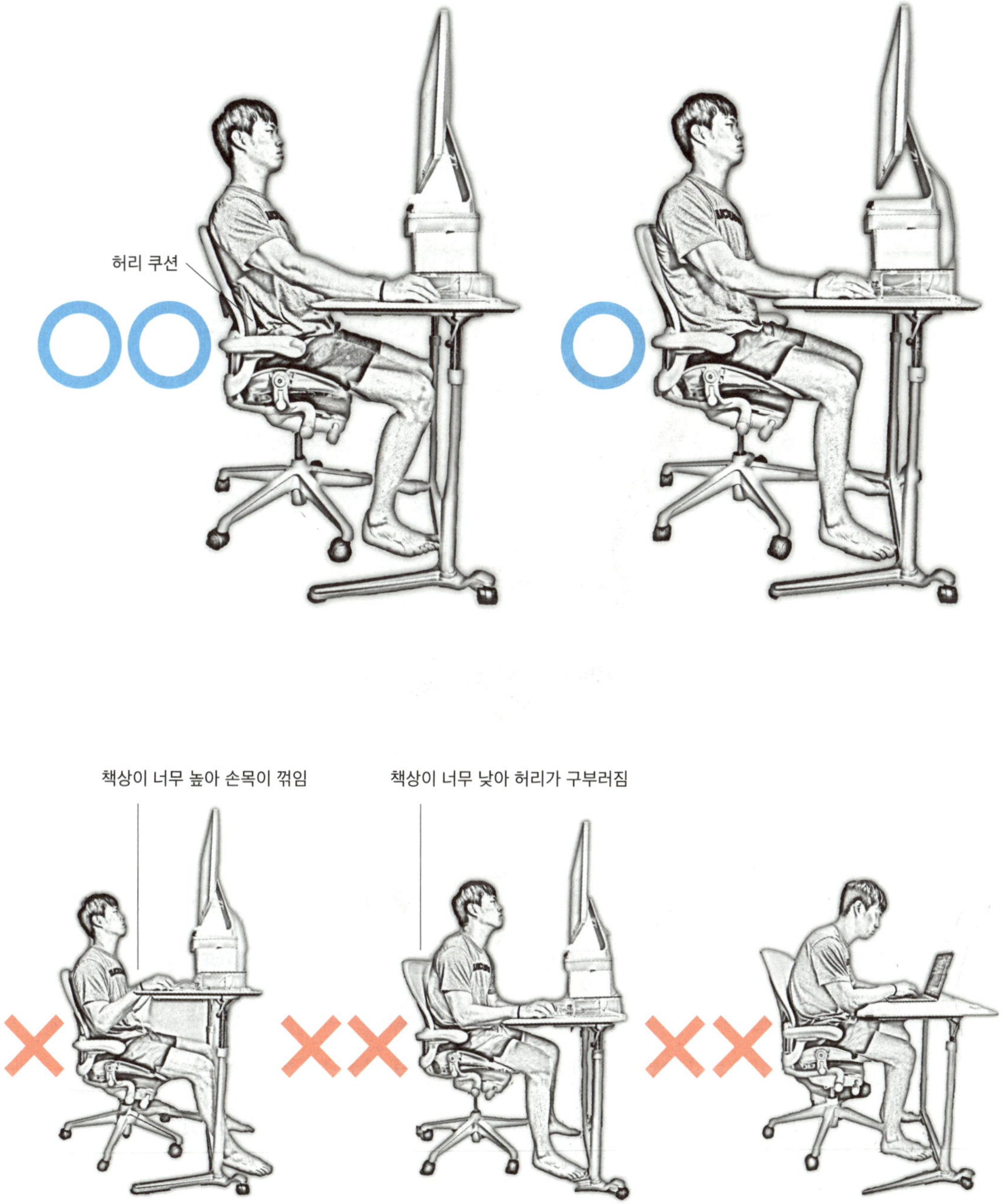

할 수 있는 책상이 도움이 된다. 책상에 공책을 놓고 글을 많이 써야 하는 경우라면 비스듬히 기울어지는 책상을 사용하는 것도 도움이 된다.

허리를 위해서는 컴퓨터의 성능보다 화면이 중요하다. 멀리서도 쉽게 알아볼 수 있는 큰 화면이 좋다. 화면의 높이가 충분히 높아야 한다. 노트북 컴퓨터를 장시간 사용하는 것은 금물이다. 책상에 붙어 있는 화면을 들여보느라 목과 허리를 구부리고 있어야 하기 때문이다. '화면의 높이가 충분히 높다'는 것은 척추에 좋은 자세로 의자에 앉았을 때 허리와 목을 전혀 구부리지 않고도 화면을 한눈에 볼 수 있을 정도로 높아야 한다는 뜻이다.

회의

회의가 많으면 목과 허리 디스크의 건강을 해치는 경우가 많다. 회의용 테이블과 의자도 앞에서 설명한 원칙으로 잘 선정하는 것이 좋겠다. 회의를 가능한 한 짧게 하고, 회의 중 쓸데없는 심리적 스트레스를 최소화하는 것이 도움된다. **스트레스를 받으면 온몸의 근육이 긴장되면서 허리가 구부러지는 경향이 있기 때문이다.** 심한 허리 통증으로 고생하는 시간이 인생에서 힘든 시기와 겹치는 경우가 많은 것은 결코 우연이 아닐 것이다.

나쁜 자세로 앉기

다리를 꼬고 앉거나 발을 책상에 올리는 자세는 주변 사람들에게 좋은 인상을 주기 힘들 뿐만 아니라 척추위생에도 나쁘다.

12.32 의자에 앉을 때 피해야 할 나쁜 자세

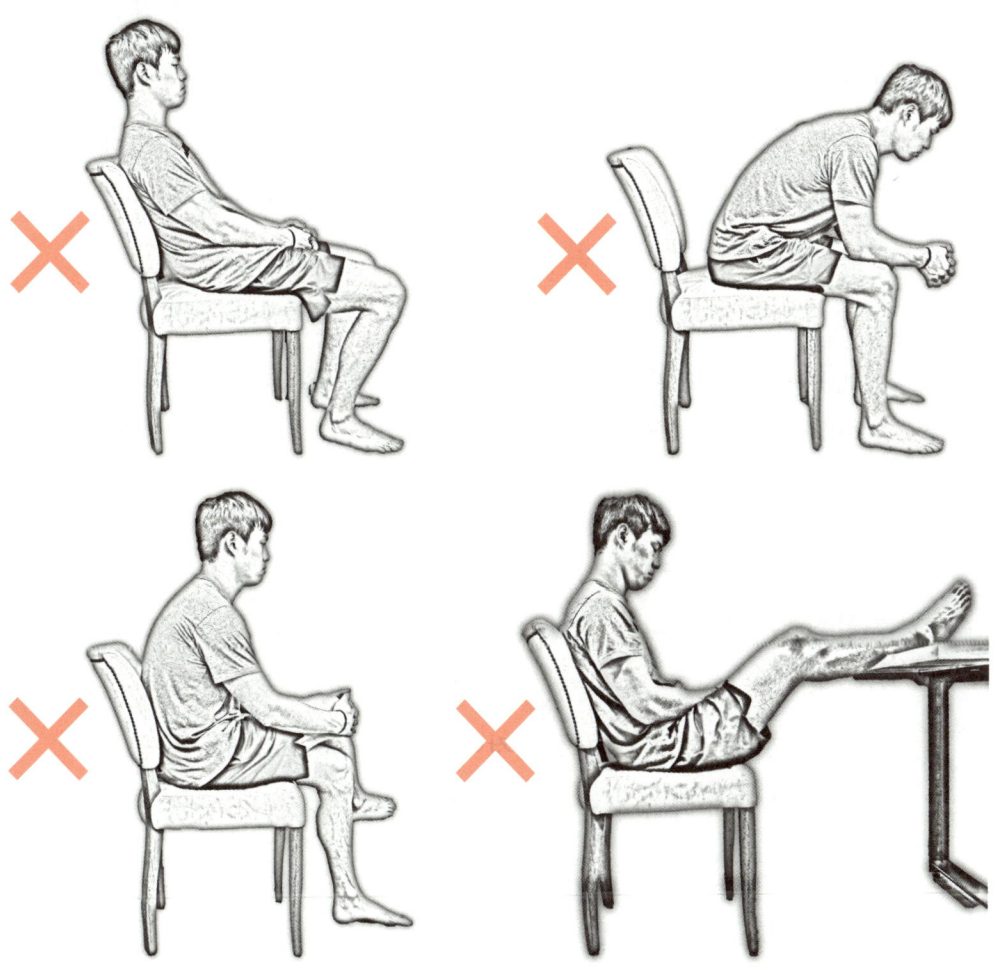

쪼그려 앉아서 하는 작업

쪼그려 앉아서 하는 작업은 가능하면 안 하는 것(안적천의 '안')이 제일 좋다. 낮은 위치의 작업이 5초 이상 길어진다면 작업물을 들어 올려 테이블에서 작업하는 것이 유리하다. 그렇지만 조선소에서 선체 바닥작업을 한다거나 건물의 바닥에 시공하는 경우는 테이블에 들어올릴 방법이 없다. 이럴 때는 허리를 가능한 한 적게 구부릴 방법(안적천의 '적')을 찾아야 한다. 두 발로 땅을 딛고 허리를 구부려 작업하는 것보다는 양 무릎에 보호대를 차고 무릎을 꿇고 앉는 것이 더 낫다. 허리가 덜 구부려지기 때문이다. 작업 환경상 무릎을 꿇는 것이 불가능하다면 가능한 한 천천히 쭈그리고(안적천의 '천'), 앉아서 작업하는 도중에 자주 자주 일어서서 신전동작(안적천-신의 '신')을 해야 한다.

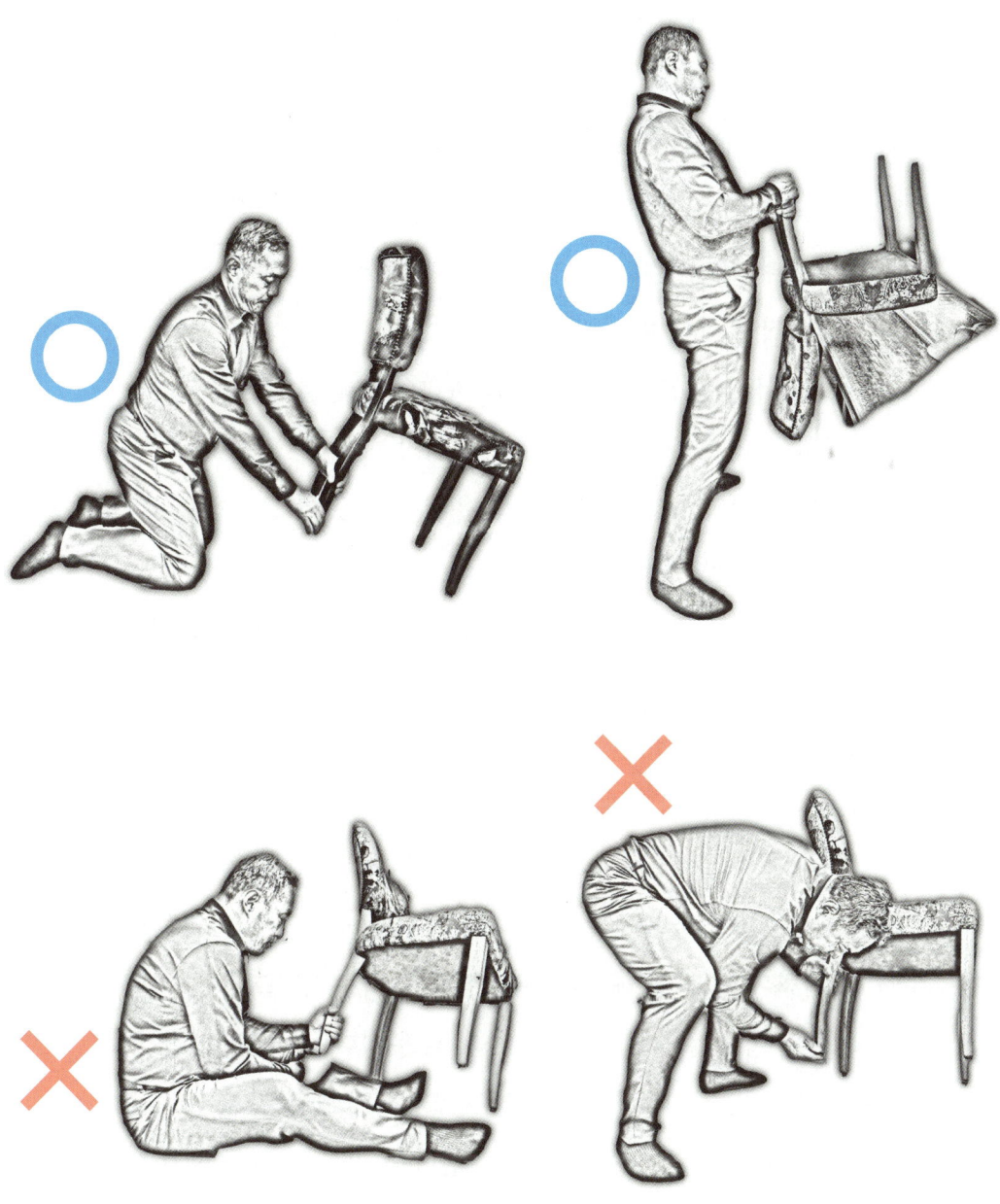

12.33 쪼그려 앉아서 하는 작업

직업상 허리를 구부리거나 오래 서 있어야 할 때

진료 등을 위해 어쩔 수 없이 자주 허리를 구부려야 할 때는 안 적천-신의 원칙을 철저하게 지키는 것이 디스크 손상을 막는 최선의 길이다. 가능한 한 덜 구부리고, 천천히 구부리며, 자주 자주 신전동작을 해야 한다.

오래 서 있는 것도 어느 정도 허리에 부담을 준다. 당연히 허리를 구부리고 오래 서 있는 것이 최악이다. 서 있을 때도 가능한 한 허리를 펴서 요추전만을 유지하는 것이 중요하다. 그게 어려우면 자주 자주 허리를 뒤로 젖히는 신전동작을 해야 한다. 전방전위증이 있는 경우 오래 서 있는 것이 더 부담된다. 서 있을 때는 앉아 있을 때보다 전방전위가 좀 더 심해지기 때문이다. 앉을 수 있으면 자주 앉았다 일어서는 것도 좋은 방법이다.

허리가 아픈 사람 중에 "술 마시면 허리에 해롭나?"라고 묻는 분이 많다. 술에 만취되어 계단에서 고꾸라지지만 않는다면 술 자체가 허리에 해롭다는 과학적 근거는 없다. 술이 허리에 해로운 이유는 술을 마시는 자세 때문이다. 퍼질러 앉아 회식을 하면서 술을 마시는 경우가 많고, 의자에 앉아서 마셔도 술이 취하면 몸의 긴장이 풀려 요추전만을 잃는 경우가 많기 때문이다. 술에 취해도 꼿꼿한 자세를 유지할 수만 있다면 말술로 마셔도 허리에 해롭지는 않다는 뜻이다. 참고로 **담배는 종판의**

기능을 떨어뜨려 척추뼈에서 디스크로 영양분과 산소 전달을 막게 되어 허리에 대단히 해롭다.

취미 생활

그림 그리기, 도자기 만들기, 서예 등 취미생활은 직장생활만큼이나 중요하다. 그러나 그 과정에서 허리가 아프다면 몇 가지 고쳐 나가야 할 것이다. 그림을 그릴 때 허리가 꼿꼿해지도록 이젤이나 비스듬히 기울어지는 테이블을 사용하는 것이 좋은 방법이다. 서예를 할 경우 종이를 방바닥보다는 테이블에 놓는 것이 좋고, 테이블에 놓아도 붓글씨를 쓰는 동안 허리가 구부러질 테니 자주 자주 신전동작을 해야 한다. 도자기를 만들 때도 도자기를 만드는 틀을 최대한 높여서 허리 구부리는 행동을 막을 필요가 있다.

노인정 모임 하루 중 상당 시간을 노인정에서 보내는 어르신들은 노인정에서 척추위생에 신경을 많이 써야 한다. 특히 고스톱 같은 화투 놀이를 많이 하시는 분들은 방바닥에 퍼질러 앉아 있는 시간이 길어지고 이는 필연적으로 디스크의 후방 섬유륜 손상을 유발한다. 고스톱을 칠 때 반드시 지켜야 하는 척추위생 원칙은 2권 9장의 '고스톱은 반드시 4명 이상 모였을 때'를 참조하라.

"아랫동네 김 노인은 벌써 20년째 앉아서 화투를 치고 있는데 허리 아픈 적은 한 번도 없다는데?"라고 반문하실 수 있다. 그런 분도 있다. 부모에게 척추 디스크를 아주 튼튼하게 물려받은 분들이다. 척추 디스크가 유전을 많이 타는 것은 1권 6장을 참조하기 바란다. 사람마다 디스크의 강도가 다르므로 김 노인이 해서 괜찮다고 자기 자신도 괜찮은 것은 아니다. 개별적인 주의를 요한다.

악기 연주 악기 연주를 오래 하면서 척추 디스크 손상을 받아 진료실을 찾는 분이 적지 않다. 혼을 담아 온몸으로 악기를 연주하느라 허리 자세를 보살필 겨를이 없었기 때문이리라. 필자는 기회가 있을 때마다 세계 정상급 연주자가 혼신을 다해 연주를 할 때 허리 자세가 어떻게 되는지를 자세히 보았다. 놀랍게도 요추전만을 유지하는 정도에 개인차가 굉장히 크다는 것을 발견했다. 이는 요추전만이 무너져야만 좋은 연주가 나오는 것은 아니라는 뜻이 된다. 아마도 연주를 배우기 시작하던 소싯적 자세가 몸에 배어서 각자 다른 정도의 요추전만을 갖게 된 것이리라. 전문 연주자를 꿈꾸는 어린이는 악기를 처음 배울 때부터 척추 위생을 철저히 해야만 롱런하는 세계적인 연주자가 되지 않을까 하는 생각이다.

여행 인생의 가장 큰 즐거움 중 하나인 여행이 허리에 부담이 될 때가 있다. 해외여행을 위해 장시간 비행기를 타고 나서 생애 최초의 허리 통증을 겪은 80대 어르신도 있고, 버스 여행을 오래 하고 나서 허리가 고장 난 분도 있다. 허리가 아파 몇 년 전부터 별러 왔던 해외여행을 취소한 분도 있다. 그러나 반대로 유럽으로 가는 비행기 이코노미석에 10시간 동안 허리 쿠션을 넣고 꼿꼿이 앉아서 갔더니 내릴 때 허리 아픈 것이 다 없어졌다는 분도 있다. 돌아올 때는 비지니스석을 이용했더니 오히려 더 아팠다는 첨언과 함께…. 문제는 '**오래 앉아 있는 것**' 자체가 아니라 '**어떤 자세로 앉는가**'이다. 좋은 자세로 오래 앉아 있으면 그것이 오히려 치료 과정이 될 수 있다. 척추위생만 잘 지키면 여행을 겁낼 이유가 없다. 즐거운 여행을 위해 돈이나 여권뿐만 아니라 **척추위생**도 꼭 챙겨야 한다.

백년허리 운동 '3마라'와 '3하라'

필자가 '**운동으로 낫는 허리는 없다. 허리는 좋은 자세로 좋아진다.**'라고 역설하는 이유는 행여 잘못된 운동으로 잘 낫고 있는 허리를 망가뜨릴까 노심초사(勞心焦思)하기 때문이다. 5년, 10년 동안 낫지 않는 허리는 대부분 나쁜 운동을 지속하기 때문이다. 허리에 부담이 되는 직업으로 아픈 허리는 통상 3년을 넘기지 않는다. 직장을 옮기거나 보직을 바꾸기 때문이다. 3년 이상 허리가 계속 아프다면 나쁜 운동을 하고 있는 것이 아닌지 반드시 따져봐야 한다.

나쁜 허리 운동을 막으려고 '운동으로 좋아지는 허리는 없다!'라고 일갈하지만, 사실은 허리를 좋게 하는 운동이 하나 있다. 바로 걷기와 달리기 운동이다(『백년운동』 6장의 '걷기운동을 추천하는 진짜 이유!' 참조). 허리에 해(害)로운 운동을 멀리 하고 허리에 이(利)로운 운동을 강조하기 위해 아래와 같이 **백년허리 운동 '3마라'와 '3하라'**를 권고한다. **허리가 아픈 사람은 반드시 지켜야 할 권고**이다.

- 마라 1. **허리 구부리는 스트레칭 절대로 하지 마라!** 다리 스트레칭도 허리에 영향을 줄 수 있으므로 조심해야 한다.
- 마라 2. **허리 주변 근육 강화 운동 절대로 하지 마라!** 허리 주변 근육이란 1차 자연복대 근육**8.5 참조**을 뜻한다.

○ **마라 3. 허리 운동 진도 앞서 나가지 마라!** 아픈 허리 운동에 선행학습이란 없다. 운동의 진도는 『백년운동』 20장의 434~447쪽 **20.7, 9, 10** 참조하라. **운동의 진도를 나갈 때, 새로운 운동을 시작하거나, 운동 강도를 높일 때는 반드시 진화의 축복인 허리 통증에 귀를 기울이라.**

○ **하라 1. 매일 가능한 범위에서 걷기 운동을 하라!** 걷기 운동 방법은 『백년운동』 6장의 '올바른 걷기 자세', **6.1**, '잘못된 걷기 자세와 해결책'을 참조하라. 걷다가 아프면 『백년운동』 6장의 '아픈데 어떻게 걷나, 이 사람아!'와 '걸으면 허리가 아파요!'를 참조하라.

○ **하라 2. 2차 자연복대 근육을 강화하라!** 2차 자연복대 근육이란 대둔근과 활배근 **8.6 참조**을 뜻한다. 대둔근과 활배근을 강화할 때 허리 부담을 최소화하는 동작으로 해야 한다. 백년운동 8장과 9장을 참조하라. 허리 아픈 정도에 따라 단계별로 추천하는 근력 운동에 대해서는 백년운동 20장을 참조하라.

○ **하라 3. 운동 후 충분히 쉬도록 하라!** 우리 몸은 운동할 때보다 운동하고 나서 쉴 때 튼튼해진다. 걸을 때 활성화된 디스크 속의 세포가 쉬는 동안 디스크 상처를 낫게 한다. 운동은 물건을 납품(納品)하는 과정이고 휴식은 수금(收金)하는 과정이다. **물건 납품이 없으면 수금할 것도 없겠지만 납품만 하고 수금을 하지 않으면 더 억울하다.**

마라 1.
허리 구부리는 스트레칭 절대로 하지 마라!

허리 아픈 사람은 절대로 하면 안 되는 스트레칭
윗몸 앞으로 굽히기 계열

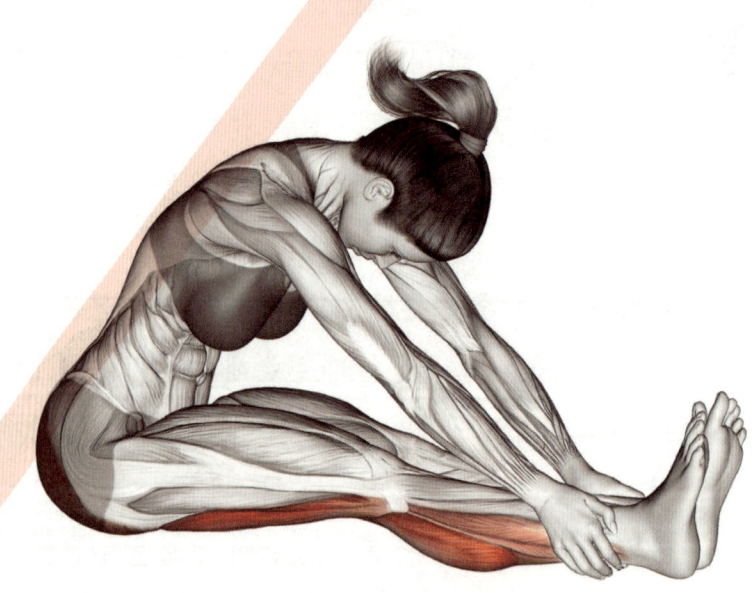

윗몸 앞으로 굽히기

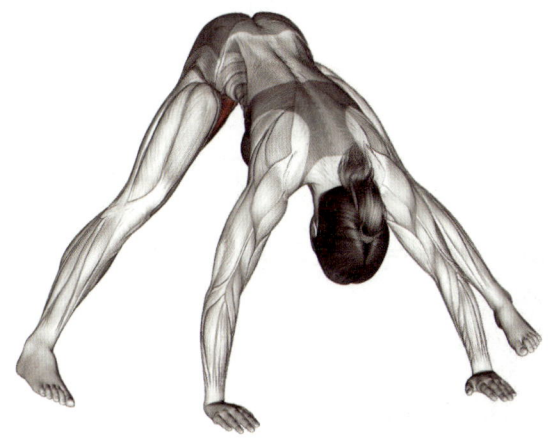

다리 벌리고 서서 앞으로 굽히기

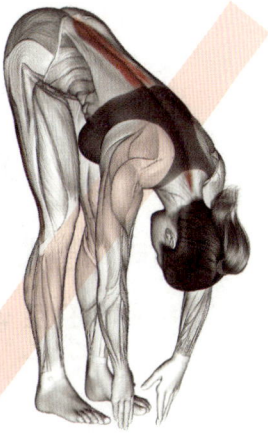

서서 윗몸 앞으로 굽히기

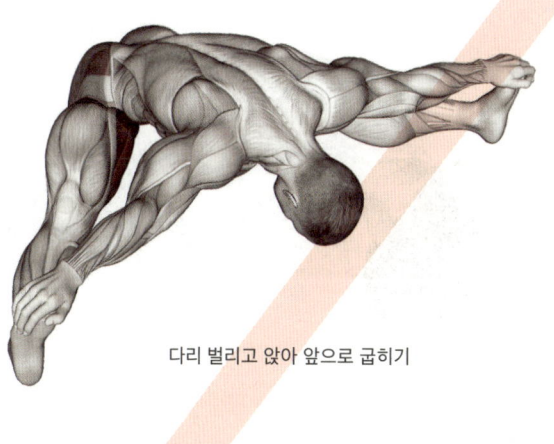

다리 벌리고 앉아 앞으로 굽히기

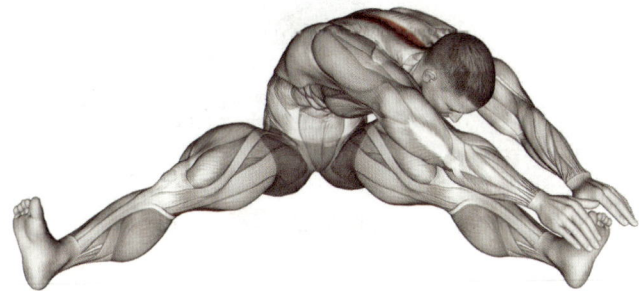

다리 벌리고 앉아 앞으로 굽히기

12장 깨알 같은 척추위생

허리 아픈 사람은 절대로 하면 안 되는 스트레칭
윗몸 앞으로 굽히기 계열

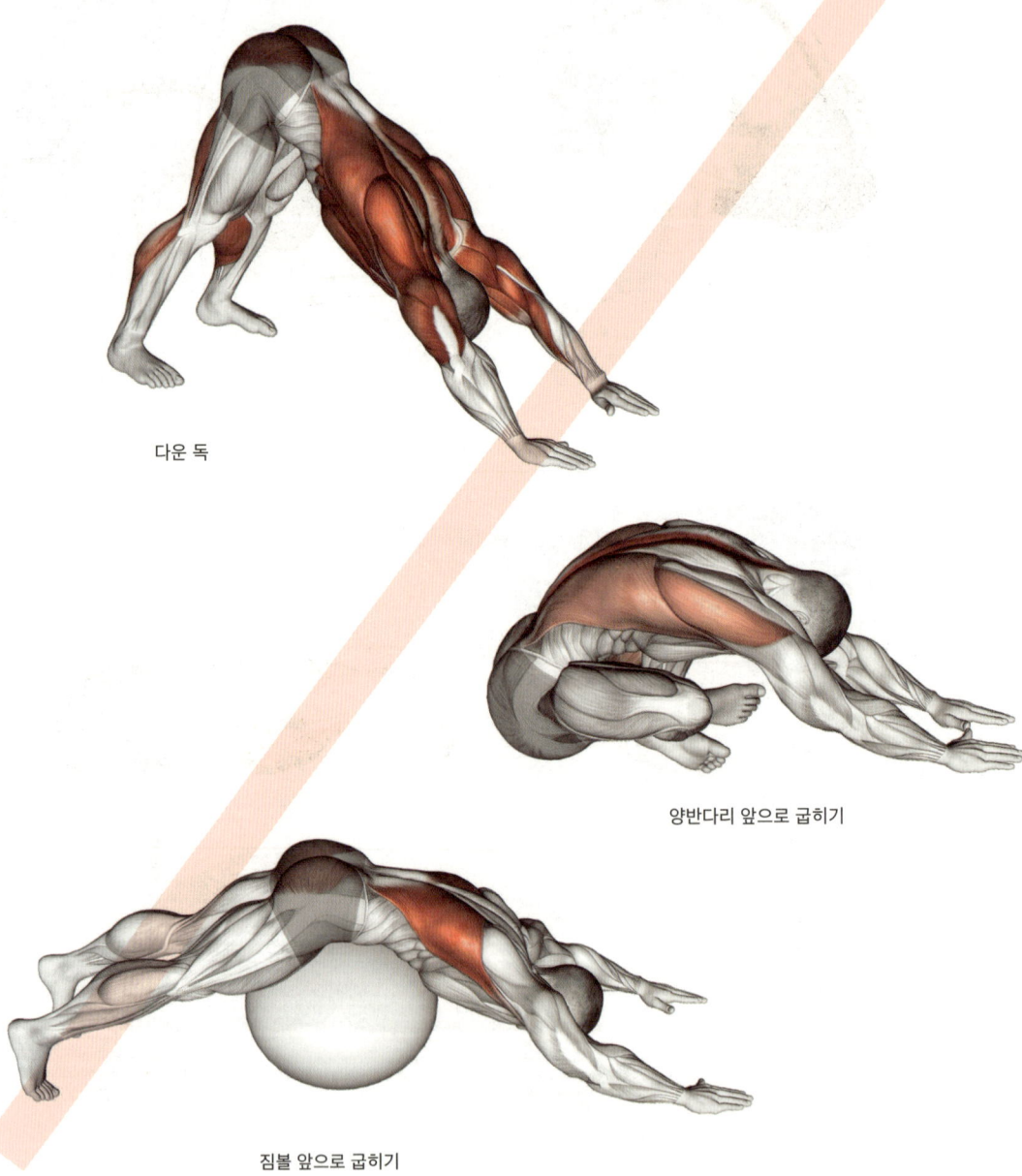

다운 독

양반다리 앞으로 굽히기

짐볼 앞으로 굽히기

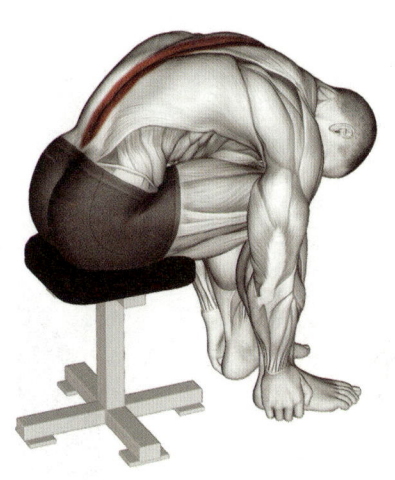

의자에 앉아 앞으로 굽히기

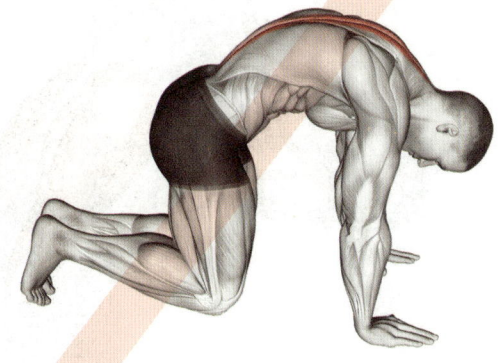

고양이 자세

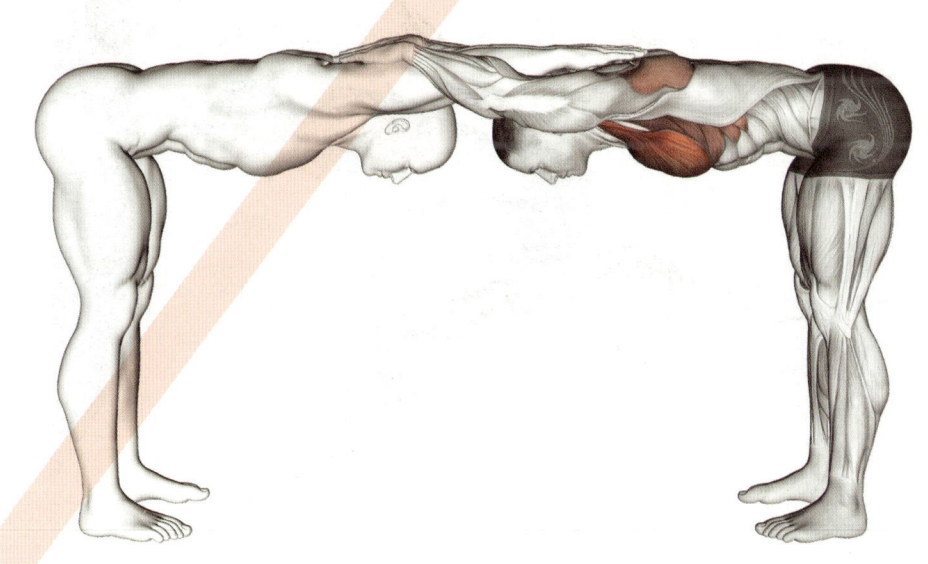

도움 받아 앞으로 굽히기

허리 아픈 사람은 절대로 하면 안 되는 스트레칭
윗몸 앞으로 굽히기 계열

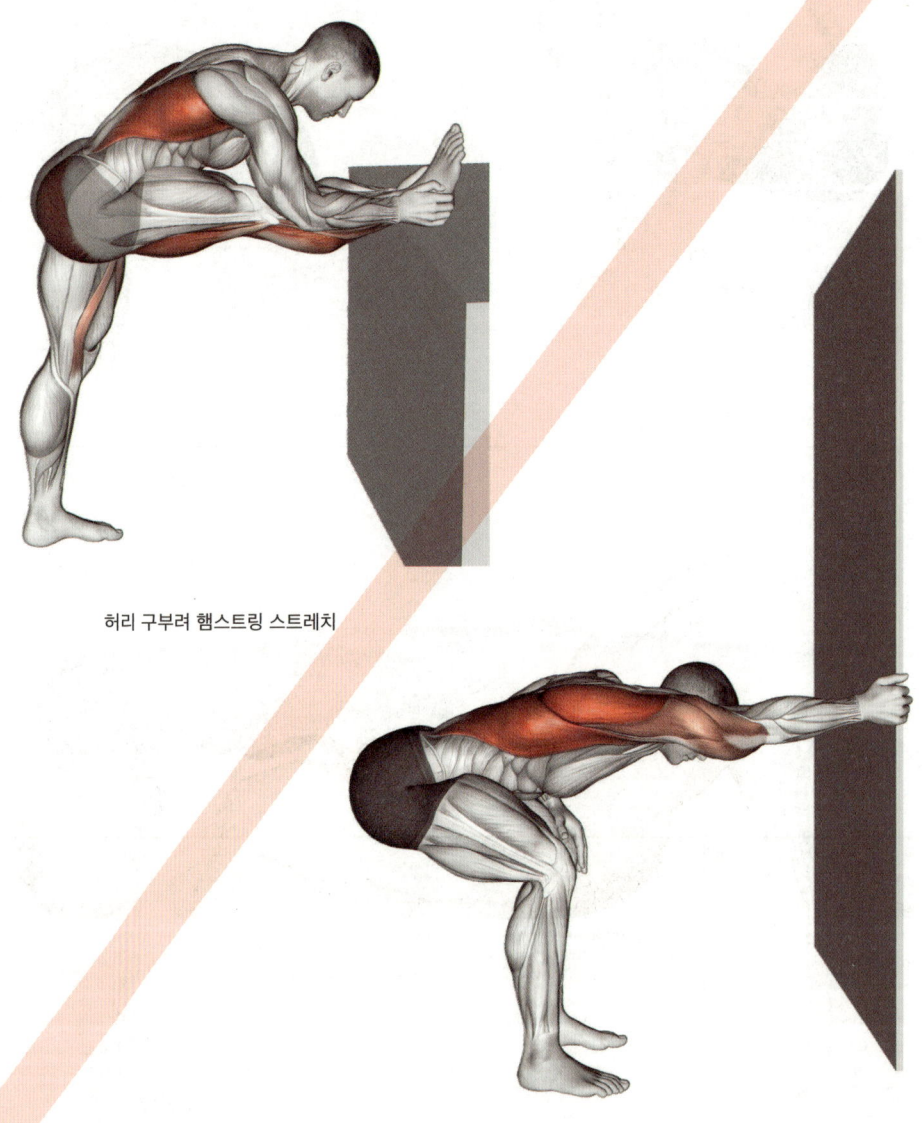

허리 구부려 햄스트링 스트레치

벽잡고 앞으로 굽히기

허리 아픈 사람은 절대로 하면 안 되는 스트레칭
골반 후방 경사(골반 뒤로 돌리기) 계열

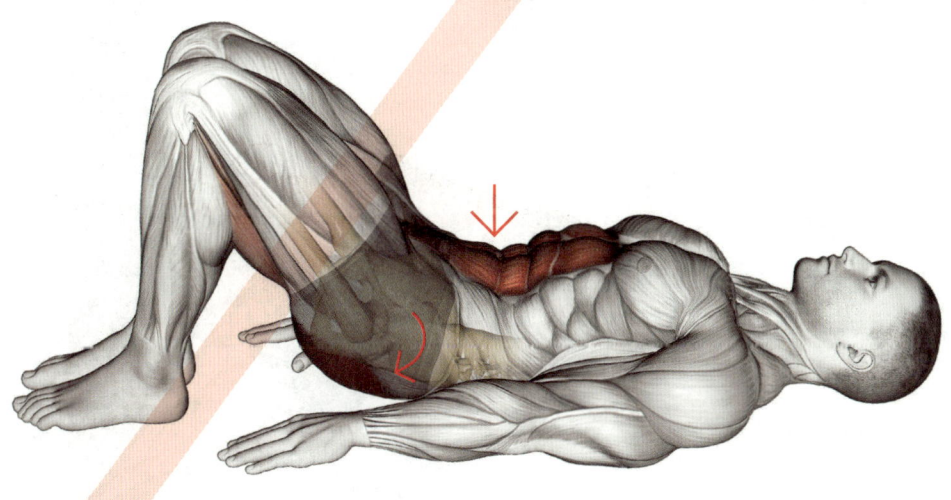

골반 후반 경사 운동(허리로 바닥 누르기)

허리 아픈 사람은 절대로 하면 안 되는 스트레칭
골반 후방 경사(골반 뒤로 돌리기) 계열

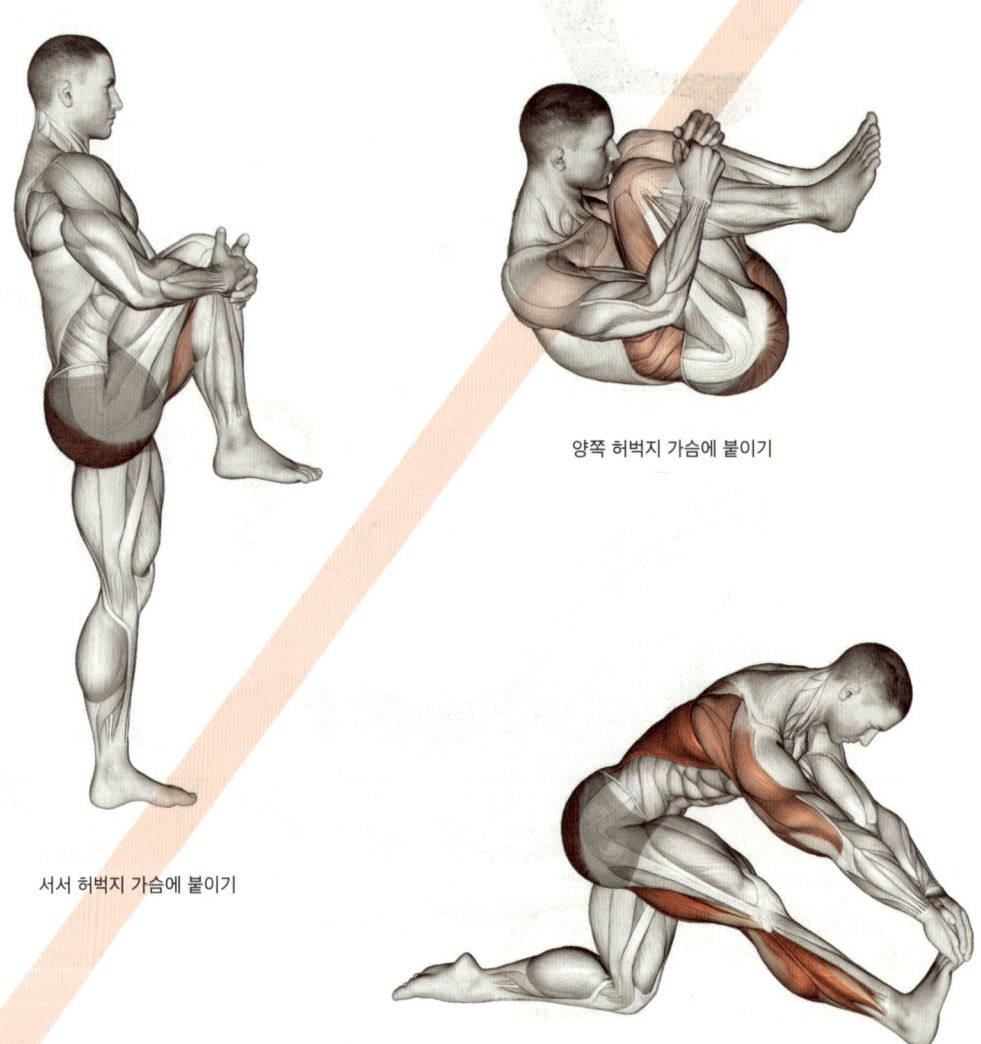

서서 허벅지 가슴에 붙이기

양쪽 허벅지 가슴에 붙이기

발끝 잡는 햄스트링 스트레치

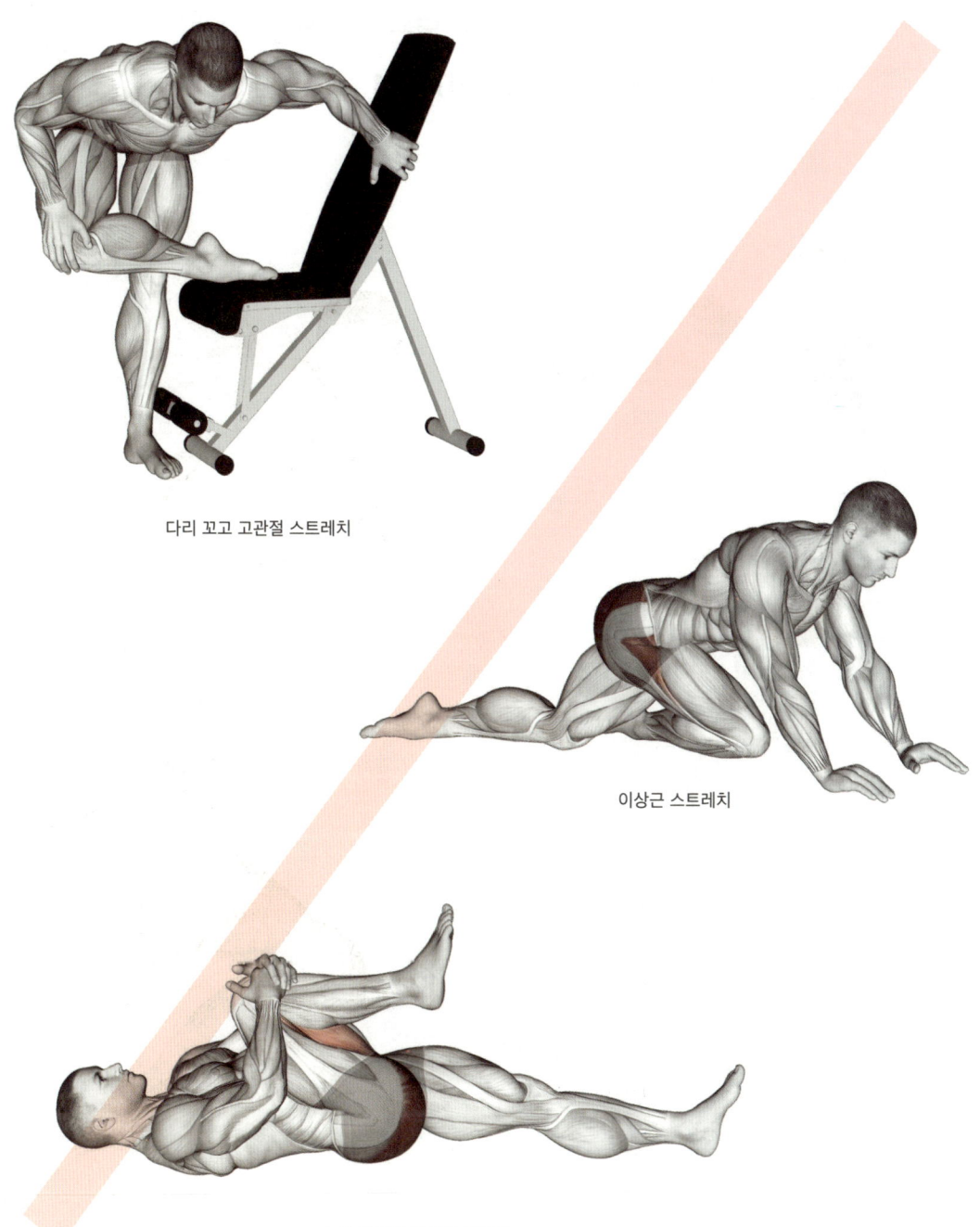

다리 꼬고 고관절 스트레치

이상근 스트레치

누워 허벅지 가슴에 붙이기

허리 아픈 사람은 절대로 하면 안 되는 스트레칭
골반 후방 경사(골반 뒤로 돌리기) 계열

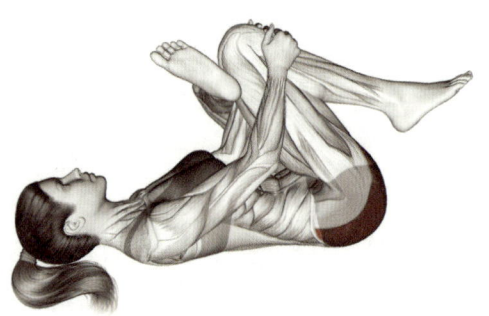

다리 꼬고 허벅지 가슴에 붙이기

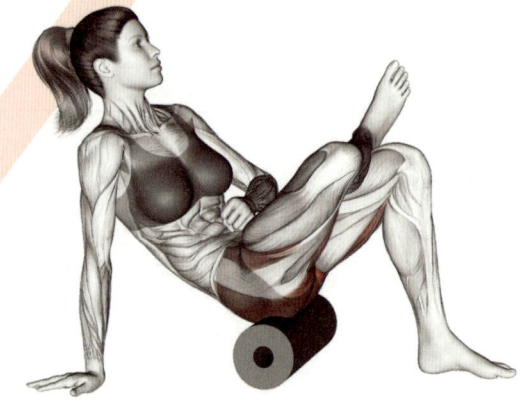

다리 꼬고 폼롤러 스트레치

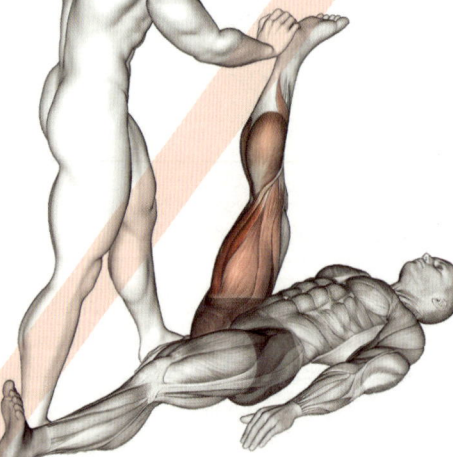

도움 받아 햄스트링 스트레치

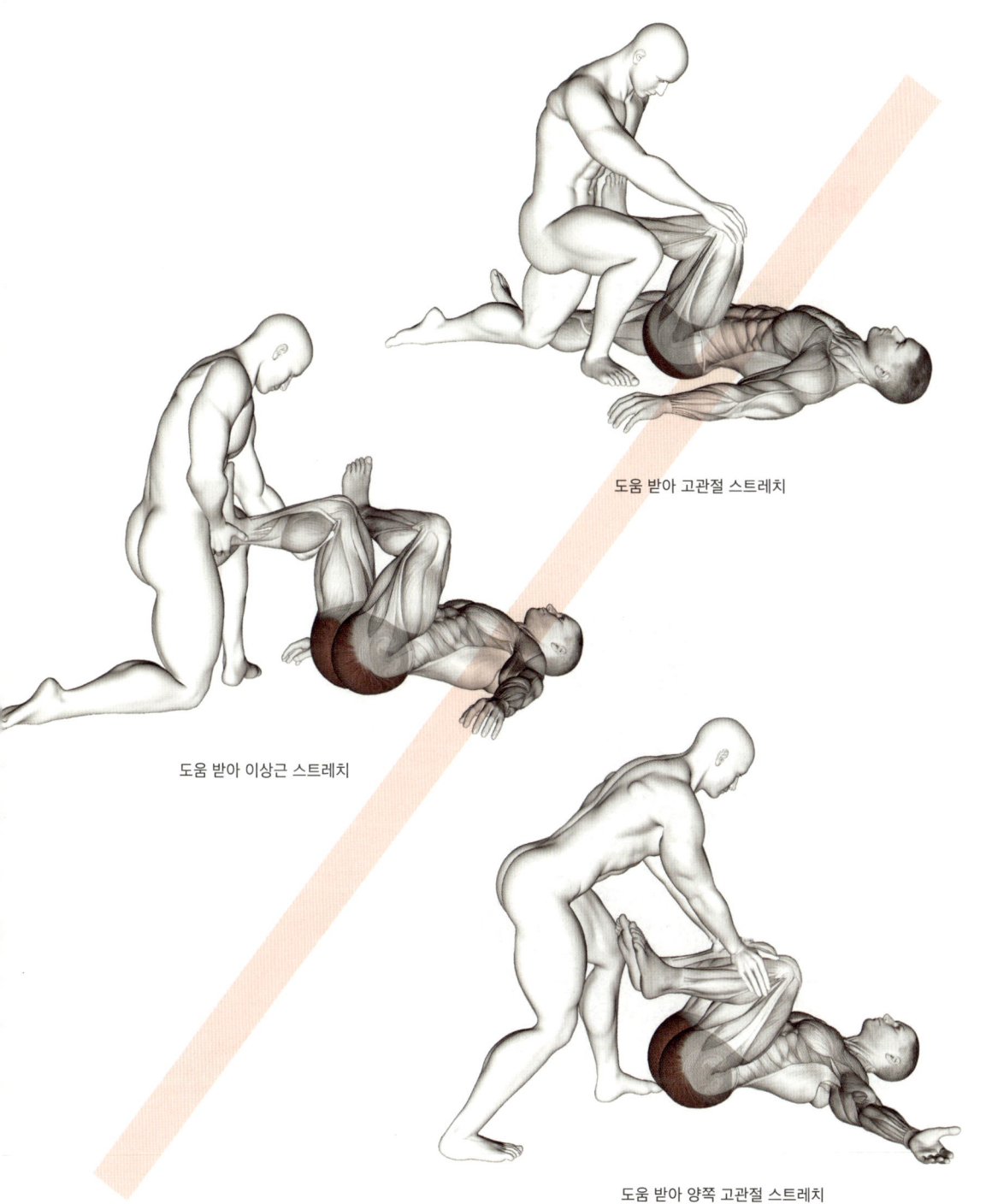

도움 받아 고관절 스트레치

도움 받아 이상근 스트레치

도움 받아 양쪽 고관절 스트레치

마라 2.
허리 주변 근육 강화 운동 절대로 하지 마라!

허리 아플 때는 절대로 하면 안 되는 복근 강화 운동
윗몸일으키기 계열

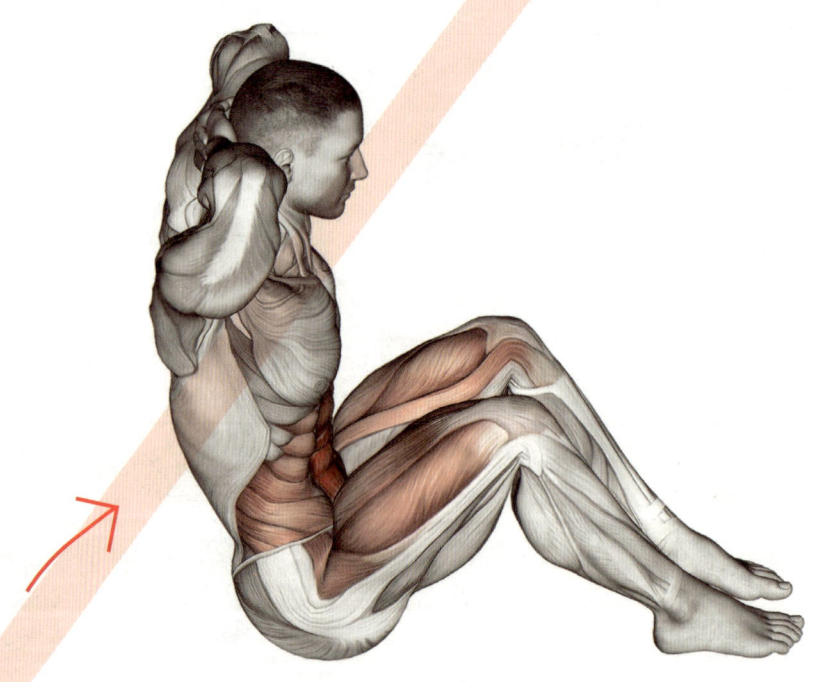

윗몸일으키기

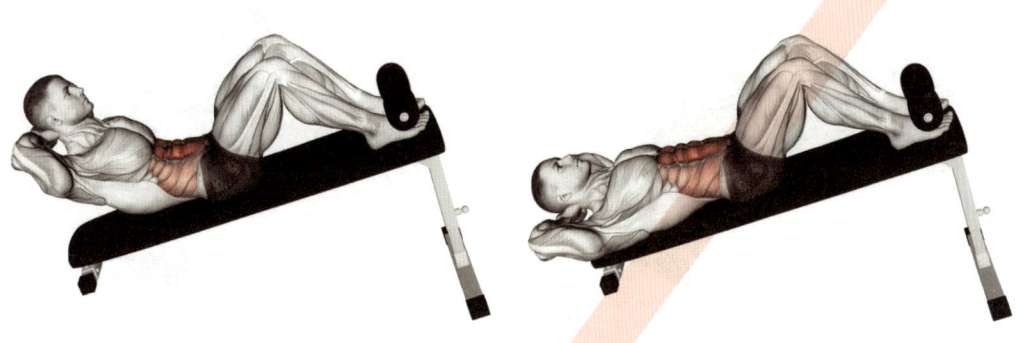

경사대 크런치

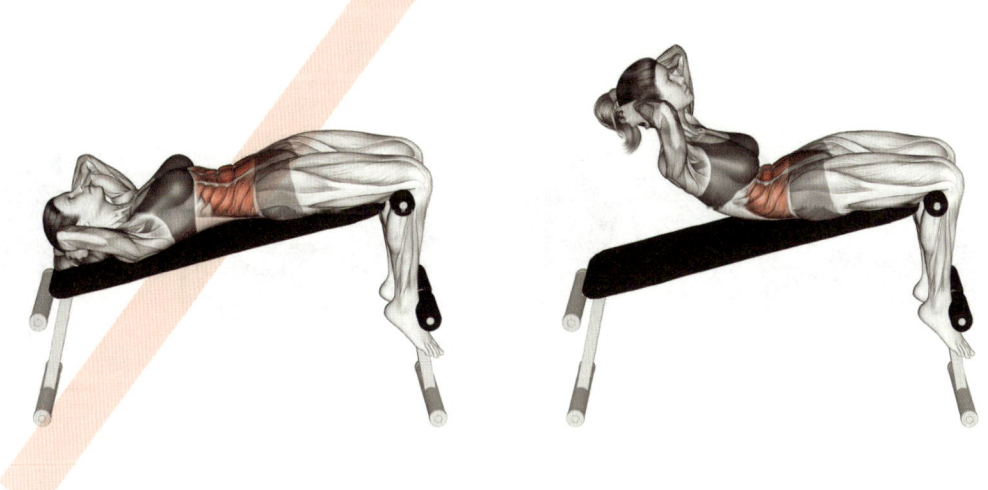

경사대 크런치

12장 깨알 같은 척추위생

허리 아플 때는 절대로 하면 안 되는 복근 강화 운동
윗몸일으키기 계열

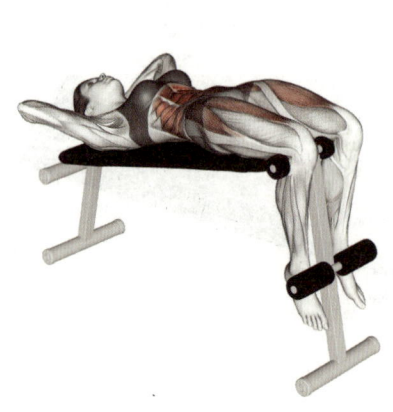
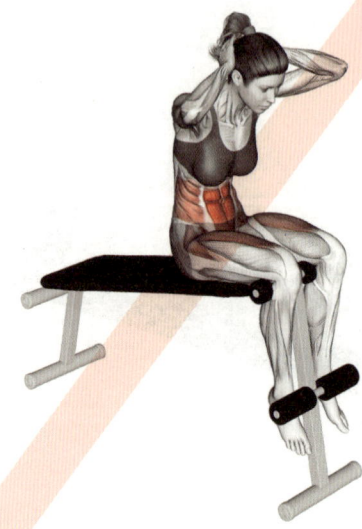

벤치 윗몸일으키기

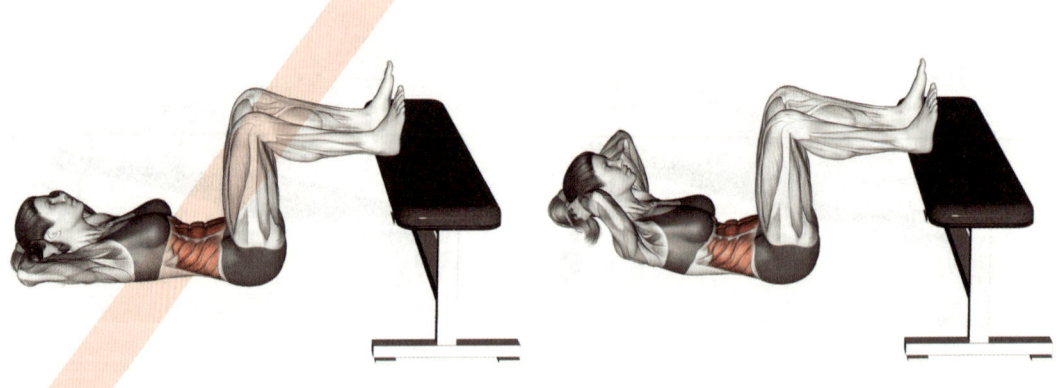

벤치 크런치

2권 치료편: 내 허리 사용설명서

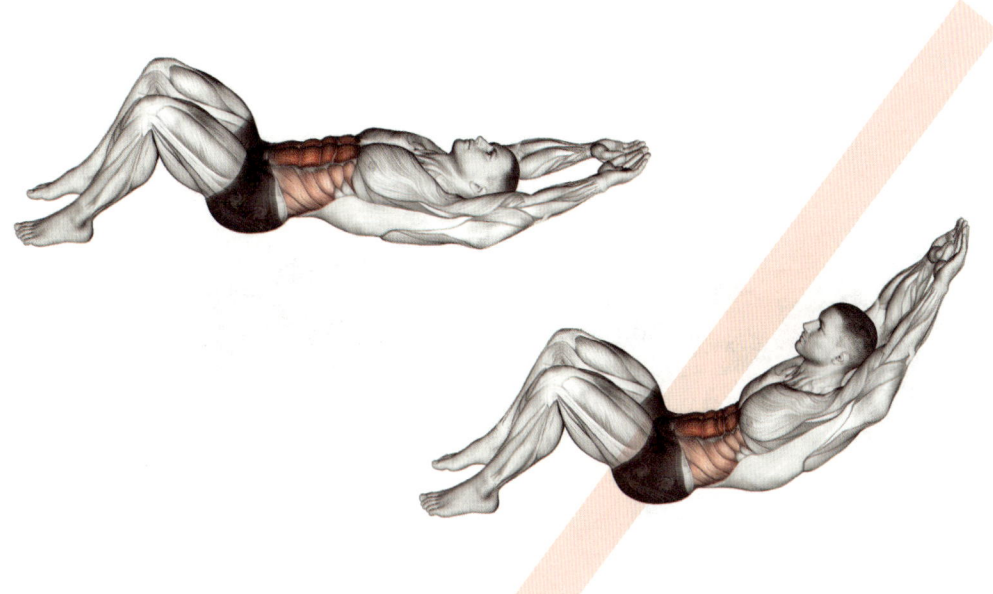

크런치

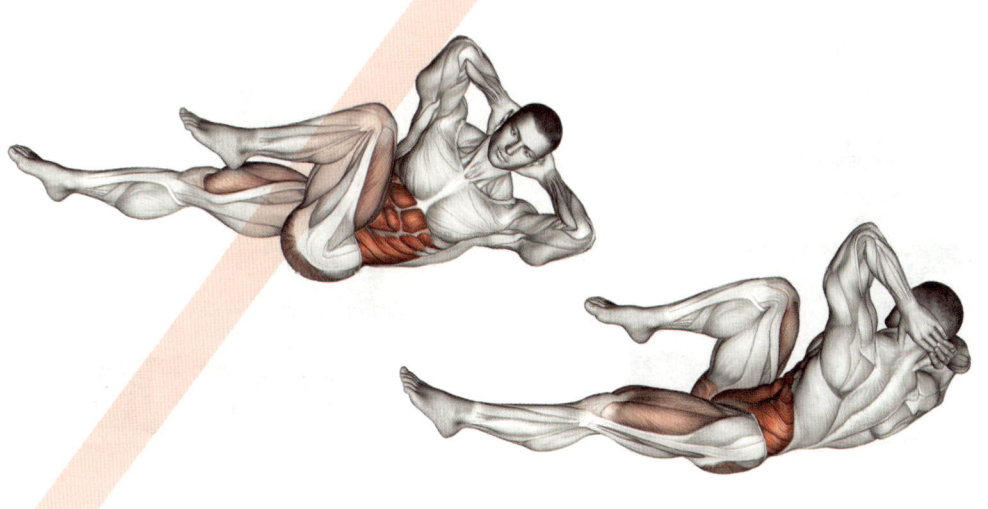

팔꿈치-무릎 크런치

허리 아플 때는 절대로 하면 안 되는 복근 강화 운동
윗몸일으키기 계열

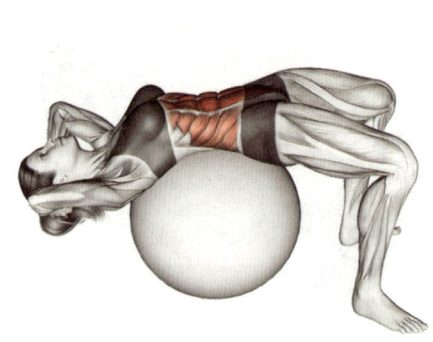
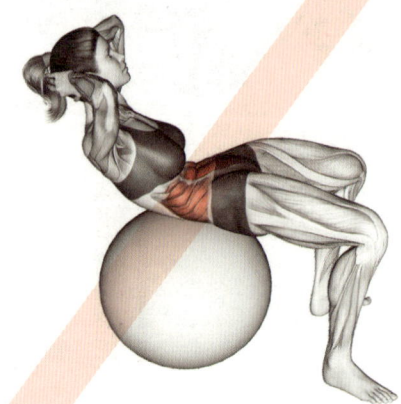

짐볼 크런치

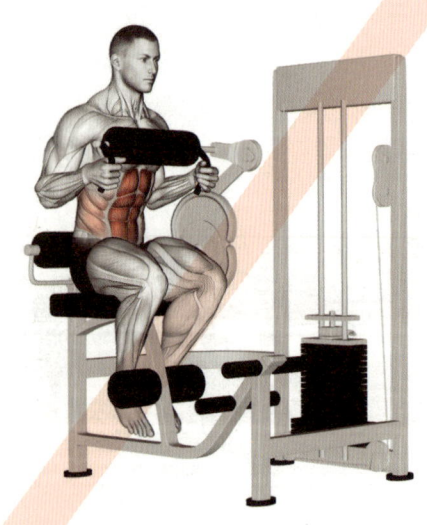
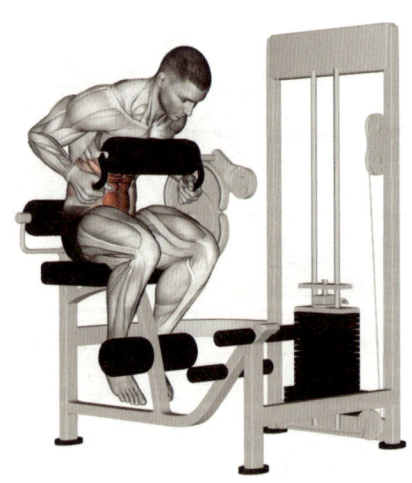

몸통 구부리기

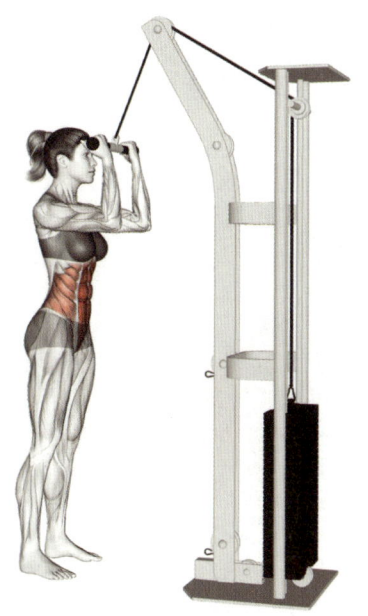 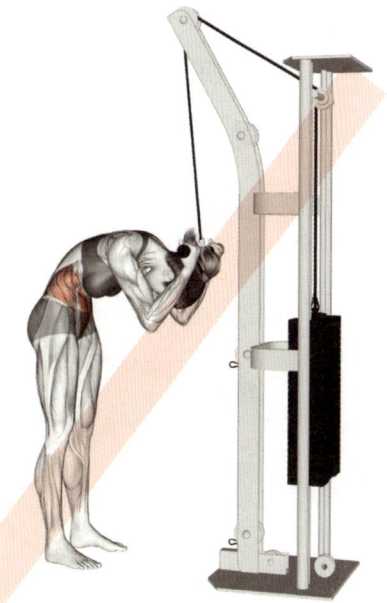

서서 케이블 크런치

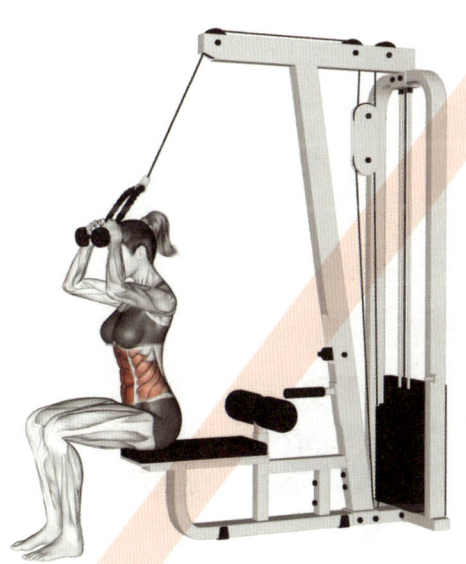 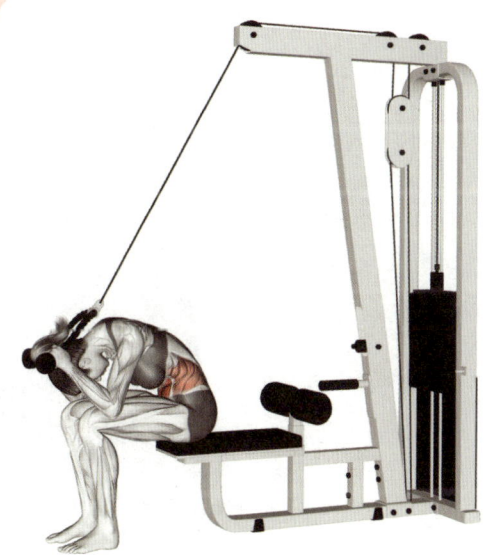

앉아 케이블 크런치

12장 깨알 같은 척추위생

허리 아플 때는 절대로 하면 안 되는 복근 강화 운동
다리 들기 계열

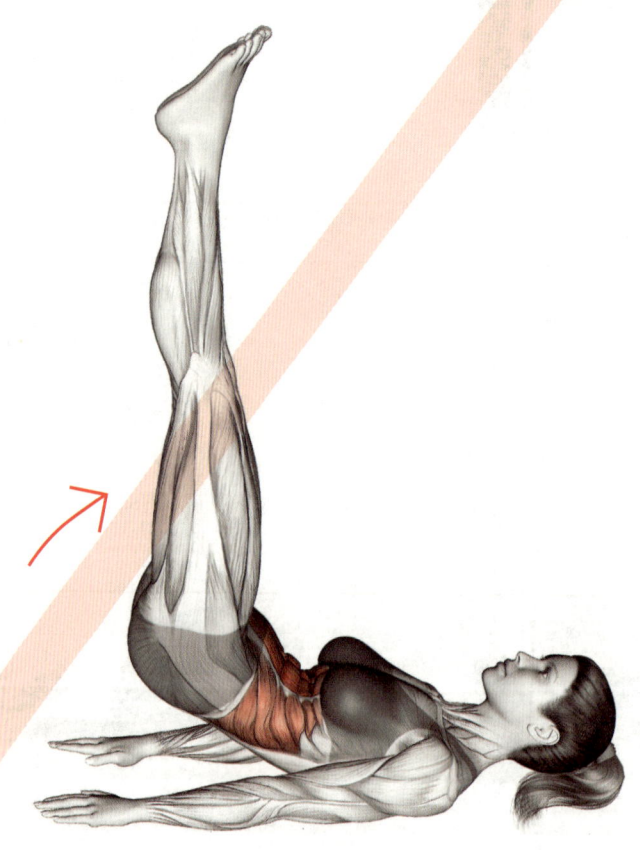

누워 다리 들기

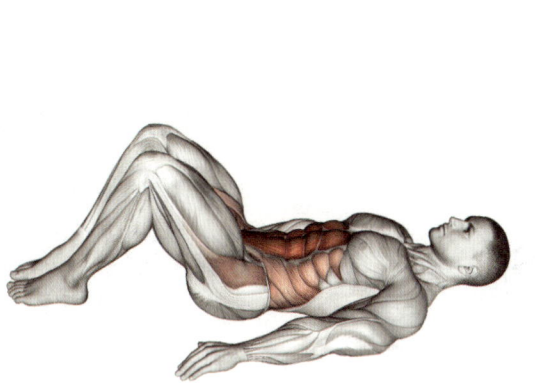
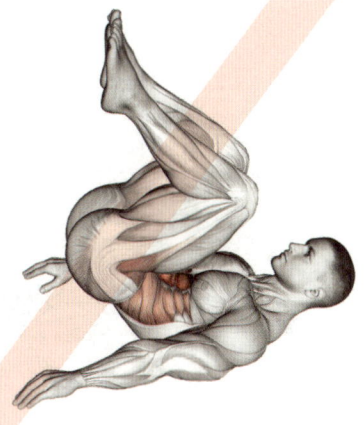

누워 다리 구부려 들기

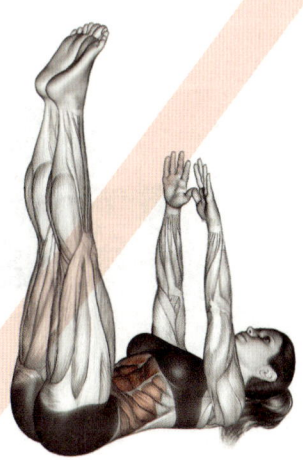
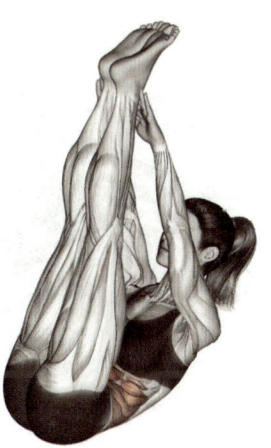

다리 들어 크런치

12장 깨알 같은 척추위생

허리 아플 때는 절대로 하면 안 되는 복근 강화 운동
다리 들기 계열

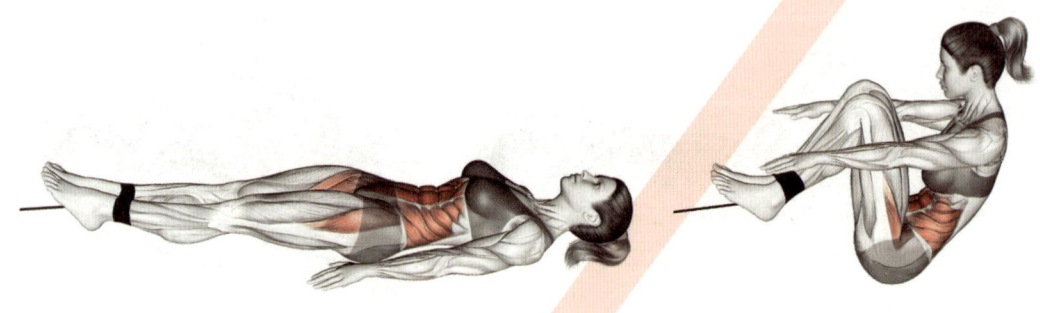

밴드 크런치

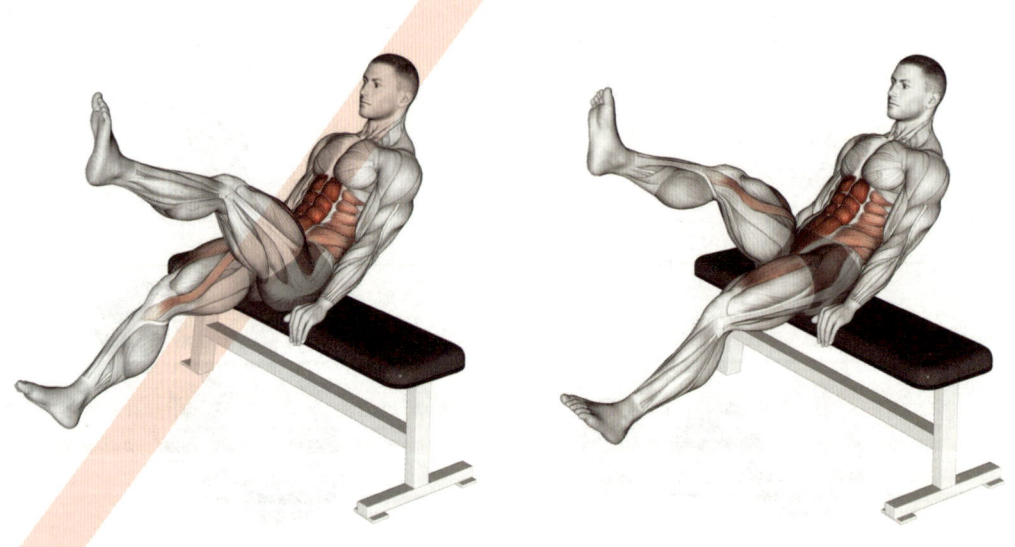

두 다리 번갈아 들기

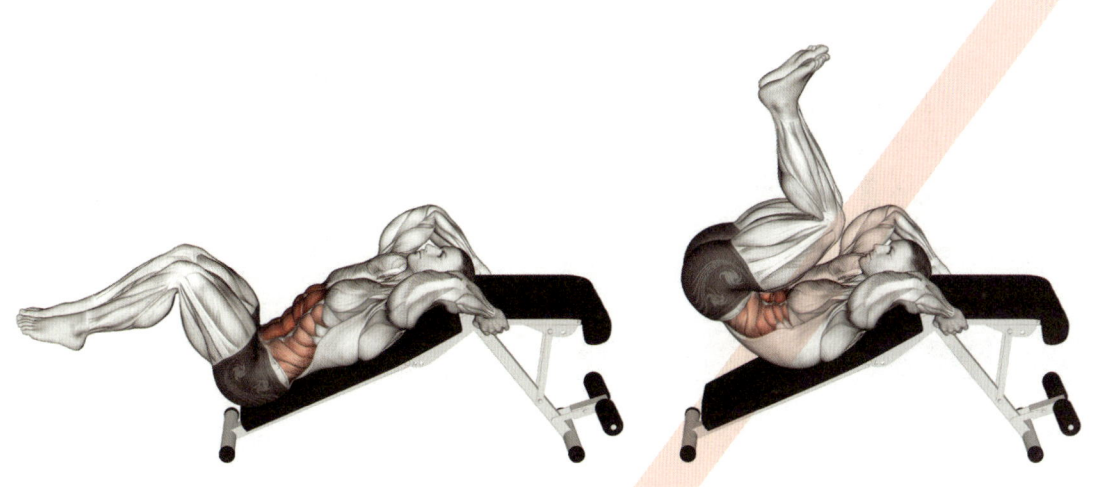

경사 벤치 다리 들기

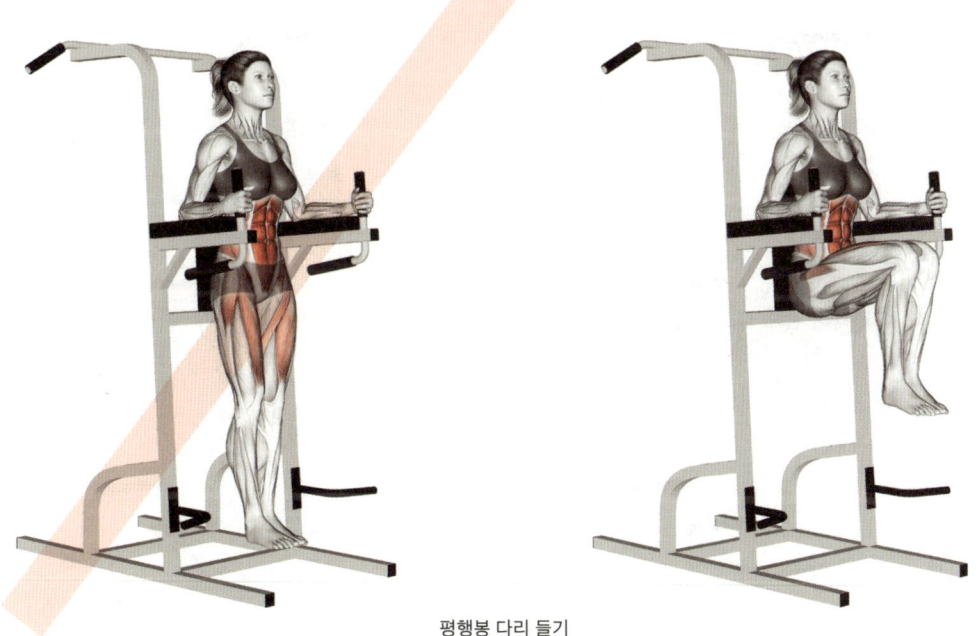

평행봉 다리 들기

12장 깨알 같은 척추위생

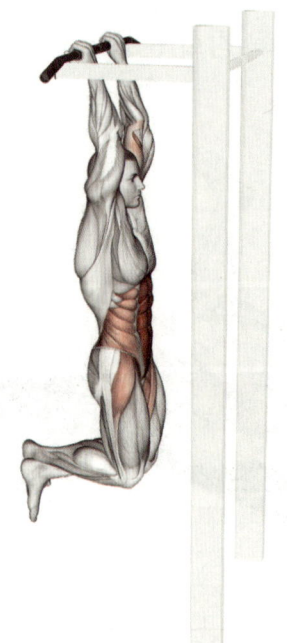 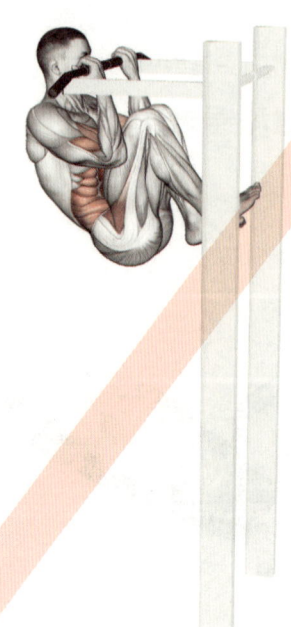

철봉 다리 구부려 들기

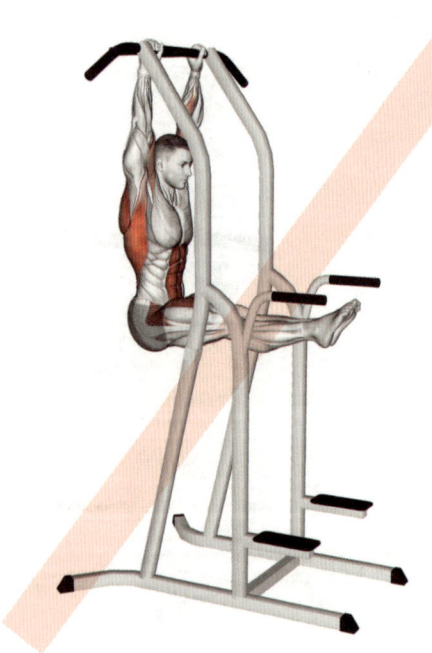 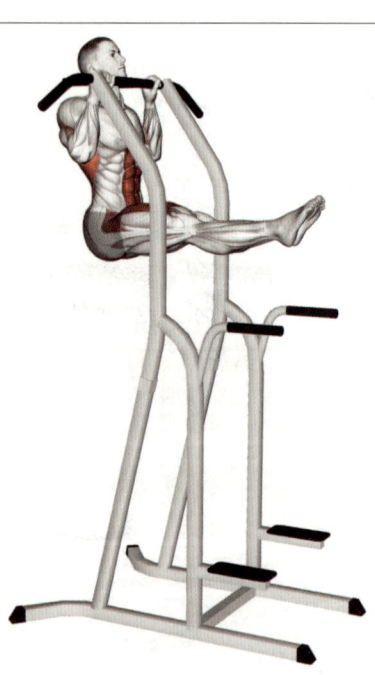

철봉 다리 들기

허리 아플 때는 절대로 하면 안 되는 등근육 강화 운동
상체 들어올리기

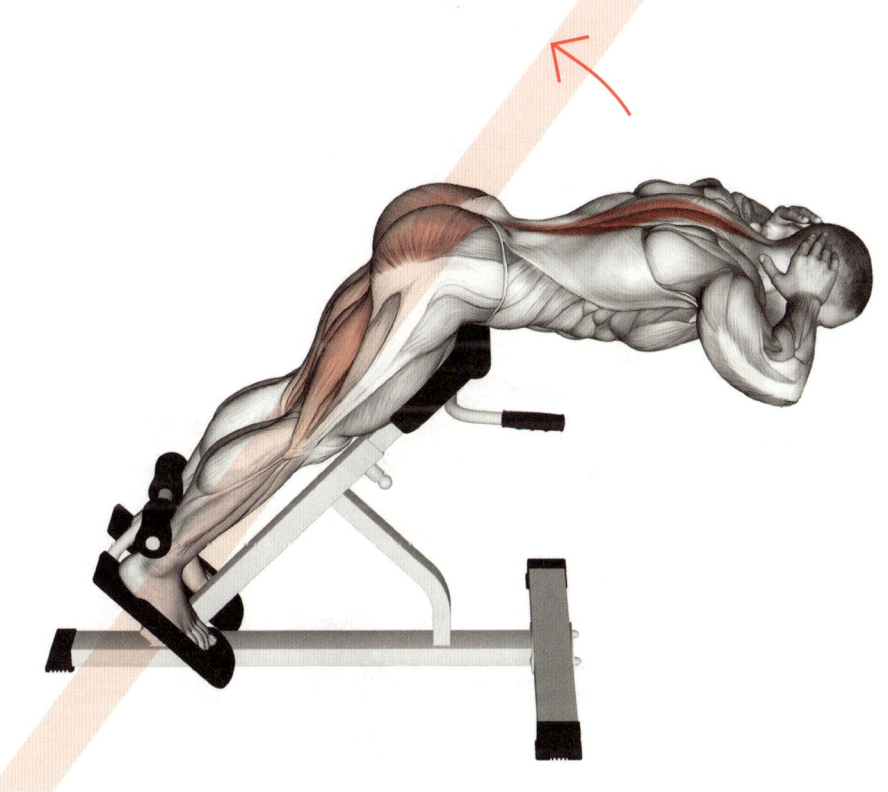

상체 들어올리기

허리 아플 때는 절대로 하면 안 되는 등근육 강화 운동
상체 들어올리기

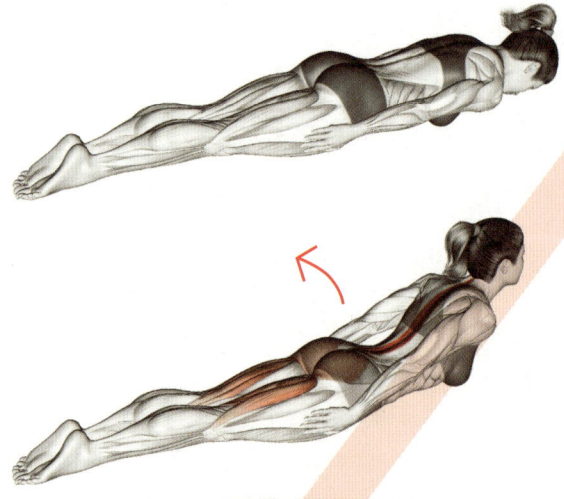

엎드려 상체 들어올리기

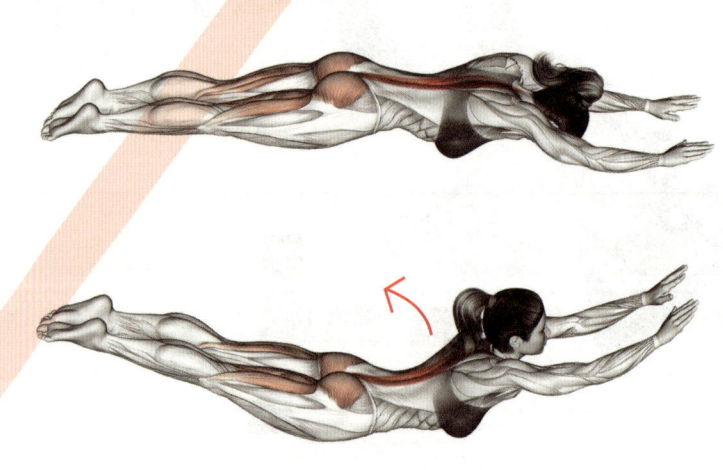

슈퍼맨 동작

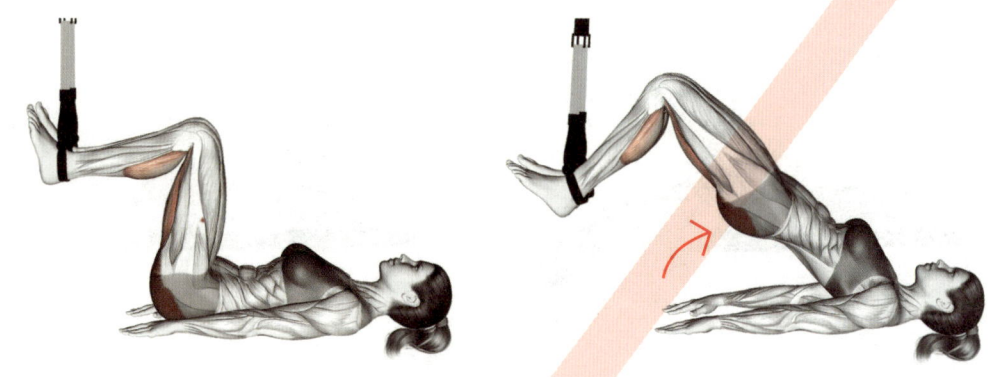

슬링 엉덩이 들기

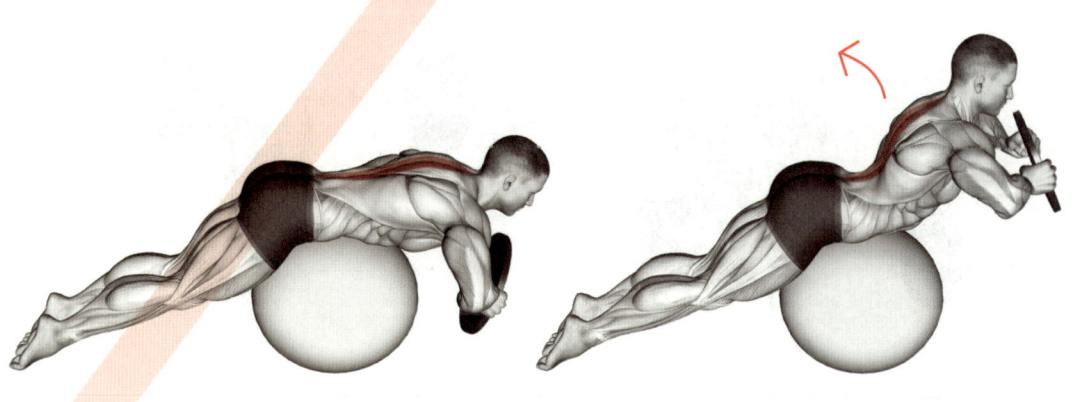

짐볼 상체 들어올리기

12장 깨알 같은 척추위생

허리 아플 때는 절대로 하면 안 되는 등근육 강화 운동
상체 들어올리기

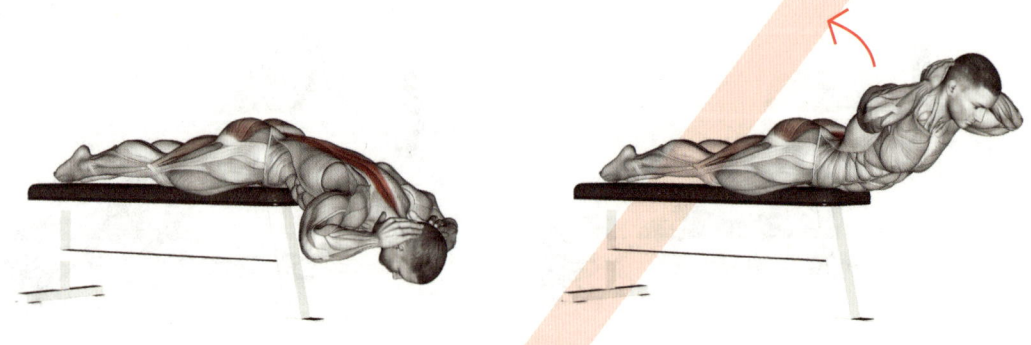

벤치 상체 들어올리기

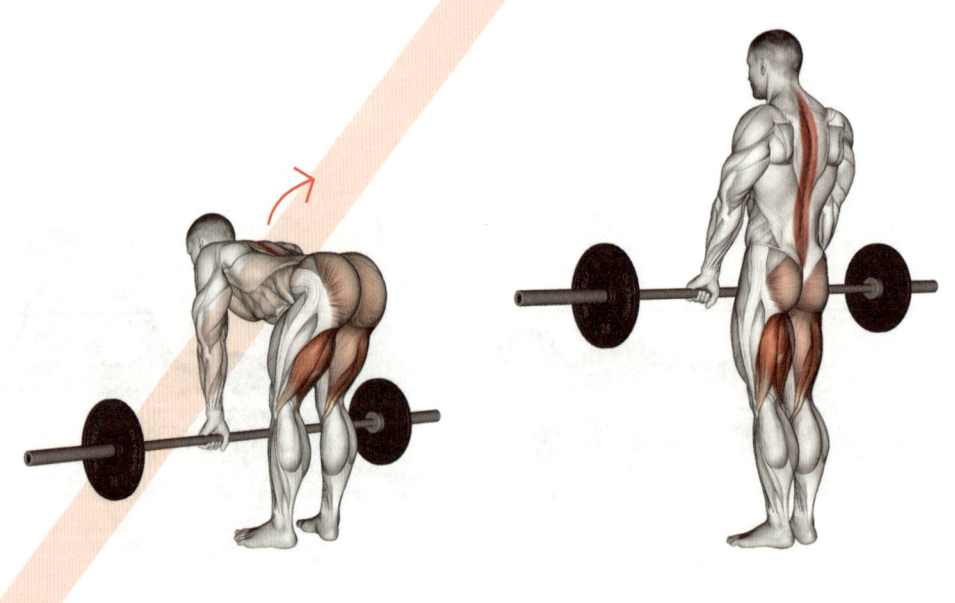

데드리프트

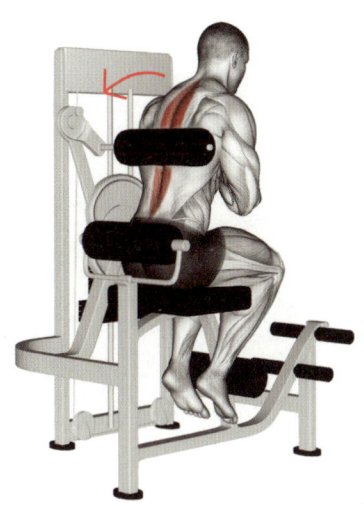 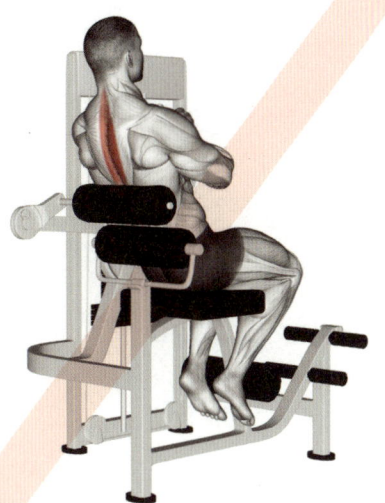

몸통 펴기

12장 깨알 같은 척추위생

허리에 무리가 될 수 있는 상하체 근력 강화 운동

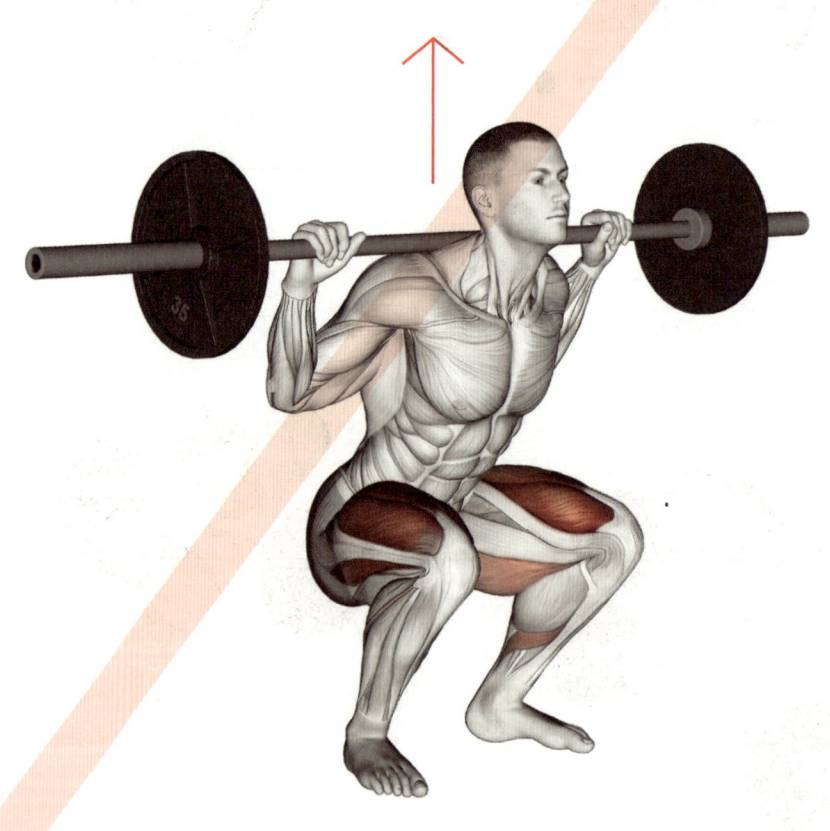

깊게 앉는 스쿼트

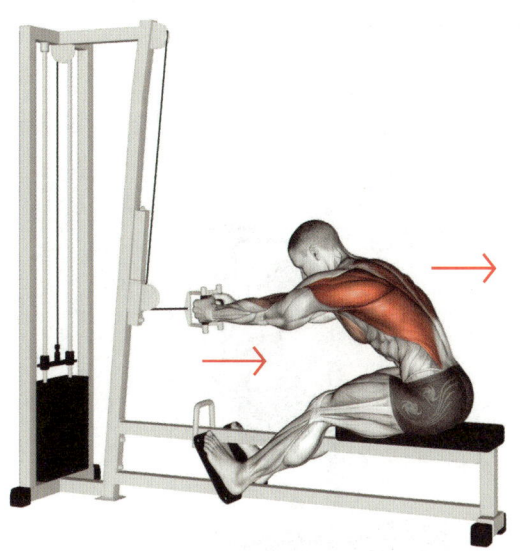
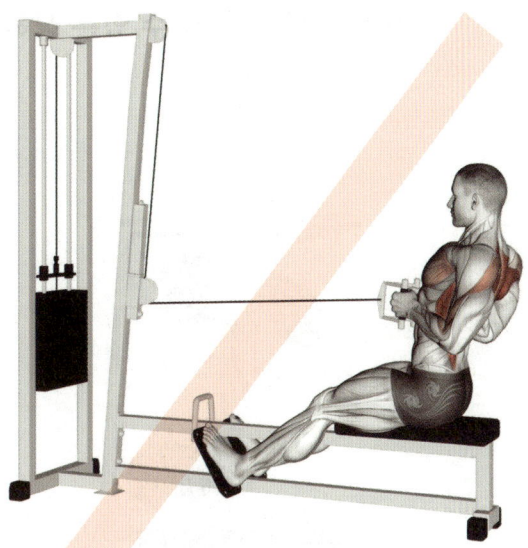

허리 구부려 수평으로 당기기

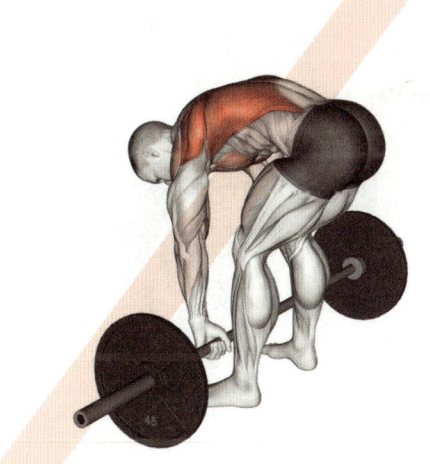
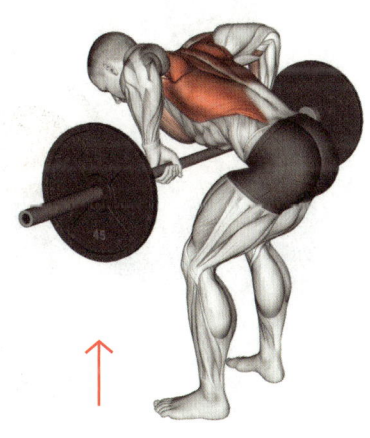

허리 구부려 역기 끌기

12장 깨알 같은 척추위생

허리에 무리가 될 수 있는 상하체 근력 강화 운동

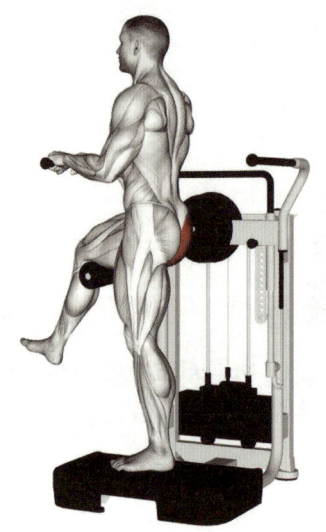
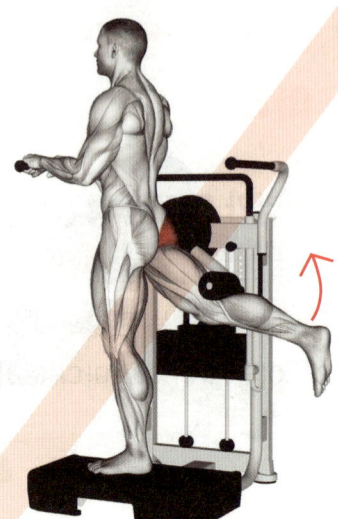

서서 허벅지 뒤로 밀기

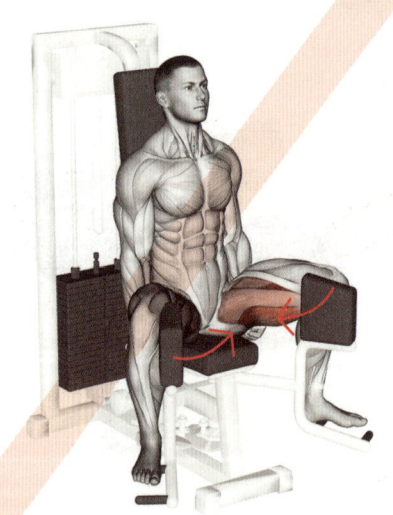
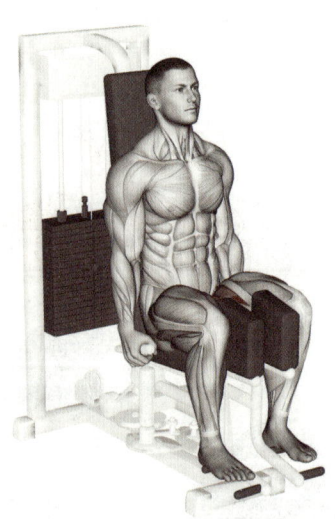

다리 오므리기

마라 3.
허리 운동 진도 앞서 나가지 마라

허리가 완전히 낫기 전에는 주의해야 할 운동
○ 디스크에 은근한 압박을 가하는 운동
○ 운동할 때는 괜찮으나 운동 후 통증을 유발
○ 이유 없이 아침마다 허리가 더 아픈 사람이 반드시 피해야 할 운동

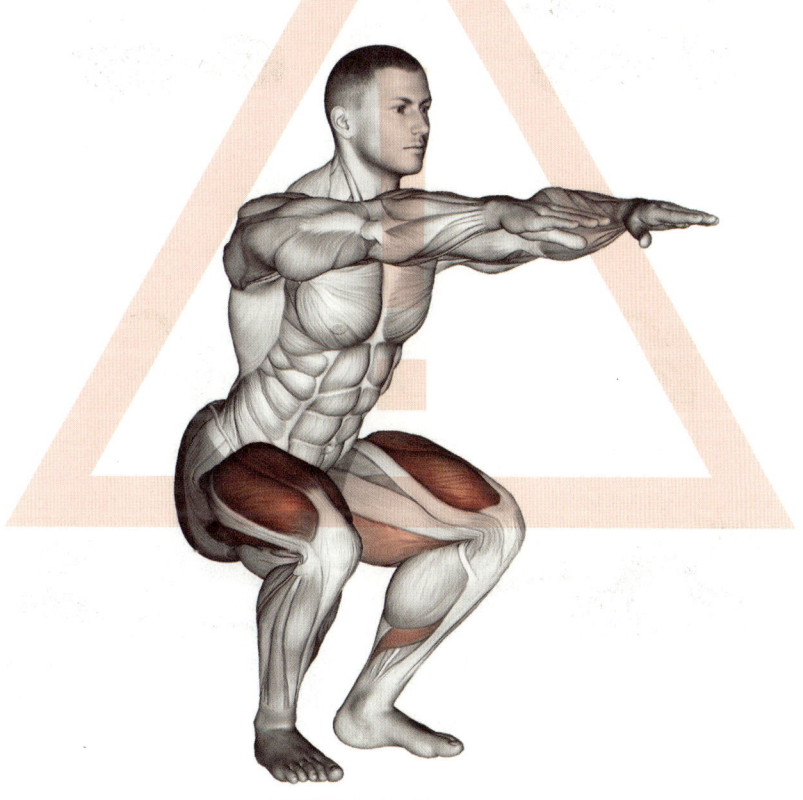

맨몸 깊게 앉는 스쿼트

허리가 완전히 낫기 전에는 주의해야 할 운동

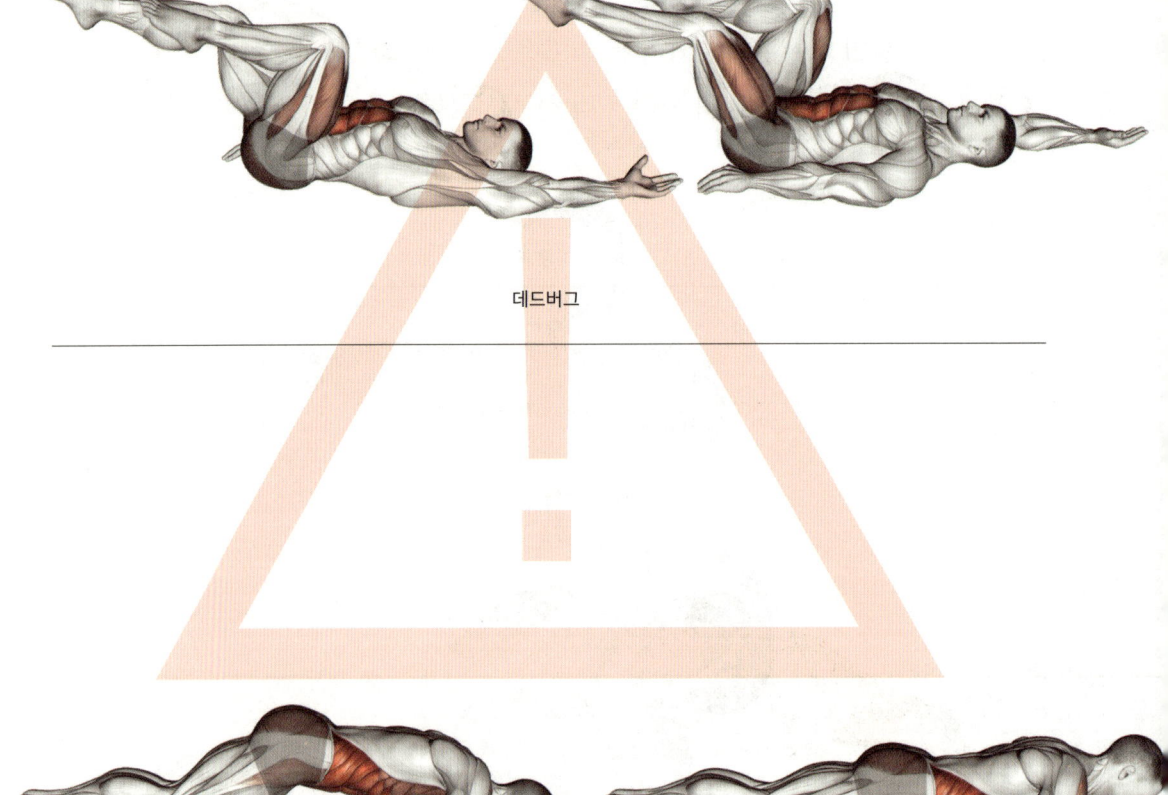

데드버그

엉덩이 높은 플랭크

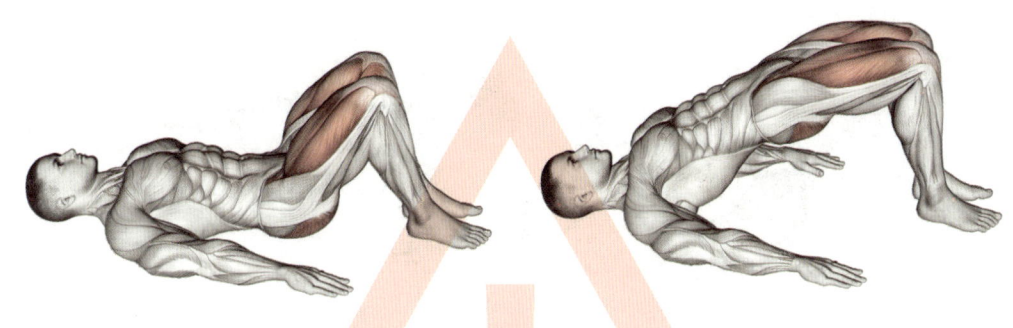

엉덩이 높게 들어 버티기

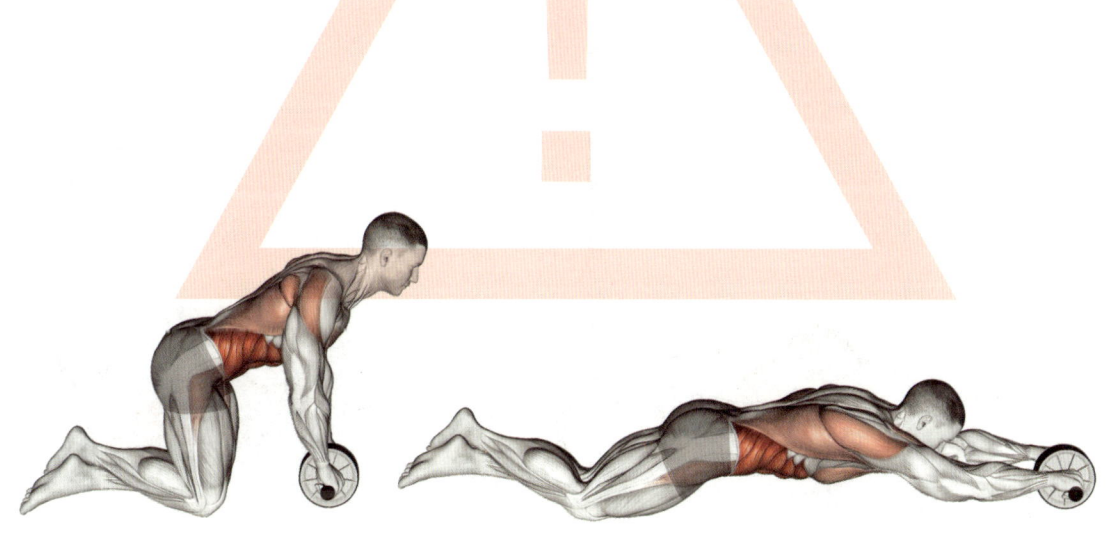

바퀴 밀기

허리가 완전히 낫기 전에는 주의해야 할 운동

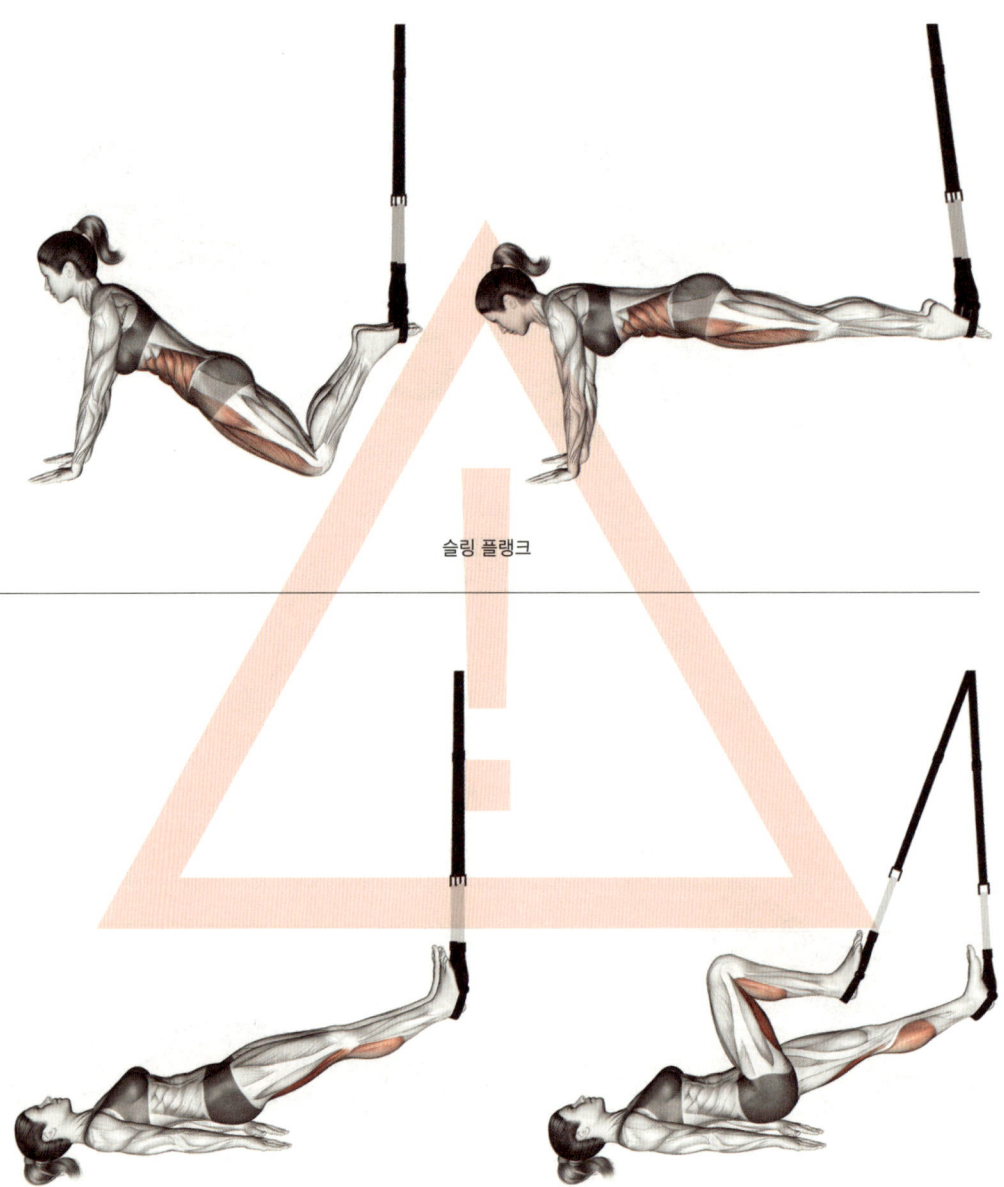

슬링 플랭크

슬링 다리 끌기

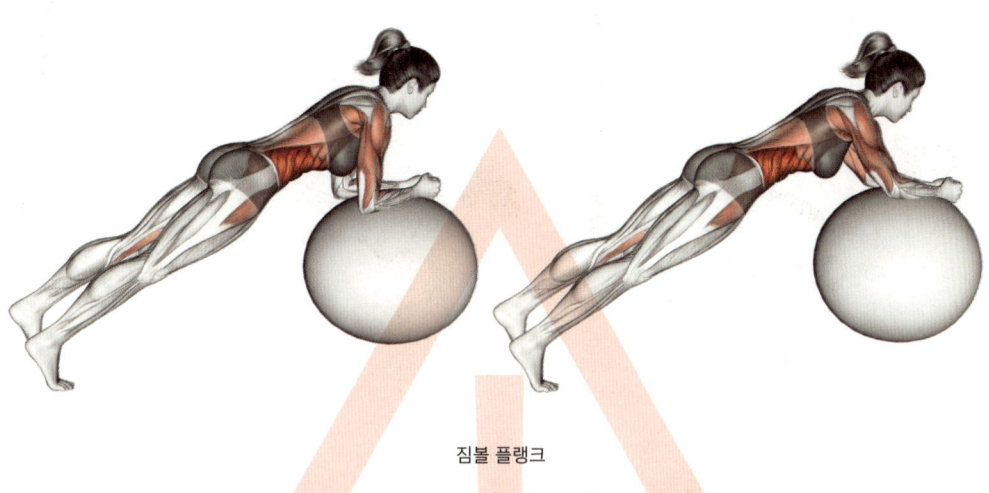

짐볼 플랭크

백년허리 초판에서 권장했으나 허리가 다 낫기 전에는 주의해야 할 운동

○ 디스크에 은근한 압박을 가하는 운동
○ 운동할 때 보다 운동 후 통증을 유발
○ 이유 없이 아침마다 허리가 더 아픈 사람이 반드시 피해야 할 운동

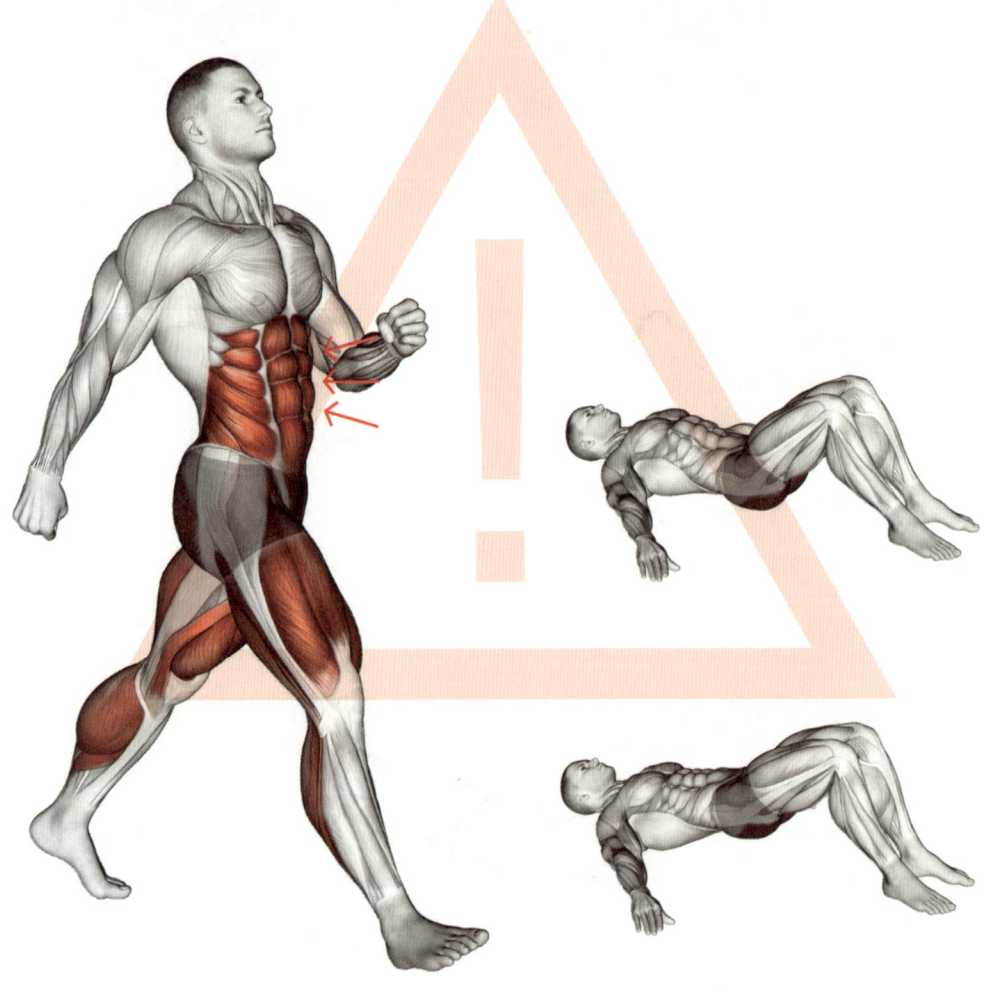

배에 힘을 주고 자연복대로 걷기

엉덩이 들어 버티기

맥길의 빅3

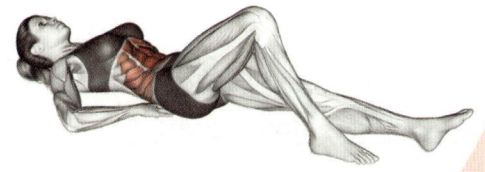 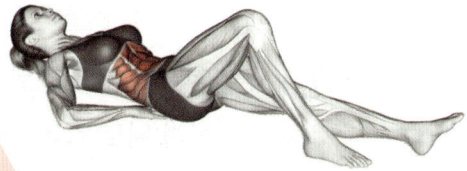

상체 살짝 들기

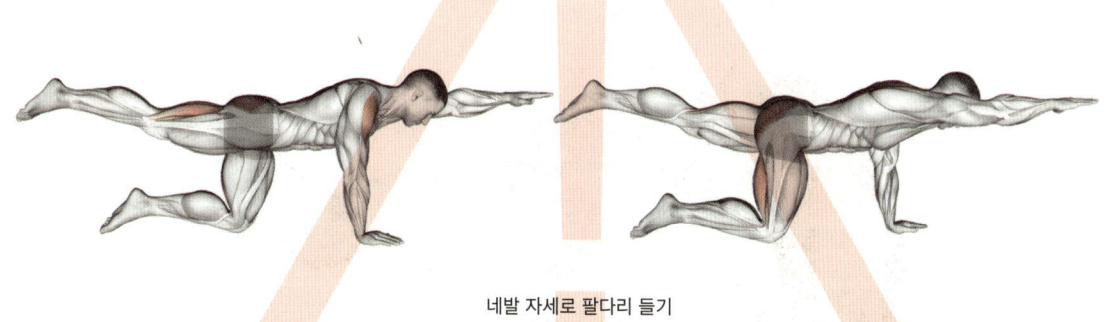

네발 자세로 팔다리 들기

옆구리로 버티기

하라 1.
매일 가능한 범위에서 걷기 운동을 하라!

허리와 배에 힘을 빼고 우아한 턱과 당당한 가슴으로 상체의 체중이 허리 뒤로 떨어져 자연스럽게 요추전만이 생기도록 달리기를 해봐서 아프지 않으면 달리기도 좋다.

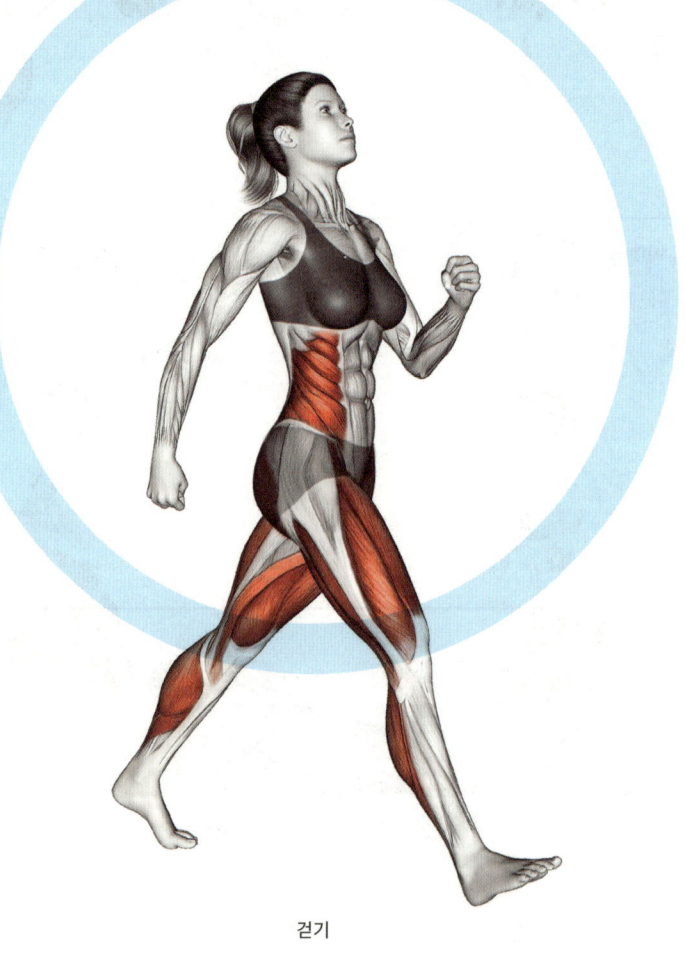

걷기

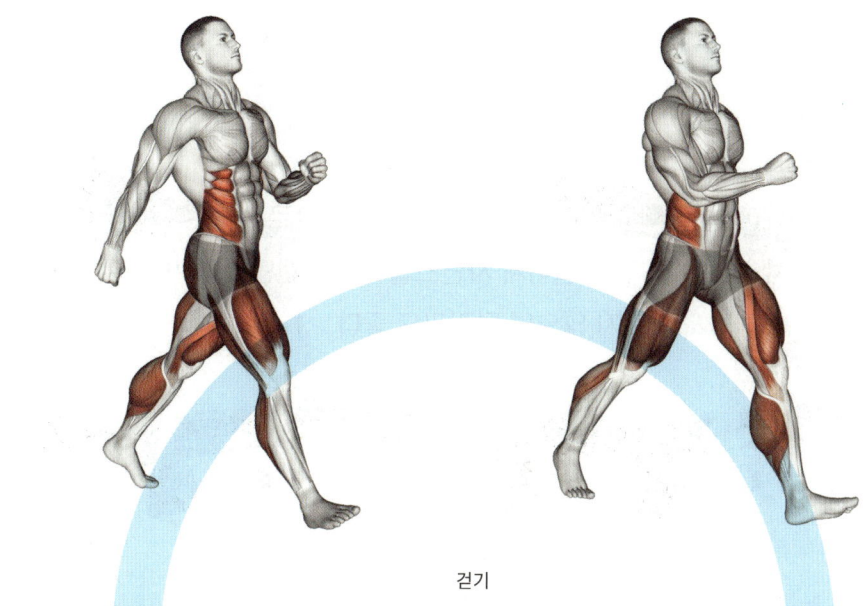

걷기

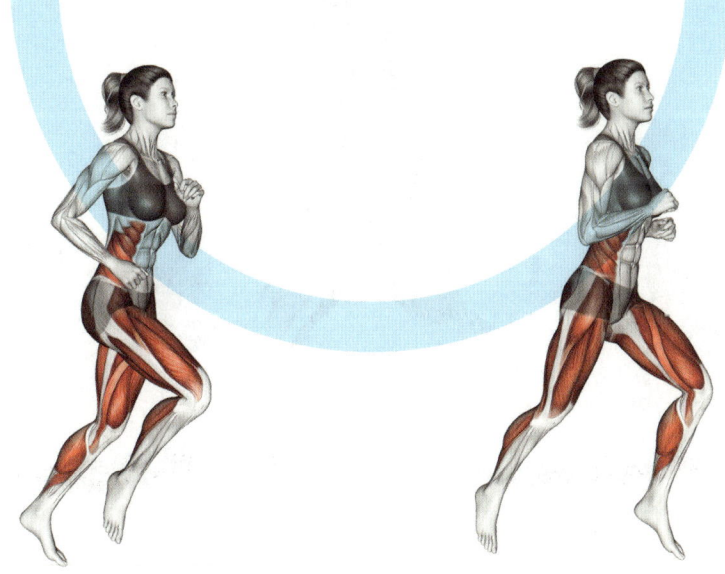

달리기

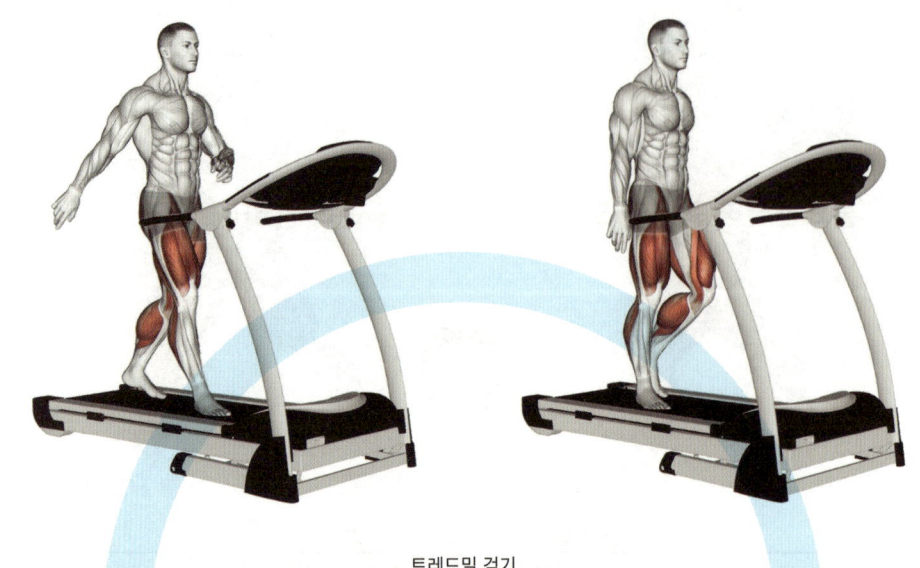

트레드밀 걷기

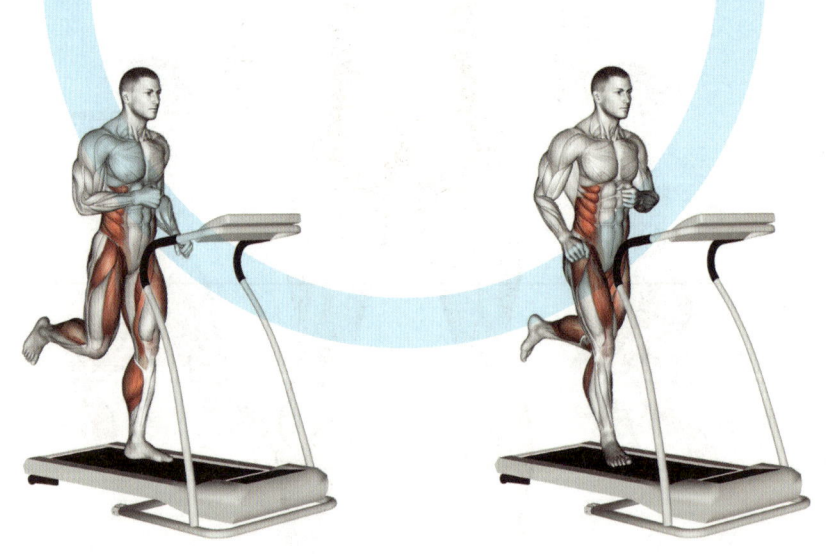

트레드밀 달리기

하라 2.
2차 자연복대 근육을 강화하라!

흉요근막이 중심이 되는 2차 자연복대 근육 강화

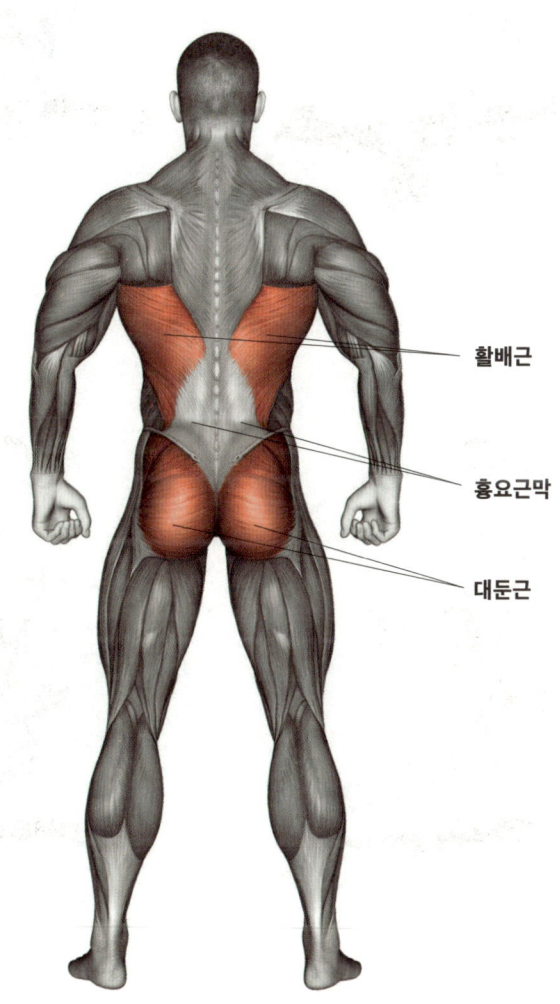

- 활배근
- 흉요근막
- 대둔근

흉요근막이 중심이 되는 2차 자연복대 근육 강화

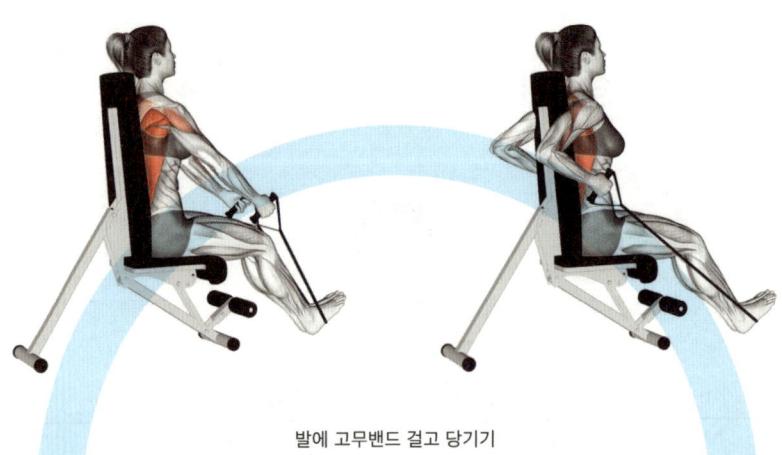

발에 고무밴드 걸고 당기기

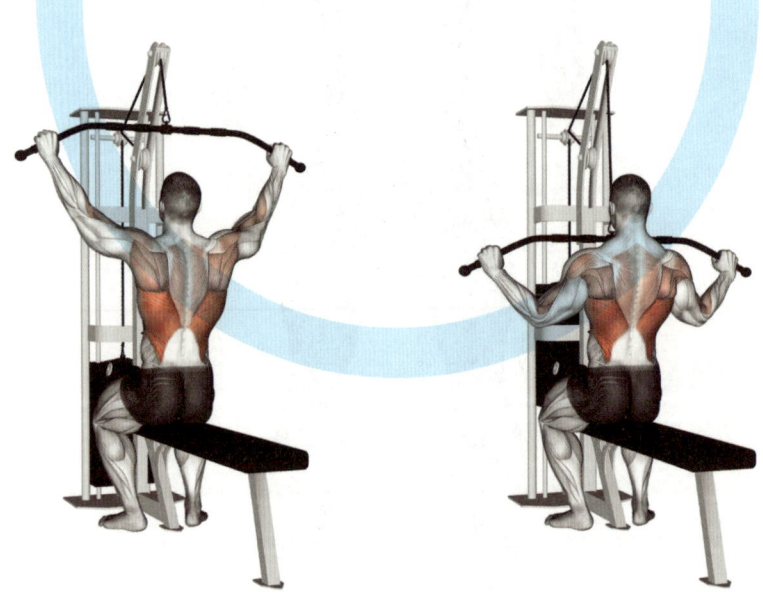

아래로 당기기

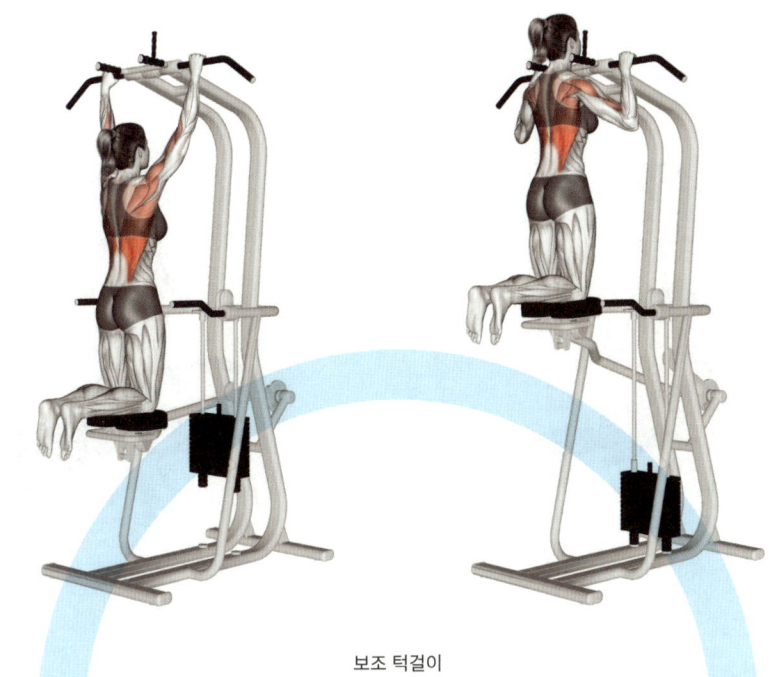

보조 턱걸이

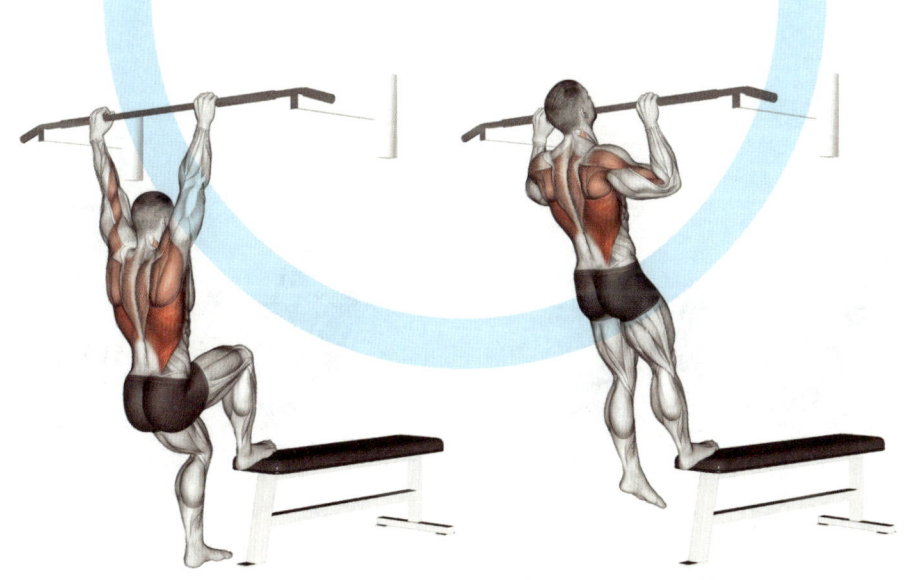

벤치 밟고 턱걸이

12장 깨알 같은 척추위생

흉요근막이 중심이 되는 2차 자연복대 근육 강화

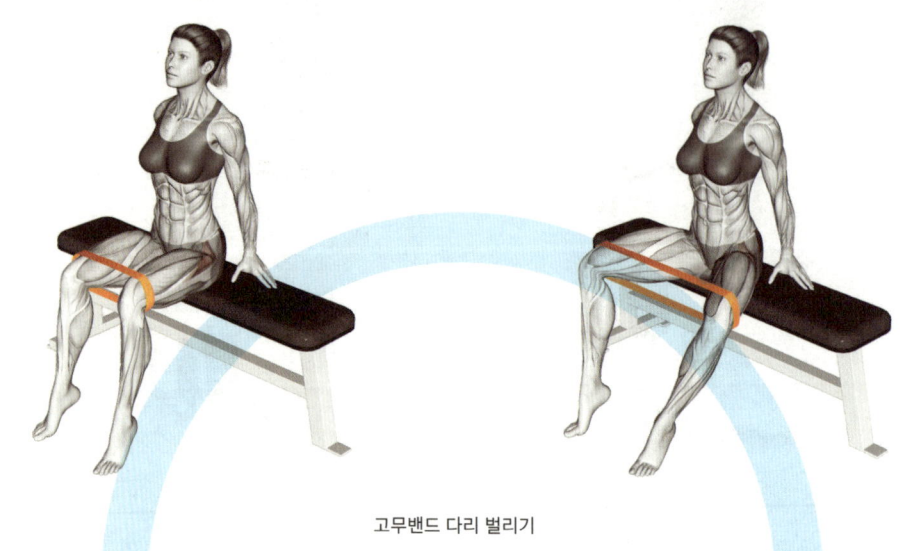

고무밴드 다리 벌리기

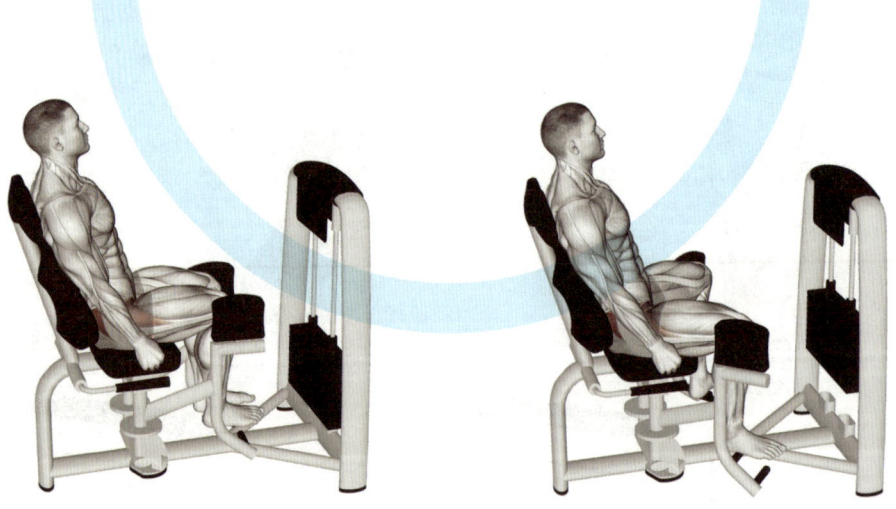

다리 벌리기

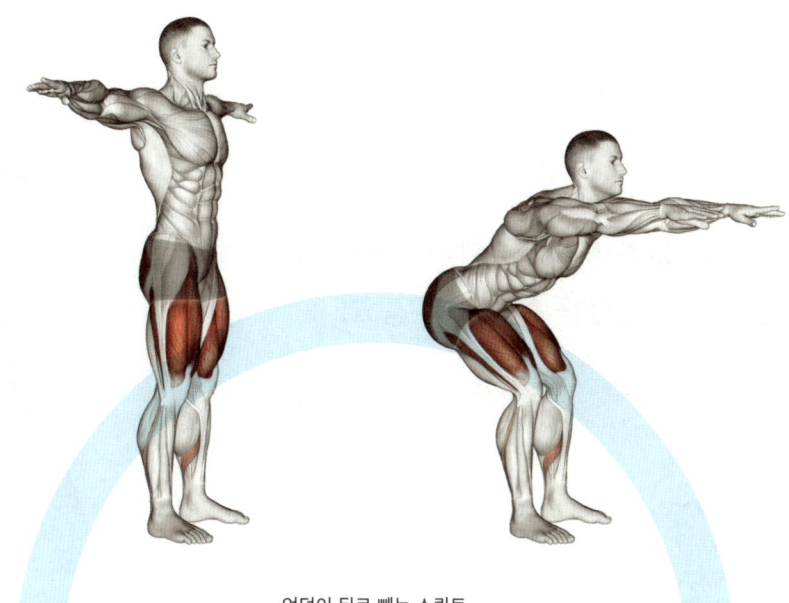

엉덩이 뒤로 빼는 스쿼트

하라 3.
운동후 충분히 쉬도록 하라!

운동은 납품(納品), 휴식은 수금(收金)!
운동한 시간만큼 쉬는 것이 중요!

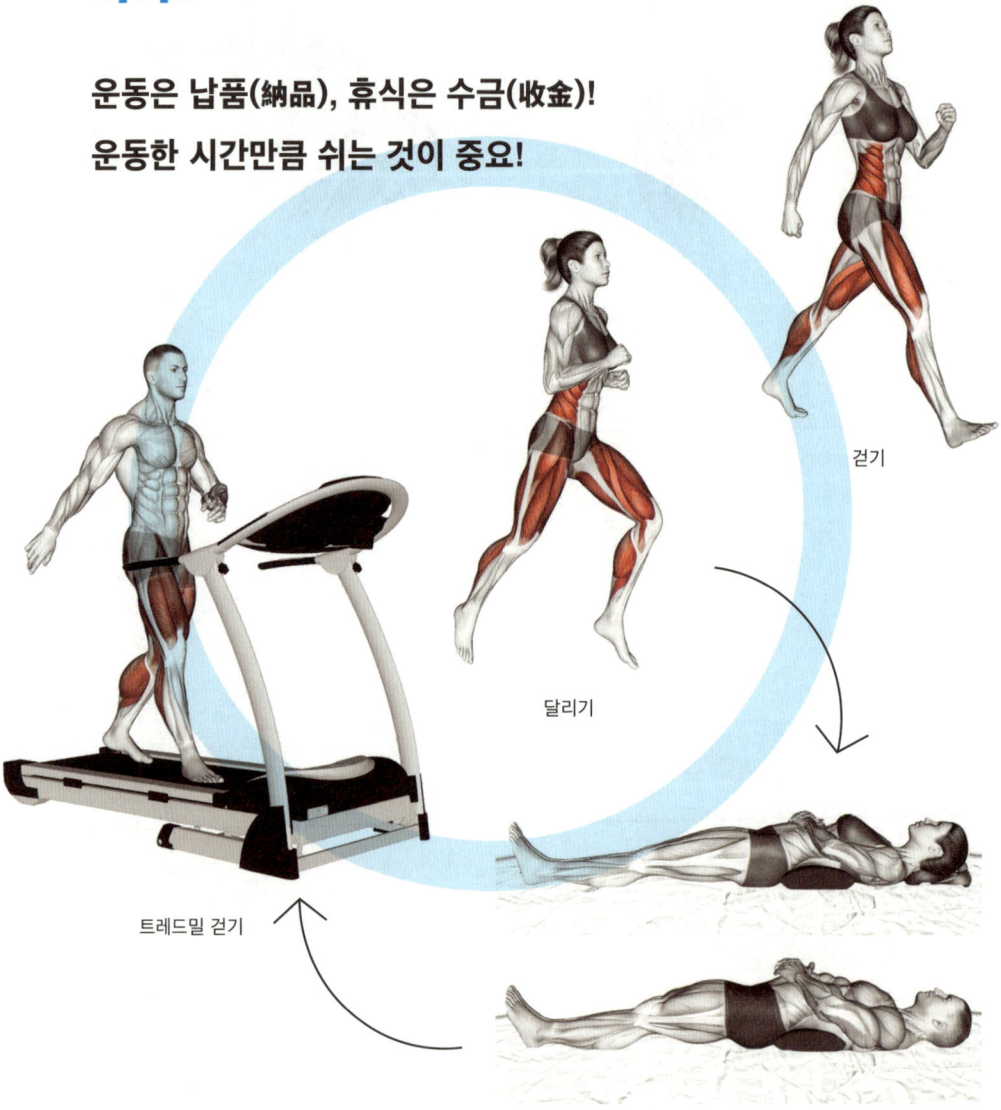

걷기

달리기

트레드밀 걷기

메트리스에 푹신한 허리 베개 깔고 누워서 쉬기

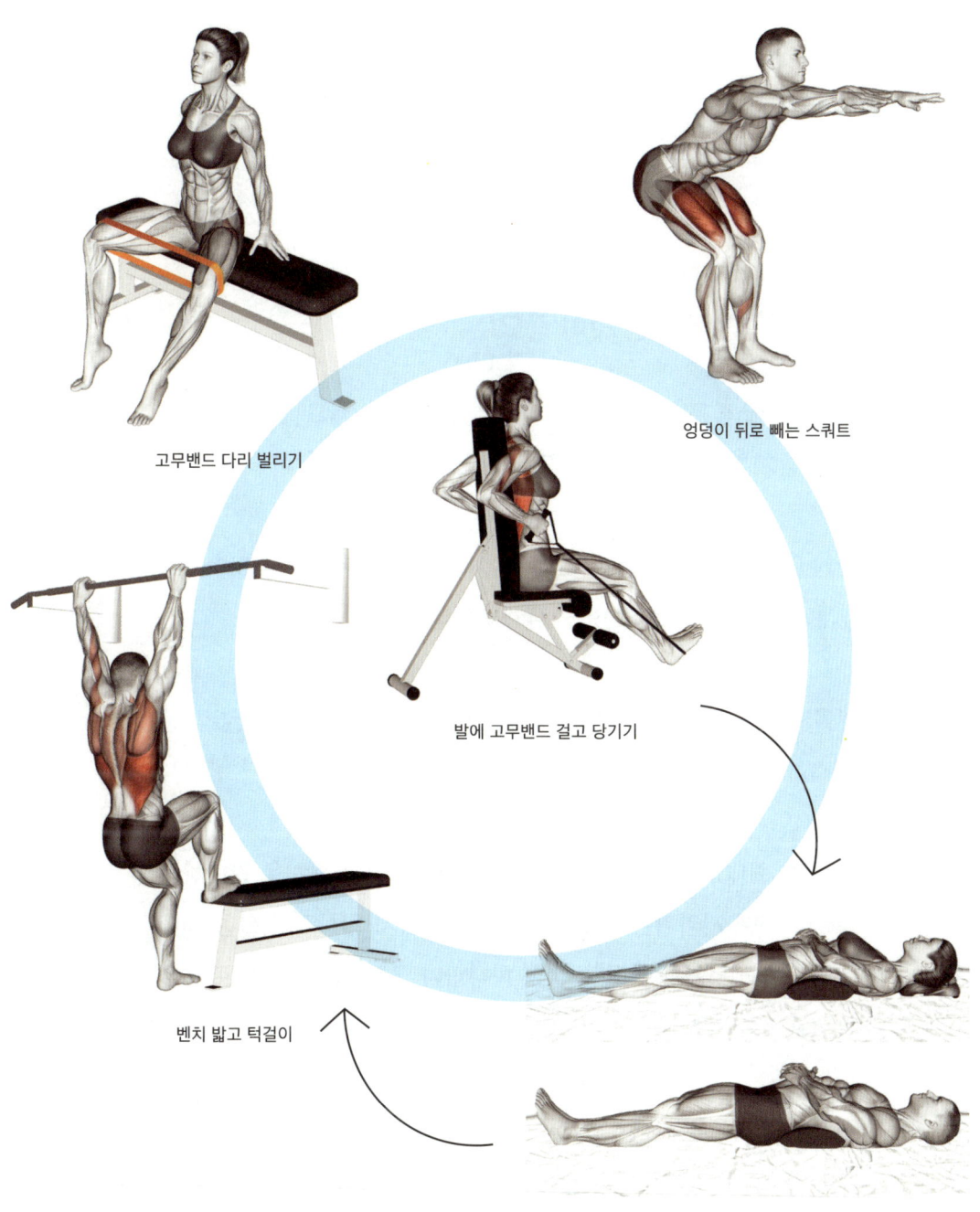

고무밴드 다리 벌리기

엉덩이 뒤로 빼는 스쿼트

발에 고무밴드 걸고 당기기

벤치 밟고 턱걸이

메트리스에 푹신한 허리 베개 깔고 누워서 쉬기

요점 정리

1 척추위생의 기본은 최대 요추전만이며 최대 요추전만은 신전동작으로 만든다.

2 신전동작을 할 때 아프면 엎드려 하는 신전동작을 자주 하라.

3 척추위생에 좋은 자세가 몸에 베도록 해야 한다. 서고, 앉고, 허리를 구부릴 때 요추전만이 무너지지 않아야 한다.

4 오리궁둥이 요추전만은 허리에 해롭다. 당당한 가슴 요추전만으로 허리에 힘을 다 빼고 요추전만이 유지되도록 하라.

5 앉을 때 무릎과 골반의 높이에 주의하라. 무릎이 골반보다 약간 낮을 때 허리가 가장 편안하다.

6 24시간 최대의 요추전만을 유지하는 척추위생의 원칙은 간단하고 명료하나 이를 지키기는 매우 어렵다. 여러 가지 일상적인 활동 속에 많은 장애물이 있기 때문이다. 이를 하나하나 극복하는 것이 바로 깨알 같은 척추위생이다.

7 깨알 같은 척추위생에는 모범답안이란 없다. 자신의 몸과 자신의 생활에 맞는 자신만의 척추위생이 있을 뿐이다. 자신이 만들어 가는 것이다.

8 5년, 10년 아픈 허리 뒤에는 반드시 나쁜 운동이 있다. **낫지 않는 허리로 고생한다면 자주 하는 운동과 스트레칭을 하나씩 따져봐야 한다. 아침마다 허리가 더 아픈 사람은** 매일 하는 운동 중에 나쁜 동작을 찾아서 없애야 한다.

9 운동으로 좋아지는 허리는 없다. 허리는 좋은 자세로 좋아진다. 운동은 몸을 건강하게 만들기 위한 것이다.

10 허리를 낫게 하는 운동이 있기는 하다. **바로 '걷기'와 '뛰기'이다.** 걷고 뛰면서 허리 디스크 속의 세포를 활성화한 직후에 척추위생 자세로 편히 쉬는 것도 중요하다

11 허리가 아플 때는 당당한 가슴 요추전만으로 걷고, 걷기 운동 직후 허리 베개 받치고 누워 쉬는 것이 제일 좋은 치료이다.

12 나쁜 운동 버리고 척추위생 얻으면 백년허리 내 손바닥 안에 있다. 바르게 걷고 푹 쉬면 금상첨화(錦上添花)이다!

세 가지 행운과 자가활동질환(自家活動疾患)

뒷이야기

『백년허리』원고를 끝내고 8년, 초판이 발행되고 5년이 지났다. 이제야 구슬이 거의 다 꿰어진 느낌이다. 눈을 감고 더듬더듬 만지던 코끼리를 코부터 꼬리까지 다 만져본 느낌이다.

필자가 요통이라는 거대한 코끼리의 꼬리만 만져 밧줄이라 착각하지 않고 절구공이 같은 다리, 무 같은 상아 등 온몸을 살살이 만져 코끼리라는 것을 알아내는 데는 세 가지 행운이 운 좋게 교차되었기 때문이라 생각한다.

첫 번째 행운은 필자의 진료실을 찾은 수많은 환자를 큰 스승으로 모실 수 있었던 것이다. 우리나라 특유의 진료 시스템 덕분에(?) 전 세계 그 어느 나라의 척추 전문가보다 많은 허리 환자를 만나봤다. 그뿐만 아니라 그 많은 환자가 대부분 2~3개의 외부 병원 MRI 영상을 가지고 오기에 다양한 척추 증상을 시기별로 찍은 MRI 영상과 비교 분석할 수 있는 기회가 많았다. 필자에게는 충실한 학습자료를 가진 스승을 많이 만날 수 있었으니 '행운'이지만 3시간 대기에 3분 진료를 봐야 했던 환자들에게는 결코 흡족한 조건이 아니었을 것이다.

두 번째 행운은 필자 스스로 심각한 요통을 겪은 것이다. 20대 후반에 심한 급성 요통을 겪은 후 잘 지내다가 40대 초반에 본격적인 요통이 시작되고 6년간 나쁜 운동을 하면서 지속적으로 허리를 망쳐 왔다. 40대 후반 나쁜 운동을 멀리하고 척추위생을 시작했다. 이후로 때로는 척추위생을 엄격하게 지키면서, 때로는 힘겨운 인생의 무게에 척추위생을 어기면서, 약 5년에 걸쳐 극심한 요통에서 서서히 벗어났던 경험이 구슬을 꿰는 데 큰 도움이 되었다. 수차례 찍은 끔찍한 허리 MRI 영상을 보면서 '120 kg짜리 역기로 스쿼트하고 내려놓을 때 엉덩이에서 양쪽 허벅지 뒤로 뻗쳐 가던 통증이 저 디스크의 후방 섬유륜이 찢어지는 느낌이었구나', '아, 2006년 허리 통증이 많이 좋아진 어느 날 체육관에서 플라이오 점프를 하다 허리에서 "뻑" 하는 소리가 나며 오랫동안 아팠던 것이 바로 저 종판이 깨진 것 때문이었구나!' 하며 그 10여 년 내 요통의 일생을 복기(復棋)할 수 있었다. 가깝게는 2020년 2월 코로나19로 취소된 해외 학회에 강의 동영상을 보내기 위해 10시간 가까이 작업한 그다음 날 인사동 오거리에서 보행자 신호 대기 중 사타구니가 아파 쓰러질 정도의 극심한 통증을 유발한 허리 디스크 손상도 MRI 영상으로 확인할 수 있었다. 이거야말로 필자 스스로 '그 느낌 아니까~~!' 요통을 해석하기가 그만큼 쉬웠던 것이다.

세 번째 행운은 참으로 운 좋은 만남들이다. 2000년도 시카고 장기연수를 가서 만난 필자의 근골격계 재활의학의 멘토 프레스 교수에게 큰 방향의 가르침을 받았고, 2010년 토론토 워크숍에서 처음 만난 맥길 교수가 필자를 자신의 집으로 초대하여 저녁을 같이 하며 많은 대화를 나눴던 기억도 새롭다. 마침 그날 필자가 엄청나게 심한 허리 통증을 겪었던 과정도 예사롭지 않은 경험이었다. 2011년 미국 재활의학회지에 종설을 투고하면서 교신했던 편집장, 시애틀 워

싱턴대학 와인스틴 교수를 통해 간접적으로 알게 된 캐러기 교수의 주옥같은 연구 결과를 접한 것도 큰 행운이었다. 2014년 척추생체역학의 대가 애덤스 교수를 서울에서 만나 '찢어진 디스크가 다시 붙는다'는 설명을 너무나도 평이하게 들은 것도 놀라울 따름이다.

필자가 만난 수많은 환자와 MRI 영상, 필자 자신의 끔찍했던 요통과 회복 과정, 대가들과의 운 좋은 만남이 우리나라 국민의 허리 건강에 조금이라도 도움이 될 수 있다면 그보다 기쁜 일이 더는 없겠다.

필자에게 진료받기 위해 예약하고 기다리다 필자의 책을 읽고 열심히 관리해서 회복하고 예약을 취소했다는 말을 자주 듣는다. 이런 이야기를 들으면 부끄러움을 무릅쓰고 졸저(拙著)를 세상에 내놓은 보람을 크게 느낀다. 척추와 관절 문제를 스스로 공부하여 정확한 지식과 관리 방법을 알고 평생을 건강하게 살 능력을 갖춘 분이 매일 한 명씩이라도 더 늘어나면 좋겠다.

나쁜 세포나 세균, 바이러스가 공격을 하는 암이나 감염병과 달리 허리 통증은 일상생활, 직업, 운동중에 **자기 스스로 자신의 척추를 공격해서 생기는 병**이다. 자신의 면역기능이 자기 몸의 장기를 공격하는 병을 **자가면역질환(自家免疫疾患)이라 부른다. 그렇다면 요통은 자신의 활동으로 자기 몸을 공격하므로 자가활동질환(自家活動疾患)이라 할 수 있겠다. '면역'을 잘 관리하고, 조절해서 자가면역질환을 치료하듯 자가활동질환은 '활동'을 잘 관리하고, 조절해서 치료하면 된다. '내 허리가 아픈 이유가 무엇인지', '앞으로 어떻게**

될 것인지', **'내 몸의 움직임이 내 허리를 공격하지 못하게 하려면 어떻게 해야 하는지'** 이 세 가지만 알면 요통이라는 자가활동질환과의 전쟁은 백전백승(百戰百勝)이다.

여러분의 승전보(勝戰譜)를 기다리며 졸저의 원고를 끝맺는다.

2021년 3월 4일
겨울이 물러나는 대학로를 바라보며…

참고 문헌

1. Adams MA, Freeman BJ, Morrison HP, Nelson IW, Dolan P. Mechanical initiation of intervertebral disc degeneration. Spine (Phila Pa 1976) 2000;25:1625-36.
2. Crisco JJ, Panjabi MM, Yamamoto I, Oxland TR. Euler stability of the human ligamentous lumbar spine. Part II: Experiment. Clin Biomech (Bristol, Avon) 1992;7:27-32.
3. McGill SM, Norman RW. Partitioning of the L4-L5 dynamic moment into disc, ligamentous, and muscular components during lifting. Spine (Phila Pa 1976) 1986;11:666-78.
4. Cholewicki J, McGill SM, Norman RW. Lumbar spine loads during the lifting of extremely heavy weights. Med Sci Sports Exerc 1991;23:1179-86.
5. Jensen MC, Brant-Zawadzki MN, Obuchowski N, Modic MT, Malkasian D, Ross JS. Magnetic resonance imaging of the lumbar spine in people without back pain. N Engl J Med 1994;331:69-73.
6. Carragee E, Alamin T, Cheng I, Franklin T, van den Haak E, Hurwitz E. Are first-time episodes of serious LBP associated with new MRI findings? Spine J 2006;6:624-35.
7. Radosevich PM, Nash JA, Lacy DB, O'Donovan C, Williams PE, Abumrad NN. Effects of low- and high-intensity exercise on plasma and cerebrospinal fluid levels of ir-beta-endorphin, ACTH, cortisol, norepinephrine and glucose in the conscious dog. Brain Res 1989;498:89-98.
8. Whatman C, Knappstein A, Hume P. Acute changes in passive stiffness and range of motion post-stretching. Phys Ther Sport 2006;7:195-200.
9. Matsunaga S, Sakou T, Morizono Y, Masuda A, Demirtas AM. Natural history of degenerative spondylolisthesis. Pathogenesis and natural course of the slippage. Spine (Phila Pa 1976) 1990;15:1204-10.
10. Vasiliadis ES, Grivas TB, Kaspiris A. Historical overview of spinal deformities in ancient Greece. Scoliosis 2009;4:6.
11. Sarmiento A. Thoughts on the future of orthopedics: I am concerned. J Orthop Sci 2000;5:425-30.
12. Moore SA, Early PJ, Hettlich BF. Practice patterns in the management of acute intervertebral disc herniation in dogs. J Small Anim Pract 2016;57:409-15.

13 Harari YN. Sapiens : a brief history of humankind. First U.S. edition. ed. New York: Harper; 2015.
14 Ishimoto Y, Yoshimura N, Muraki S, et al. Associations between radiographic lumbar spinal stenosis and clinical symptoms in the general population: the Wakayama Spine Study. Osteoarthritis Cartilage 2013;21:783-8.
15 Hsieh MK, Kao FC, Chen WJ, Chen IJ, Wang SF. The influence of spinopelvic parameters on adjacent-segment degeneration after short spinal fusion for degenerative spondylolisthesis. J Neurosurg Spine 2018;29:407-13.
16 Been E, Barash A, Marom A, Kramer PA. Vertebral bodies or discs: which contributes more to human-like lumbar lordosis? Clin Orthop Relat Res 2010;468:1822-9.
17 Funao H, Tsuji T, Hosogane N, et al. Comparative study of spinopelvic sagittal alignment between patients with and without degenerative spondylolisthesis. Eur Spine J 2012;21:2181-7.
18 Barrey C, Roussouly P, Perrin G, Le Huec JC. Sagittal balance disorders in severe degenerative spine. Can we identify the compensatory mechanisms? Eur Spine J 2011;20 Suppl 5:626-33.
19 Williams PC. The lumbosacral spine. New York,: Blakiston Division; 1965.
20 Williams PC. Low back and neck pain; causes and conservative treatment. Springfield, Ill.,: Thomas; 1982.
21 Osti OL, Vernon-Roberts B, Fraser RD. 1990 Volvo Award in experimental studies. Anulus tears and intervertebral disc degeneration. An experimental study using an animal model. Spine (Phila Pa 1976) 1990;15:762-7.
22 Adams MA, Stefanakis M, Dolan P. Healing of a painful intervertebral disc should not be confused with reversing disc degeneration: implications for physical therapies for discogenic back pain. Clin Biomech (Bristol, Avon) 2010;25:961-71.
23 Ahlgren BD, Vasavada A, Brower RS, Lydon C, Herkowitz HN, Panjabi MM. Anular incision technique on the strength and multidirectional flexibility of the healing intervertebral disc. Spine (Phila Pa 1976) 1994;19:948-54.
24 Ahlgren BD, Lui W, Herkowitz HN, Panjabi MM, Guiboux JP. Effect of anular repair on the healing strength of the intervertebral disc: a sheep model. Spine (Phila Pa 1976) 2000;25:2165-70.
25 Adams MA. The biomechanics of back pain. 3rd ed. Edinburgh

; New York: Churchill Livingstone/Elsevier; 2013.
26 Izzo R, Guarnieri G, Guglielmi G, Muto M. Biomechanics of the spine. Part I: spinal stability. Eur J Radiol 2013;82:118-26.

참고 문헌

백년허리
2권 치료편: 내 허리 사용설명서

발행일
2021년 5월 13일 1판 1쇄
2025년 2월 21일 1판 15쇄

발행인: 김영미
저자: 정선근
편집: 김영미
디자인: 프랙티스
교정/교열: 박재역

ISBN 979-11-974373-1-1 03510
가격 18,500원

언탱글링
출판등록 2021년 4월 1일 (제2021-000040호)
출판번호 974373
02839 서울시 성북구 선잠로 97
전화 (02) 723-2355 팩스 (02)3210-2840
이메일 artisan@artisanseoul.com
홈페이지 www.artisanseoul.com

이 책은 저작권법에 따라 보호를 받는 저작물이므로
무단전제와 무단복제를 금합니다.

잘못된 책은 구입하신 서점에서 바꾸어 드립니다.

관련 유튜브: 정선근 TV

언탱글링(Untangling)은 도서출판 아티잔(Artisan)의 건강 및 생명과학 분야의 임프린트입니다. 언탱글링의 사전적인 의미는 '(엉킨 것을) 풀다' 혹은 '난제(難題)를 해결하다'는 뜻입니다. 언탱글링은 전문가들도 혼란에 빠지기 쉬운 복잡하고 어려운 건강 및 생명과학의 문제를 대중에게 쉽게 풀어 설명하는 출판과 미디어의 역할을 하고자 합니다.